# PRÉCIS

## THÉORIQUE ET PRATIQUE

### DE

# MARÉCHALERIE

## COMPRENANT

## LA FERRURE DU CHEVAL & DU MULET

### Par J. PADER

Vétérinaire en premier

AVEC 209 FIGURES DESSINÉES PAR L'AUTEUR

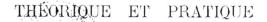

*356*
*9.*

## PARIS

## GEORGES CARRÉ, ÉDITEUR

58, RUE SAINT-ANDRÉ-DES-ARTS, 58

—

1892

# AVANT-PROPOS

**Quelques définitions.** — La *maréchalerie*, dit Littré, est l'art du maréchal ferrant. Cette définition est incomplète : il faut ajouter que cet art consiste à fabriquer et à fixer les appareils de protection des pieds de quelques-uns de nos animaux domestiques.

L'appareil protecteur a pris, par catachrèse, le nom de la matière qui sert le plus ordinairement à sa fabrication : c'est le *fer*.

L'action d'adapter et de fixer le *fer* au pied de l'animal est désignée par le verbe *ferrer*, tandis que le fait s'appelle *ferrure*.

Ces mots *fer*, *ferrer*, *ferrure* ont leur équivalent dans toutes les langues dérivant du latin.

En anglais, fer à cheval se dit *horseshoe* (soulier à cheval) ; l'action de ferrer se désigne par *shoeing* (chaussure). Ici, l'idée de la matière servant à la fabrication du fer a fait place à l'idée du but de la ferrure.

En allemand, le fer à cheval s'appelle *hufeisen* (fer à sabot). L'idée de la matière se fait jour dans la désignation du fer. Mais il n'en est plus de même dans le verbe ferrer, *hufbeschlagen*, qui signifie : garnir le sabot.

**Historique**. — La protection du pied du cheval contre l'usure a certainement préoccupé l'homme depuis le jour où il s'est servi de cet animal comme monture et comme moyen de transport. Cependant, l'archéologie nous apprend que cette pratique est de date relativement récente. On peut affirmer que les premiers peuples qui sont arrivés à ce résultat par l'emploi du fer ont acquis ainsi une supériorité marquée sur les peuples voisins. Ce fait important dans l'histoire de l'humanité ne paraît s'être accompli que bien longtemps après la domestication du cheval. Une fois trouvé, le procédé, encore grossier mais suffisant, est resté à peu près stationnaire à travers les âges et les progrès de la civilisation. Cela se comprend, car les difficultés que nous rencontrons aujourd'hui dans la ferrure, sans pouvoir toujours les surmonter, devaient être plus grandes autrefois, alors que l'industrie était réduite à ses procédés primitifs et que l'organisation du pied était moins connue.

La pratique actuelle de la maréchalerie est loin
d'être parfaite : récemment encore, on n'avait qu'une
idée peu précise sur la mécanique de la région
digitée dans la locomotion du cheval. Les progrès de la métallurgie, applicables à la maréchalerie, datent seulement de ces dernières années.

Anciennement, l'art du maréchal fut très probablement l'apanage d'une caste privilégiée. Au
moyen âge, ferrer les chevaux n'était point dédai-
gné des chevaliers : cela faisait partie de leur édu-
cation. Aujourd'hui, par contre, on relègue trop
cet art parmi les attributions d'une pratique gros-
sière et peu recherchée. N'est-ce point là la cause
de ce qu'il attire si peu les hommes de science
qui réservent l'application de leur sagacité pour
des problèmes d'apparence plus noble? C'est pourquoi, aussi, ses progrès ont peut-être été moins
sensibles que ceux des autres branches de l'industrie.

Cette indifférence n'est pas plus justifiée pour la
maréchalerie elle-même que pour ses laborieux
artisans. Un art doit être estimé en raison de son
importance et des services qu'il rend à la société.
L'artisan tire sa considération de l'habileté et de
l'intelligence que nécessite sa profession. A ce
titre, la maréchalerie, relevée par la science, mérite

de trouver dans la considération publique une
place plus en rapport avec son glorieux passé.

**Division et but de ce manuel**. — Ce travail est divisé en trois parties principales : la première, purement prolégoménique, comprend le
*mécanisme du pied* et l'*atelier de maréchalerie ;*
la deuxième traite de la *ferrure normale*, et la troisième des ferrures *thérapeutique* et *orthopédique*.

Il est indispensable pour le vrai maréchal
d'avoir une idée sommaire de l'anatomie et de la
physiologie du pied. L'ouvrier qui ne connaît pas
le mécanisme de la région sur laquelle il opère,
n'est qu'un automate : n'ayant que la routine pour
guide, il ne peut comprendre ni faire progresser
son art.

La description succincte d'un atelier type de
maréchalerie et de son aménagement était nécessaire, tant pour donner la notion des progrès
accomplis que pour servir de guide à ceux qui
désirent tendre à la perfection.

A propos des matières premières utilisées pour
la fabrication des fers, il a fallu s'étendre particulièrement sur la question des aciers, qui est actuellement la pierre d'achoppement de la maréchalerie.

En tête des chapitres consacrés à la *ferrure normale* se trouve la description de la ferrure *physiologique* ou *rationnelle*. Ce genre de ferrure, exclusivement basé sur la physiologie du pied et les données de la mécanique, est, par rapport à nos connaissances actuelles, celui qui se rapproche le plus de la ferrure idéale. Si ce n'est pas encore la ferrure d'aujourd'hui, c'est vers elle que doit tendre la ferrure de demain.

Les autres chapitres traitent des ferrures *française* et *anglaise*, de la ferrure des *chevaux de gros trait* et du *mulet* et des *ferrures exceptionnelles*.

Enfin, la troisième partie comprend l'étude des principales affections du pied pouvant intéresser le maréchal. Dans la question purement pathologique il n'a été traité avec quelques détails que des points nouveaux ou litigieux. Les autres lésions ont été plus ou moins sommairement passées en revue en raison de leur importance au point de vue de la maréchalerie.

Pour la ferrure *orthopédique*, nous nous sommes surtout basé sur des expériences personnelles. Étant dans des conditions particulièrement favorables pour mettre en œuvre et mener à bien des essais de cet ordre, nous avons pu contrôler divers procédés connus et éclaircir des points

nouveaux ou encore douteux. Mais, pour si importants que soient ces résultats, nous n'hésitons pas
à reconnaître qu'ils sont encore incomplets.

Cette partie de la maréchalerie attend toujours
beaucoup de l'observation et de l'œuvre de ceux
qui voudront s'y adonner.

J. P.

# PREMIÈRE PARTIE

# MÉCANISME DU PIED

## A. — NOTIONS ANATOMIQUES

En anatomie comparée, la *main* ou le *pied* comprennent l'extrémité du membre depuis le genou ou la pointe du jarret; le paturon et le sabot constituent le *doigt*.

Mais, en hippologie, le mot *pied* est réservé à la partie inférieure de chaque membre recouverte par la corne. C'est dans cette acception qu'il doit être compris en maréchalerie, c'est-à-dire pour désigner dans leur ensemble la boîte cornée et son contenu.

Quoique le maréchal n'exerce directement son art que sur le *pied*, outre la connaissance parfaite de cette région, il ne lui est pas inutile d'avoir une idée sommaire, mais exacte, des autres parties du membre, principalement du *paturon*, du *boulet* et du *canon*.

Ces régions, considérées aux membres de devant et aux membres de derrière, sont à peu près semblables; le peu de différence qu'elles présentent n'a d'intérêt, pour le maréchal, que lorsque la dissemblance s'applique à la forme même du *sabot;* aussi leur description sera-t-elle faite d'après un type commun.

Nous allons successivement passer en revue, dans ces conditions, les appareils *osseux, ligamenteux* et *tendineux,* ainsi que l'appareil *protecteur* de l'extrémité du membre.

## APPAREIL OSSEUX

**Canon.** — Le canon a pour base trois os : un gros, appelé *métacarpien* ou *métatarsien principal,* selon qu'on

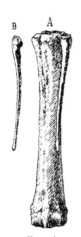

Fig. 1

A. Os principal et os rudimentaire externe maintenus dans leurs rapports normaux. Ces os sont vus par leur face postérieure. B. Métacarpien rudimentaire interne détaché de l'os principal.

l'envisage au membre de devant ou au membre de derrière, et deux petits appelés *métacarpiens* ou *métatarsiens rudimentaires.*

Les petits os s'étendent depuis le haut du canon jusque vers le tiers inférieur où ils se terminent par une sorte de bouton plus ou moins aplati et libre de toute adhérence avec l'os médian (*fig.* 1). Etant placés sur les côtés de l'os principal et en arrière, ils limitent sur sa face postérieure une sorte de large feuillure dans laquelle se logent des ligaments et des tendons importants.

Les os du canon sont sujets à des *exostoses,* sorte de productions osseuses de nature inflammatoire. Les exostoses se manifestent par dessus la peau sous forme de tubérosités plus ou moins saillantes et plus ou moins étendues, qui donnent au toucher l'impression de la dureté de l'os Ces tubérosités prennent, en hippologie, le nom de *suros.*

Le *canon*, qui sert de base au genou ou au jarret, s'appuie, à son tour, sur le *paturon*.

**Paturon.** — Le *paturon* est la région inclinée qui s'étend depuis le boulet jusqu'au sabot. Il a pour base deux os, correspondant aux deux premières phalanges du doigt. La troisième phalange constitue l'*os du pied* (*fig.* 2).

Le premier de ces os, le plus grand, s'articule d'une part avec l'os principal du canon et d'autre part avec la deuxième phalange ; son extrémité supérieure est plus large et plus épaisse que son extrémité opposée.

La surface articulaire en rapport avec l'os du canon est complétée, en arrière, par l'adjonction des deux os, *grands sésamoïdes*, qui se rattachent entre eux et à l'extrémité supérieure de la première phalange à l'aide d'une sorte de gangue fibro-cartilagineuse et de ligaments spéciaux (*fig.* 2, *d*). Ces os font également l'office de poulie de renvoi par rapport aux tendons fléchisseurs.

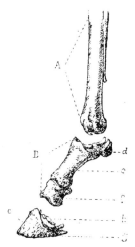

Fig. 2

ENSEMBLE DES OS DU CANON, DU PATURON ET DU PIED

A. Canon. — B. Paturon. — C. Pied. — d. Grands sésamoïdes. — e. Première phalange. — f. Deuxième phalange. — g. Troisième phalange. — h. Petit sésamoïde.

Cet ensemble articulaire, avec les ligaments et les tendons qui le recouvrent, constitue le *boulet*.

L'articulation du boulet ne permet que le mouvement

d'extension et de flexion du rayon phalangien sur le
membre; c'est une charnière parfaite.

La *première phalange* se rattache à la *seconde* par une
surface articulaire assez simple ; mais les ligaments
propres à cette articulation et les nombreuses brides
fibreuses et tendineuses qui passent à sa surface lui
donnent une grande solidité et bornent singulièrement
les mouvements des deux os. Dans la pratique, ces mouvements peuvent même être considérés comme nuls, et
les deux premières phalanges comme *ne formant qu'un
seul article*[1].

La *deuxième phalange* est moins haute que large; elle
correspond à la région de la *couronne* — celle qui précède immédiatement le sabot — d'où le nom qu'on lui
donne, quelquefois, d'*os de la couronne*. Cette dénomina-
tion est vicieuse, car cette phalange appartient évidemment au paturon, puisqu'elle forme avec la première un
appareil à peu près rigide.

Le paturon s'articule avec l'os du pied par la surface
inférieure de la deuxième phalange. Ici, une gorge articulaire large et peu profonde permet encore, outre l'*extension* et la *flexion*, qui sont les mouvements principaux,
un certain *picotement* du pied sur le paturon et quelques
mouvements latéraux.

Comme ceux du canon, les os du paturon sont sujets à

---

[1] Le professeur Barrier, à la séance du 26 décembre 1890 de la Société centrale de Médecine vétérinaire, produisait une pièce montrant
l'ankylose complète et parfaite de la première articulation interphalangienne. « L'engorgement péri-articulaire, disait-il, étant très faible,
le diagnostic de la lésion eût été extrêmement difficile du vivant de
l'animal, *d'autant plus que la marche ne présentait, au premier
abord, rien qui pût donner l'éveil.* »

des exostoses. Les tubérosités qu'elles forment à la surface de la peau prennent le nom de *formes*.

Les *formes* sont dites *coronaires* quand elles se manifestent à la région de la couronne.

**Os du pied.** — Le pied comprend deux os : la *troisième phalange* ou *os du pied*, proprement dit, et le *petit sésamoïde*.

La *troisième phalange* fig. 3, A) a une forme semi-lunaire caractéristique. On lui reconnaît trois faces distinguées en *antérieure*, *supérieure* et *inférieure*.

La *face antérieure* (e), convexe d'un côté à l'autre et criblée de porosités,

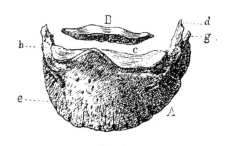

FIG. 3

TROISIÈME PHALANGE ET PETIT SÉSAMOÏDE.

A. Troisième phalange. — B. Petit sésamoïde. — c. Surface articulaire de l'os du pied. — e. Face antérieure. — d. Apophyse basilaire. — g. Apophyse rétrossale. — h. Éminence pyramidale.

correspond à la *paroi*, c'est-à-dire à la partie du sabot visible quand le pied pose à terre.

La *face supérieure*(c) comprend la surface articulaire qui se met en rapport avec l'extrémité inférieure du paturon.

La *face inférieure* ou *plantaire* (*fig.* 4 et 5), excavée en forme de voûte, est divisée en deux parties par la *crête semi-lunaire*, ligne en saillie qui décrit une courbe à concavité tournée en arrière. Cette crête sert de point d'attache à l'expansion terminale du tendon *fléchisseur profond des phalanges*.

C'est surtout par la face inférieure que l'on juge de la forme de l'os du pied. On remarque qu'elle varie sensiblement entre l'os du pied de devant et l'os du pied de derrière. Dans le pied de devant, cette face est limitée antérieurement par une courbe représentant un segment d'ovale plus ouvert que dans le pied de derrière (*fig.* 4 et 5).

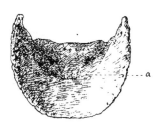 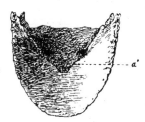

Fig. 4            Fig. 5

Troisième phalange d'un pied     Troisième phalange d'un pied
de devant.              de derrière.

a.′ Crête semi-lunaire        a′. Crête semi-lunaire.

Les trois faces de l'os du pied se réunissent par trois *bords* qui convergent vers deux *angles latéraux*.

Le *bord supérieur* limite la face supérieure ou articulaire avec la face antérieure ; il présente dans son milieu l'*éminence pyramidale* qui sert de point d'attache au tendon de l'*extenseur antérieur des phalanges*. Le *bord inférieur*, qui donne sa forme au pourtour du pied, est mince, souvent dentelé et creusé de foramens. Le *bord postérieur* réunit la face articulaire avec la face inférieure ; il est légèrement concave et présente une facette lisse, étroite, qui correspond à une facette analogue d'un petit os allongé en forme de navette, ce qui lui a valu le nom d'*os naviculaire*, et qui n'est autre que le *petit sésamoïde* (*fig.* 3, B).

Les *angles latéraux* constituent deux saillies dirigées en arrière. Ces saillies sont divisées chacune par une scissure en deux éminences qui s'appellent : la supérieure, *apophyse basilaire*, et l'inférieure, *apophyse rétrossale* (*fig.* 3, *d* et *g*). Les apophyses basilaires servent de base aux *fibro-cartilages complémentaires* de l'os du pied.

Le *petit sésamoïde* ou *os naviculaire* (*fig.* 3, B) complète la surface articulaire de l'os du pied, comme les grands sésamoïdes complètent la surface articulaire supérieure du paturon. Comme ces derniers, il sert également de poulie de renvoi au tendon du *fléchisseur profond*.


## APPAREIL LIGAMENTEUX ET TENDINEUX

**Ligament suspenseur du boulet.** — Parmi les ligaments réunissant les divers éléments de l'appareil osseux qui vient d'être sommairement décrit, il en est un, le *ligament suspenseur du boulet*, qui est particulièrement intéressant par son rôle important dans la mécanique du pied.

Ce ligament est constitué par une longue et forte lanière fibreuse qui s'étend depuis le haut du canon, où elle prend naissance en arrière, jusqu'aux grands sésamoïdes, sur le sommet de chacun desquels elle vient s'insérer après s'être bifurquée dans le bas. Là, ses fibres donnent encore naissance à deux brides qui, des grands sésamoïdes, se dirigent de chaque côté du paturon, en avant et en bas, pour s'unir au tendon de l'extenseur antérieur des phalanges (*fig.* 7, *e'*).

Etant donnée la disposition de cet appareil, il est facile de se rendre compte de son action.

Soient, d'un côté, le canon dans la direction verticale *ab* (*fig.* 6), d'autre part, le rayon phalangien *cd*, oblique et prolongé en arrière du centre de l'articulation du boulet par les grands sésamoïdes. On voit que le ligament suspenseur du boulet *ad* doit avoir pour effet d'empêcher la fermeture de l'angle *abc*. Autrement dit, il doit s'opposer à l'abaissement du boulet.

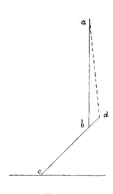

Fig. 6

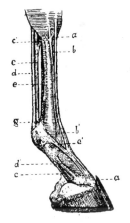

Fig. 7.

MEMBRE ANTÉRIEUR.

*a.* Tendon de l'extenseur antérieur. — *a'.* Son insertion pyramidale. — *b.* Tendon de l'extenseur latéral. — *b'.* Son insertion phalangienne. — *c.* Tendon du fléchisseur profond. — *c'.* Sa bride carpienne. — *d.* Tendon du fléchisseur superficiel. — *d'.* Son insertion phalangienne. — *e.* Ligament suspenseur du boulet. — *e'.* Bride de renforcement de l'extenseur des phalanges. — *g.* Gaine de perforé.

Mais, ce ligament n'est pas absolument inextensible, et son action serait insuffisante dans certains cas, s'il n'était secondé par les tendons mêmes qui ont pour effet de fléchir le pied.

**Tendons extenseurs et fléchisseurs.** — Les muscles préposés à l'extension ou à la flexion du pied se trouvent autour des rayons supérieurs, dans la partie charnue du membre. Leur action s'exerce par l'intermédiaire des tendons,

sortes de cordes fibreuses, très résistantes, qui vont s'insérer sur les rayons qu'elles sont appelées à mouvoir.

Le pied est actionné par deux séries de tendons antagonistes : deux *tendons extenseurs*, qui se réunissent vers le
milieu du canon pour se rendre ensemble dans la région
phalangienne, et deux *tendons fléchisseurs*.

Les *tendons extenseurs* proviennent des muscles *extenseur latéral* et *extenseur antérieur* des phalanges. Celui
de l'extenseur latéral s'insère en avant de l'extrémité
supérieure de la première phalange (*fig.*7, *bb'*), tandis que
le tendon de l'extenseur antérieur se prolonge en s'élar-
gissant et s'attache, après avoir été renforcé par les brides
sésamoïdiennes du suspenseur du boulet, sur l'éminence
pyramidale de l'os du pied (*aa'*).

Les *tendons fléchisseurs* descendent, surperposés l'un à
l'autre, immédiatement en arrière du ligament suspenseur du boulet, jusqu'aux grands sésamoïdes, sur la coulisse desquels ils glissent en s'infléchissant dans la direction du paturon. Le tendon superficiel forme, en arrière
du boulet, une gaine qui enveloppe complètement la
corde du fléchisseur profond, puis il se termine par deux
branches qui s'attachent de chaque côté de la partie supérieure de la deuxième phalange (*fig.* 7, *d, g, d'*). Cette disposition anatomique lui a valu le nom de *perforé*, par
rapport à son congénère le tendon profond, qui a été
nommé *perforant*.

Le *fléchisseur profond* ou *perforant*, après avoir traversé
l'anneau du *perforé*, descend derrière le paturon pour
s'insérer à la crête semi-lunaire de l'os du pied, après
s'être encore infléchi sur la poulie formée par le petit
sésamoïde (*cc*).

Son épanouissement, au moment de son insertion, prend le nom d'*aponévrose plantaire*.

Des *gaines*, à l'agencement remarquable, et des *synoviales* très complexes contiennent et lubrifient cet appareil admirable de solidité et d'économie mécanique.

Par la disposition de ces tendons, il est facile de concevoir comment les fléchisseurs peuvent concourir d'une manière active au soutien du boulet. Mais un fait anatomique important rend cette action tout automatique, de manière à ne nécessiter la mise en jeu de la force musculaire que dans les circonstances exceptionnelles. Des brides fibreuses très fortes viennent, en effet, renforcer ces tendons dans la partie supérieure de leur trajet en les rattachant aux rayons osseux des membres (*fig.* 7, *c'*). De cette manière est formée une sorte de soupente peu extensible qui, tout en se trouvant sous l'influence de la contraction musculaire, agit indépendamment de cette action.

Telle est, à grands traits, l'admirable disposition anatomique de l'extrémité inférieure des membres ; elle assure au plus haut point la solidité et la souplesse de cette partie si importante de l'appareil locomoteur, sur laquelle le maréchal peut faire sentir son action favorable ou nuisible.

## APPAREIL PROTECTEUR

Il est à remarquer, en biologie, que les résultats les plus complexes se réduisent, par l'analyse, à une variation dans la mise en œuvre de moyens simples. On arrive toujours à constater la variété dans l'unité. Le tégument, considéré au point de vue protecteur, en est un exemple frappant. Ainsi, la peau du cheval, suffisante pour protéger le corps contre les influences extérieures, aurait été, telle que nous la concevons, inefficace dans la protection du pied. Il fallait, ici, un appareil spécial, solide au choc et résistant à l'usure. Or, il a suffi d'une simple modification de la peau pour fournir cet appareil dans des conditions d'adaptation vraiment remarquables.

C'est ainsi que, vers la deuxième articulation interphalangienne, le derme s'est épaissi en formant une sorte de cordon circulaire à l'origine du pied, lequel cordon, en raison de sa forme, a reçu le nom de *bourrelet*. Vis-à-vis le bourrelet, les papilles dermiques se sont comme hypertrophiées; immédiatement au-dessous de cette région, elles se sont soudées entre elles en séries verticales, formant ainsi, jusqu'en bas du pied, des espèces de feuillets parallèles tapissant toute la face antérieure de la troisième phalange : c'est le *tissu feuilleté*. Sur la face inférieure, le derme s'est modifié encore plus radicalement. Tandis que sa surface s'est garnie de villosités lui donnant un aspect tomenteux qui lui a valu le nom de *tissu velouté*, ses parties profondes se sont épaissies considérablement et ont pris une texture spéciale qui leur permet de remplir l'office d'un coussinet élastique: c'est, ici, ce qu'on appelle le *coussinet plantaire*.

L'épiderme s'est également modifié, surtout dans sa couche cornée. Les éléments, au lieu de se désagréger rapidement, comme dans les autres régions de la peau, se sont constitués en séries épaisses de manière à former l'enveloppe solide de corne qui a pris le nom de *sabot*.

Toutes ces parties de l'appareil protecteur du pied intéressent particulièrement le maréchal ; il est nécessaire de les décrire d'une façon spéciale.

Elles se divisent naturellement en deux séries: celles d'origine dermique, comprenant l'*appareil d'amortissement des chocs du pied* et la *couche génératrice de la corne*, et celle d'origine épidermique, le *sabot*.

### ORGANE D'AMORTISSEMENT DES CHOCS

*a*. **Fibro-cartilages**. — De chaque côté de l'os du pied, sur les apophyses basilaires et rétrossales, s'insèrent deux plaques fibro-cartilagineuses qui semblent compléter latéralement, en arrière et en haut, la surface cylindroïde de la troisième phalange. Ces plaques s'étendent en haut et un peu en avant de leur insertion phalangienne jusque vis-à-vis l'articulation de la première phalange avec la seconde, en se prolongeant de quelques centimètres en arrière de l'os du pied (*fig.* 8, *c*). Les fibro-cartilages débordent les parties correspondantes du bord supérieur du sabot, tandis que par le bas de

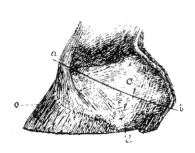

FIG. 8

PIED DISSÉQUÉ POUR MONTRER LA DISPOSITION DES FIBRO-CARTILAGES.

*c*. Fibro-cartilage. — *a*. Os du pied. — *ab*. Ligne indiquant la limite du bord supérieur du sabot. — *d*. Extrémité de l'apophyse rétrossale.

leur face interne ils se continuent avec les faisceaux
de tissu fibreux qui constituent le *coussinet plantaire*.
Quoique toujours décrits à part, en raison de la nature
particulière de leur tissu, ces cartilages ne se distinguent
pas autrement du reste de l'appareil élastique avec
lequel ils sont entièrement unis.

*b*. **Coussinet plantaire.** — Ce nom sert à désigner plus
particulièrement la partie fibreuse de l'appareil élastique
qui se trouve entre les
fibro-cartilages latéraux.
La forme générale du
coussinet plantaire est
celle d'un coin qui serait
placé en arrière et en-
dessous du pied (*fig*. 9, *p*).

Son rôle, comme son
nom l'indique, est de faire
l'office de coussinet élastique pour amortir les
chocs du pied sur le sol.
Sa texture est en raison
de sa destination. Il est
constitué par un canevas
fibreux, plus ou moins
serré selon les régions et
dont les aréoles sont garnies par une sorte de
pulpe jaunâtre, composée
d'un mélange de fibres connectives, de fibres jaunes
élastiques et de globules adipeux.

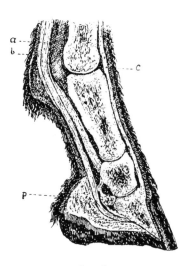

Fig. 9

COUPE MÉDIANE DE LA RÉGION DIGITALE.

*a*. Fléchisseur profond. — *b*. Fléchisseur
superficiel. — *c*. Extenseur antérieur.
— *p*. Coussinet plantaire.

Sa face supérieure se moule sur la partie réfléchie de l'expansion du tendon fléchisseur du pied ; sa face inférieure présente en dessous un renflement irrégulièrement pyramidal qui donne sa forme à la *fourchette ;* en arrière, il constitue la région postérieure du pied qui s'étend des *glômes* de la fourchette au pli du paturon.

### COUCHE GÉNÉRATRICE DE LA CORNE

Cette partie du derme, appelée membrane *kératogène, tissu réticulaire,* etc., se partage en trois régions principales déjà entrevues et dénommées, selon leur aspect, *bourrelet, tissu feuilleté* et *tissu velouté.*

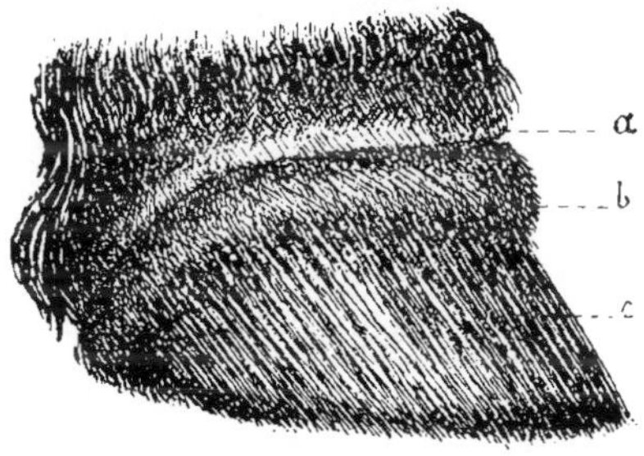

Fig. 10

PIED DÉPOUILLÉ DE SON SABOT.

*a.* Bourrelet périoplique. — *b.* Bourrelet principal. — *c.* Tissu feuilleté.

*a.* **Bourrelet.**—Le bourrelet constitue une saillie circulaire à la partie supérieure du pied à la manière d'un chapiteau toscan sur son fût de colonne. Il se divise lui-même en deux parties : le *bourrelet périoplique* et le *bourrelet principal.*

Le *bourrelet périoplique* forme une bordure de 2 à 3 millimètres, légèrement en relief au pourtour supérieur du bourrelet principal (*fig.* 10, *a*) ; sa surface, finement tomenteuse, donne naissance à la partie de l'ongle que l'on désigne sous le nom de *périople*.

Le *bourrelet principal*, comme son nom l'indique, est des deux bourrelets le plus important. Il forme un *quart de rond* sur tout le pourtour supérieur du pied. Arrivé en arrière, vis-à-vis les *talons*, il s'infléchit en dedans et en dessous du pied, de chaque côté du renflement pyramidal du coussinet plantaire (*fig.* 11, *a*).

Les papilles qui recouvrent sa suface sont plus fortes que celles du bourrelet périoplique.

Le *bourrelet* représente la matrice de l'ongle proprement dit; il donne naissance à la paroi.

*b*. Tissu feuilleté. — Encore appelé *tissu podophylleux*, *podophylle*, *chair cannelée*, etc., à cause des espèces de petits feuillets parallèles qui, descendant en droite ligne du bourrelet, s'étendent sur toute la face antérieure de la troisième

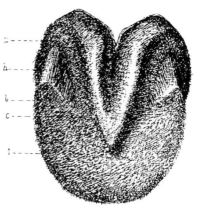

FIG. 11

FACE INFÉRIEURE DU PIED DÉPOUILLÉ DE SON SABOT.

*a*. Angle d'inflexion du bourrelet. — *b*. Prolongement du bourrelet le long du corps pyramidal. — *c*. Corps pyramidal du coussinet plantaire. — *h*. Inflexion du tissu feuilleté sur la face plantaire. — *i*. Tissu velouté.

phalange. Ce tissu se prolonge un peu en arrière, jusque sous le pied, en suivant l'inflexion du bourrelet (*fig.* 11, *h*).

Cette particularité donne à ce tissu un aspect analogue

à celui qu'offre le dessous du chapeau d'un champignon de couche.

Une pareille disposition anatomique assure à cette partie du derme un développement de surface considérable sans augmenter le volume de l'organe. Le déploiement des feuillets produirait, en effet, une surface égale à environ *seize fois* celle de la membrane qui les supporte.

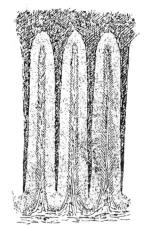

FIG. 12

COUPE DE L'UNION DES FEUILLETS
de la membrane kératogène
avec les feuillets du sabot
(grossie 15 fois).

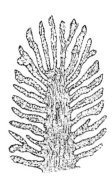

FIG. 13

EXTRÉMITÉ D'UN FEUILLET

(grossie environ 100 fois).

Mais ces feuillets ne sont pas simples; ils sont eux-mêmes plissés dans le sens longitudinal. Une coupe transversale du tissu podophylleux, examinée au microscope, se présente, vis-à-vis les feuillets, sous un aspect barbelé qui en a fait comparer l'ensemble à une feuille de fougère (*fig.* 12 et 13).

Ces plissements secondaires qui sont, sur chaque feuillet, au nombre de cent vingt environ, donnent, avec l'ensemble des plissements principaux, un développement total de surface équivalent, pour un pied de grandeur moyenne, à *un mètre carré*.

Ce fait anatomique a son importance, car il explique l'adhésion si intime de l'ongle avec les tissus sous-jacents : lorsque le sabot est arraché par violence, le tissu podophylleux se déchire souvent dans sa trame plutôt que se disjoindre ; après l'évulsion de la sole, le pied ne descend pas, il reste suspendu dans le cylindre formé par la paroi.

Les feuillets podophylleux s'engrènent avec des feuillets correspondants de la corne (*fig.* 12). Leur surface donne naissance à des éléments cornés qui, à l'état normal, semblent destinés à faciliter le glissement de la paroi dans sa descente due à la croissance de la corne. A l'état pathologique, quand il y a eu, par exemple, arrachement total ou partiel du sabot, les feuillets donnent naissance à une corne provisoire, suffisante pour la protection des tissus en attendant le renouvellement de la paroi.

*c*. **Tissu velouté.** — Ainsi appelé de l'aspect tomenteux que lui donnent les nombreuses villosités qui recouvrent sa surface et qui le font plus ou moins ressembler à un velours. Le tissu velouté s'étend sur toute la face inférieure du pied, sauf, de chaque côté du corps pyramidal, dans la région occupée par les parties repliées du bourrelet et du tissu feuilleté (*fig.* **11**, *i*). Il produit la corne de la *sole* et de la *fourchette*.

### SABOT

L'ongle qui, chez les équidés, prend le nom de *sabot*, résulte, comme on l'a vu, de la production épidermique de l'enveloppe tégumentaire qui recouvre les organes mécaniques du pied.

Ici, les éléments épithéliaux, au lieu de se désagréger, subissent la transformation cornée et restent associés sous l'influence d'une sorte de ciment qui les unit.

Il est assez facile d'obtenir, après macération d'un pied dans l'eau, l'évulsion totale de son enveloppe cornée. On peut alors étudier le sabot indépendamment des autres parties du pied.

Considérée dans son ensemble, la boîte cornée représente une sorte d'étui naturel exactement modelé sur les parties qu'il est appelé à protéger. Sa forme générale rappelle un tronc de cylindre coupé de biais et reposant sur sa base oblique (*fig.* 14).

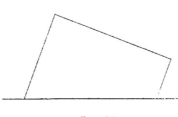

FIG. 14

Dans ces conditions, son côté le plus haut a environ deux fois la hauteur de son côté le plus bas ; la face cylindrique correspond à la *paroi*, et la base oblique correspond à la *sole* et à la *fourchette*.

Ces diverses dénominations servent à désigner certaines parties du sabot qui ont été formées, comme il a été vu, par autant de régions particulières de la

membrane kératogène. Cette division naturelle est encore
confirmée par la dislocation de la boîte cornée en quatre
parties, sous l'effet d'une macération prolongée, parties qui vont être étudiées successivement sous les noms
de *paroi, sole, four-
chette* et *périople*.
Nous dirons ensuite
un mot des *pro-
priétés physico-chi-
miques de la corne*.

*a*. **Paroi.** — La
*paroi* ou *muraille*
est la partie du sabot
visible quand le pied
pose à terre (*fig.*15).
Elle résulte du bour-
relet et s'étend le

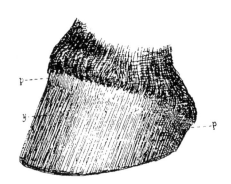

Fig. 15
PIED DE DEVANT VU DE PROFIL.
*pp.* Périople. — *y.* Paroi.

long du tissu feuilleté, de façon à protéger tout le pourtour du pied. En arrière, elle suit les inflexions de sa
matrice, se replie sous le pied, de chaque côté de la
fourchette, pour former les *barres* ou *arcs-boutants*. Les
angles mêmes d'inflexion de la paroi constituent les
*talons* (*fig.* 16).

La face externe de la paroi est lisse et plus ou moins
brillante. On y voit quelquefois, des sillons circulaires
formés par des sortes d'ondulations de la surface qu'on
appelle des *cercles*. Ces sillons sont la trace d'un défaut
d'équilibre dans la nutrition du bourrelet, défaut qui peut
être dû à des circonstances pathologiques.

La face interne offre des cannelures qui correspondent

aux lamelles du tissu podophylleux (*fig.* 17). Les feuillets de corne ou *kéraphylleux* s'engrènent avec les feuillets podophylleux en formant, entre la paroi et le tégument du pied, une union des plus intimes (*fig.* 12).

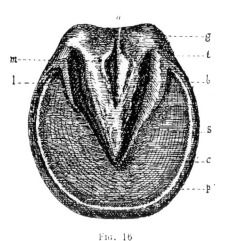

FIG. 16

PIED DE DEVANT, FACE INFÉRIEURE.

*g.* Glôme de la fourchette. — *t.* Talon. — *b.* Branche de la fourchette. — *m.* Lacune médiane de la fourchette. — *l.* Barre. — *s.* Sole. — *c.* Cordon circulaire. — *p.* Bord inférieur de la paroi.

L'ensemble des feuillets kéraphylleux s'appelle *tissu kéraphylleux* ou, plus simplement, *kéraphylle*.

Le bord supérieur de la paroi est taillé en biseau du côté interne. Ce biseau est creux, en forme de gouttière, pour emboîter le bourrelet. Cette dépression prend le nom de *cavité cutigérale*. Son fond est criblé de foramens dans lesquels pénètrent les villosités du bourrelet.

Le bord inférieur, appelé aussi *bord plantaire*, porte à terre où il frotte et s'use. Il se soude, du côté interne, avec la sole, et cette soudure se manifeste, dans les pieds nouvellement *parés*, par une zone blanchâtre appelée, en maréchalerie, *ligne blanche* ou *cordon circulaire*.

Les extrémités repliées ou *arcs-boutants* sont légèrement incurvées en dedans, obliques de haut en bas et de dedans en dehors (*fig.* 16, *l*).

Ce nom d'*arcs-boutants* ou *barres* leur vient de ce qu'elles semblent avoir pour office d'empêcher la paroi de se resserrer par son ouverture postérieure.

Pour compléter la description de la paroi, il reste à considérer :

1° Les divisions qu'on y a reconnues ;

2° La direction qu'elle affecte dans les différents points de son contour ;

3° Son épaisseur ;

4° Sa consis-
tance ;

5° Sa couleur ;

6° Sa structure.

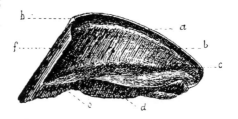

Fᴵɢ. 17

Coupe antéropostérieure du sabot.

*a*. Cavité cutigérale. — *b*. Tissu kéraphylleux. — *c*. Face interne de la sole. — *d*. Coupe de la fourchette. — *e*. Coupe de la sole. — *f*. Coupe de la paroi. — *h*. Coupe de périople.

1° Divisions de la paroi. — Pour simplifier le langage et pour les besoins de l'art du maréchal, on a divisé la paroi du sabot en un certain nombre de régions. Ainsi, la partie antérieure et centrale est désignée sous le nom de *pince*. A droite et à gauche de la pince sont les *mamelles ;* puis viennent les régions latérales du pied appelées *quartiers*, et enfin, tout à fait en arrière, vis-à-vis les angles d'inflexion de la paroi, les *talons*.

Jusqu'à présent, il n'y avait pas de limite bien précise entre ces régions ; l'usage apprenait facilement à les reconnaître et à éviter toute confusion à cet égard. Cependant, un vétérinaire français, Delpérier, voulant apporter plus de précision dans la signification des termes, a proposé de diviser le pourtour du sabot, en allant d'un arc-boutant à l'autre, en seize parties égales, d'attribuer *une* de ces divisions à chaque talon, *quatre* à chaque quartier, *deux* à chaque mamelle et le reste, soit *deux*, à la pince (*fig.* 18).

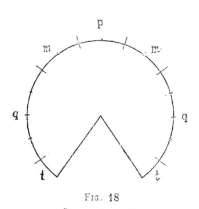

Fig. 18

DIVISION DE LA PAROI.

*p.* Pince. — *mm.* Mamelles. — *qq.* Quartiers.
*tt.* Talons.

La seule objection que l'on peut faire à cette division, c'est que le côté interne du sabot étant moins incurvé, et par conséquent moins long que le côté externe, on risque de ne pas placer la pince exactement sur la ligne médiane du pied. Mais, on peut tourner la difficulté en mesurant séparément chacune des deux moitiés du pied en huit parties égales.

Ces régions, pince, mamelles, quartiers et talons, s'étendent, dans leurs limites, sur toute la hauteur de la muraille et le pourtour de la sole.

2° DIRECTION DE LA PAROI. — Si les fibres qui constituent la paroi conservent toujours une direction parallèle ou légèrement oblique, par rapport à l'axe du pied, il n'en est pas de même de leur ensemble, considéré dans le plan de courbure de la muraille par rapport à la face inférieure du sabot. Ici, l'obliquité de la paroi varie selon les régions où on la considère. Plus inclinée en pince, la muraille se redresse en s'étendant vers les quar-

tiers ; elle devient verticale vers leur tiers postérieur.
A partir de ce point jusqu'à l'extrémité des talons, l'obliquité de la paroi de centrifuge devient de plus en plus
centripète. Ce fait ré-
sulte de l'obliquité
même du pied, comme
le montre clairement
le diagramme ci-contre
(*fig.* 19).

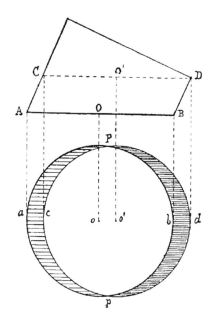

Fig. 19.

Supposons, en effet,
pour la facilité de la démonstration, un tronc
de cylindre oblique à
base circulaire AB ; soit
également le cercle CD,
résultat d'une coupe
fictive et parallèle à la
base. La projection
horizontale de ces
deux surfaces circu-
laires se fera selon deux
cercles non concentri-
ques, *aob*, *co'd*, le supé-
rieur débordé par l'inférieur, vis-à-vis toute la région du
cylindre à obliquité excentrique et débordant ce dernier
dans la partie correspondant aux régions à obliquité concentrique. La ligne de la surface cylindrique correspondant aux points P, P de la projection est la seule qui
soit verticale au plan passant par la base du cylindre.

La comparaison de l'ensemble du sabot avec un tronc
de cylindre oblique sur sa base, qui a pu être faite pour

donner une idée générale de sa forme, n'est pas absolument
exacte. Si quelques chevaux de race fine, élevés dans des
terrains secs, ont le sabot à peu près cylindrique, la plupart, surtout les chevaux communs élevés dans les pays
humides, ont le pied de forme plus ou moins tronconique. C'est à tort que certains auteurs ont voulu ramener tous les pieds à un type unique se rapprochant du
cylindre : ce qui serait une beauté pour certains sujets
serait un défaut pour les autres.

D'autre part, le pourtour de la paroi n'est pas exactement circulaire. Sa section représente plutôt un ovale
qu'un cercle, le diamètre antéro-postérieur étant généralement plus long que le diamètre transversal. Cette différence entre diamètres, peu marquée sur les pieds de
devant, est plus grande dans les pieds de derrière. De plus,
la courbure de la paroi en dedans est moins accentuée
que du côté externe (*fig.* 16).

La base du pied postérieur est généralement moins
oblique que celle du pied antérieur.

3° ÉPAISSEUR DE LA PAROI. — La paroi est régie dans
son épaisseur par l'épaisseur même du bourrelet qui la
produit. A un bourrelet épais correspond une forte paroi,
à un bourrelet maigre une paroi mince. Le bourrelet
n'étant pas également épais sur tout le pourtour du pied,
la paroi participe à cette inégalité.

L'épaisseur de la muraille est à peu près la même, si on
la considère depuis le bord inférieur jusqu'au bord supérieur ; mais elle est plus grande dans les régions antérieures du pied et va en diminuant graduellement jusqu'aux talons. D'une manière générale, le côté externe
de la paroi est un peu plus épais que le côté interne.

Voici l'ordre selon lequel on peut classer les diverses régions d'après leur épaisseur :

1° Mamelles ;

2° Pince ;

3° Quartier externe ;

4° Quartier interne ;

5° Talon externe ;

6° Talon interne.

L'épaisseur de la paroi se juge mal sur un pied *paré*, car la largeur de la coupe est toujours en raison de son obliquité, laquelle varie selon les régions.

4° Consistance de la paroi. — La corne est d'autant plus dure et résistante qu'elle se trouve plus éloignée des parties vives. Ce fait est dû au ramollissement par imprégnation séreuse des parties profondes et à la dessiccation par évaporation des parties superficielles. Mais cette consistance plus grande de la surface de la paroi doit aussi être rapportée, en partie, à sa texture : les tubes qui la constituent sont d'autant plus étroits et plus denses qu'on les considère plus près de la face externe.

5° Couleur de la paroi. — La corne de la paroi, blanche dans ses parties profondes, passe, dans son épaisseur, généralement au gris pour arriver au bleu ardoisé, plus ou moins foncé, à la surface.

C'est la coloration du bourrelet qui commande celle de la paroi, et, selon que celui-ci est plus ou moins foncé, le sabot se rapproche plus ou moins du noir. Mais si le bourrelet est dépourvu de pigment colorant, comme cela se voit quand les membres sont terminés par des *balzanes*, la corne du sabot est, elle-même, blanche dans toute son épaisseur. Lorsque le pied n'est effleuré que sur une par-

tie de son pourtour par une *trace de balzane*, la corne de
la paroi est blanche seulement dans la partie correspondante.

Les parois à corne foncée sont plus résistantes à l'usure
et moins cassantes au choc que les parois de corne
blanche.

6° STRUCTURE DE LA PAROI. — La paroi paraît constituée
par un amas de fibres parallèles, rectilignes, s'étendant du
bord supérieur au bord inférieur, et toutes inclinées selon
la direction de l'axe du pied. Ces fibres paraissent unies
entre elles par une espèce de ciment.

L'étude microscopique de la muraille montre que ces
fibres ne sont que des sortes de tubes, résultant chacun
de l'évolution épidermique d'une papille du bourrelet. La
substance intertubulaire est formée par les espaces interpapillaires.

*b*. **Sole.** — La sole est une plaque épaisse de corne comprise entre le bord interne de la paroi, les barres et la pointe
de la fourchette. Par sa *face supérieure*, elle répond à la partie excavée du tissu velouté sur laquelle elle se moule. Cette
face est criblée de petits orifices analogues à ceux de la
cavité cutigérale et dans lesquels s'enfoncent les villosités
de la membrane kératogène. Sa *face inférieure* est parallèle
à la face supérieure et par conséquent légèrement excavée
en forme de voûte.

La sole présente, en outre, un *bord périphérique* qui se
soude intimement au bord interne de la paroi, et un *bord
interne*, formant un angle rentrant dans lequel s'enclavent
les barres et la fourchette (*fig.* 20).

Il a déjà été dit que la soudure de la sole avec le bord

périphérique de la paroi prend le nom de *ligne blanche*
ou de *cordon circulaire*.

On appelle *branches de la sole* les deux angles saillants
qu'elle forme en arrière et qui sont comme enchâssés
entre les barres et les talons
(*fig.* 20, *ab*).

La sole est émise par le tissu
velouté qui lui correspond,
comme la paroi par le bourrelet. Elle est également constituée par des tubes verticaux,
ou plutôt parallèles à la direction de la paroi en pince, unis
par une substance intertubulaire d'origine épidermique.

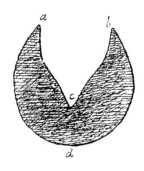

Fig. 20. — sole.

*ab.* Bord interne ou angle rentrant.
— *adb.* Bord périphérique. —
*ab.* Branches de la sole.

De couleur blanchâtre, la
corne de la sole a une consistance analogue à celle de
la paroi. Son épaisseur est limitée entre 10 et 15 millimètres environ ; lorsqu'elle dépasse cette limite par
suite d'une pousse non contre-balancée par l'usure, on
voit sa surface se fendiller et bientôt se détacher des
plaques dont l'exfoliation la ramène à son épaisseur normale.

*c.* **Fourchette.** — La fourchette est une masse de corne
en forme de coin, qui correspond au corps pyramidal du
tégument de la face inférieure du pied et qui complète,
avec la sole, le plancher du sabot.

« Considérée dans un sabot qui repose sur un plan par
sa surface antérieure, la fourchette ressemble, entre les

deux angles d'inflexion auxquels elle sert d'appui, à une clef de voûte en bossage entre deux voussoirs qui la supportent » (Bouley) (*fig.* 16).

Pour la facilité de la description, on peut considérer dans la fourchette *quatre faces* (une supérieure, une inférieure et deux latérales), une *base* et un *sommet*.

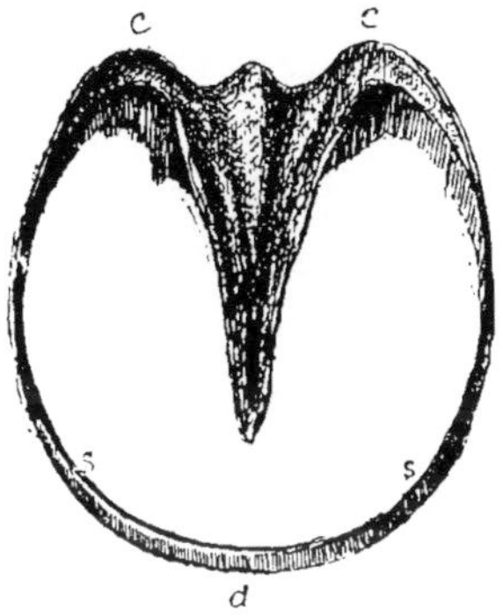

La *face supérieure* (*fig.* 21) se moule exactement sur le corps pyramidal. Comme la face supérieure de la sole, elle est criblée de petits orifices correspondant aux villosités du tissu velouté. Cette face se continue sans transition, en arrière, de chaque côté, avec le périople.

La *face inférieure* (*fig.* 16, *a*) représente une disposition inverse : pleine dans sa moitié antérieure, elle se bifurque en arrière en limitant un sillon

FIG. 21.

FOURCHETTE VUE PAR SA FACE SUPÉRIEURE, FAISANT CONTINUITÉ AU PÉRIOPLE PAR SES GLOMES.

cc. Glomes. — d, l'ace externe du périople. — ss. Bord supérieur du périople.
(D'après Bouley)

profond. Sa région moyenne, assez forte pour prendre un bon point d'appui sur le sol, constitue le *corps de la fourchette*. Ses divisions postérieures sont appelées *branches* et le sillon qui les sépare reçoit le nom de *lacune médiane* ou *fente de la fourchette*.

Les *faces latérales* sont taillées en forme de talus : elles limitent, de chaque côté de la fourchette, avec les barres correspondantes, deux sillons appelés *lacunes latérales de la fourchette*. Le fond de ces sillons est constitué par la soudure des bords supérieurs des faces latérales de la fourchette, des barres et de l'échancrure de la sole.

La *base* est constituée par les extrémités renflées des branches, qui s'épanouissent au-dessus des talons en formant ce qu'on appelle les *glômes de la fourchette*. La fourchette se continue, dans cette région, avec le *périople*.

Le *sommet* correspond à celui de l'angle rentrant de la sole ; son extrémité dépasse sensiblement, en avant, le centre de figure de la face inférieure du sabot.

La fourchette est un peu moins épaisse que la sole ; elle s'amincit sur ses faces latérales et vers leur bord supérieur.

La corne de la fourchette est plus molle et plus facile à entamer par les instruments tranchants que celle des autres parties du sabot ; elle est souple et élastique.

Sa constitution est analogue à celle de la corne des autres régions, seulement ses filaments tubuleux, plus fins, sont plus serrés et ondulés.

*d.* **Périople.** — Le périople est le produit de la sécrétion, ou mieux du développement épidermique du bourrelet périoplique. Il forme une bandelette cornée qui entoure, comme d'un cercle, le bord supérieur de la paroi, sur une hauteur de 10 à 15 millimètres environ. En arrière, il se confond intimement avec la fourchette, si bien que, par la macération, le périople et la fourchette se détachent d'une seule pièce, comme le représente la figure 21.

Le périople ne remplit pas, comme on l'a dit, l'office d'un vernis protecteur s'étendant en couche mince sur toute la

surface de la paroi. Il est simplement destiné à protéger,
en la recouvrant, l'origine du biseau de la corne (*fig.* 22).

Sa constitution diffère assez sensiblement de celle
de la corne et se
rapproche de celle de
l'épiderme. De même
que le bourrelet pério-
plique n'est qu'un ren-
flement du corps papil-
laire du derme, le
périople n'est qu'une
couche plus épaisse de
cellules épidermiques.
L'aspect tubulé de cette
partie du sabot est dû
à un imbriquement par-
ticulier des cellules qui
coiffent l'extrémité des
papilles dermiques et
qui sont refoulées par
l'évolution des couches
nouvelles, en formant
des séries tubuliformes
mais non creuses. Ces

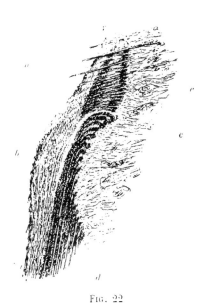

FIG. 22

COUPE A L'ORIGINE DE LA PAROI.

*a*, Couche papillaire du bourrelet périoplique.
— *b*, Périople. — *c*, Couche papillaire du
bourrelet principal. — *d*, Corne de la
paroi. — *e*, Couche réticulée du derme.

couches s'emboîtent à la manière des chapeaux de clown.

Comme l'épiderme, le périople s'exfolie par sa surface,
ce qui lui donne un aspect grisâtre et pulvérulent.

*e*. **Propriétés physico-chimiques de la corne.** — La corne
du sabot est une matière solide, consistante, tenace et
élastique.

Ses propriétés hygroscopiques sont assez développées. La corne absorbe assez facilement la vapeur d'eau, se gonfle et se ramollit très sensiblement lorsqu'elle reste assez longtemps exposée dans un milieu humide ; elle se dessèche, se resserre, devient dure et cassante dans un milieu chaud et sec.

La substance cornée est assez mauvais conducteur du calorique ; elle se ramollit sous l'action directe du feu ; sous l'application du fer rouge, elle fond et brûle en dégageant une fumée épaisse. Les alcalis, principalement la potasse, la ramollissent, gonflent ses éléments, les désagrègent et les transforment en *kératine*. Les acides faibles altèrent lentement la corne ; concentrés, ils la désorganisent assez rapidement.

### CARACTÈRES D'UN PIED BIEN CONFORMÉ

Le pied *bien conformé* est proportionné à la taille de l'animal : les pieds *trop grands* et surtout les pieds *trop petits* sont défectueux.

« Le pied *vierge de ferrure* d'un cheval élevé sur un bon sol et suffisamment exercé est un type de beauté et de perfection.

« Comparé au pied ferré, le pied vierge est grand et fort, aussi large que long, bien d'aplomb ; il constitue un solide support.

« *Vu de face*, le beau pied est moins large en haut qu'en bas, plus évasé en dehors qu'en dedans, d'une égale hauteur sur chacun de ses côtés.

« *Vu de profil*, la ligne de la pince est moyennement inclinée ; la hauteur des talons est égale à la moitié au moins de la hauteur de la pince ; le bourrelet est régulièrement incliné, en ligne droite, de la pince aux talons.

« *Vu par derrière*, le beau pied a des talons largement écartés, égaux et également élevés, qui tombent presque verticalement sur le sol, surtout le talon du dedans, sensiblement plus vertical que l'autre.

« *Vu en dessous*, le beau pied a la sole creuse et épaisse ; la fourchette, saine et assez dure ; les barres ou arcs-boutants, ni trop droits ni trop couchés ; la pince et les mamelles de la paroi et de la sole sont fortement attaqués par l'usure.

« La corne du beau pied est noire ou gris foncé ; la paroi, lisse et luisante, laisse voir sa structure fibreuse » (*Manuel de la Commission d'hygiène hippique*).

Le *pied de derrière* est moins incliné que celui de devant ; ses quartiers sont moins évasés ; il est plus long que large ; ses talons sont plus élevés ; sa sole est plus creuse et sa fourchette, quoique moins large, porte également par toute sa surface.

# B. — NOTIONS PHYSIOLOGIQUES

## DE LA NUTRITION DANS LE PIED

**Considérations générales.** — Les os qui forment la base du pied, les ligaments qui les assujétissent les uns aux autres, les tendons qui les meuvent et la partie si différentiée du tégument qui protège le tout, sont également soumis aux lois générales de la biologie : ils assi-

milent les apports nutritifs et se désassimilent en raison
de l'activité de leur fonction.

Ce travail intime qui constitue la nutrition se trouve
sous la dépendance de la circulation.

Cette loi : *les organes se développent en raison de leur
fonctionnement*, dont le corollaire : *tout organe qui ne
fonctionne pas s'atrophie*, est surtout vraie pour la partie
tégumentaire du pied ; principalement pour la partie
fibro-élastique qui constitue le coussinet plantaire.

Ces principes donnent la clé de certains phénomènes
qui se produisent dans le pied sous l'influence de la ferrure.

**Accroissement, avalure et usure de la corne.** — La
corne du sabot croît dans le sens de la hauteur ; c'est un
fait de constatation journalière. Cet accroissement est
produit par une évolution permanente des éléments épidermiques qui recouvrent, dans le pied, la partie correspondante du corps papillaire du derme.

Au fur et à mesure que la corne s'accroît par sa partie
supérieure, la paroi descend le long du pied, ou, plus
exactement, le pied s'élève. Cette descente apparente
prend en maréchalerie le nom d'*avalure*. Une marque
faite, par exemple, sur un point de la paroi, s'éloignera
peu à peu du bourrelet, par suite de la pousse de la
corne, et se rapprochera du bord inférieur, par suite de
son usure, jusqu'au moment où ce point sera, lui-même,
entraîné par le frottement : on dira alors qu'il a *disparu
par avalure*.

L'*usure* est occasionnée à l'état de nature par le frottement de la face inférieure du sabot sur le sol ; elle est
compensée par l'accroissement supérieur. Chez nos ani-

maux ferrés, c'est le maréchal qui raccourcit le pied avec son instrument tranchant.

**Des conditions qui influent sur l'accroissement de la corne.** — L'évolution des éléments cornés est d'autant plus active que les apports nutritifs sont plus abondants. Dans un bourrelet turgescent, la production cornée sera non seulement plus rapide, mais aussi elle se fera sur une surface plus large que dans un bourrelet anémié et affaissé par défaut de circulation.

Dans le premier cas, on aura une paroi plus épaisse et poussant plus rapidement que dans le second.

Tout ce qui influera sur la circulation du pied aura donc son contre-coup sur la pousse du sabot.

Le courant sanguin est particulièrement accru dans le pied, pendant l'exercice, par la mise en jeu de l'élasticité du coussinet plantaire. Les alternances de pression et de dépression qu'il éprouve, et qui sont d'autant plus rapides et plus actives que l'exercice est plus vif, en font une sorte de pompe aspirante et foulante, ou plutôt, une sorte de cœur périphérique qui imprime une nouvelle impulsion au torrent circulatoire.

Aussi, quand par suite d'altération ou d'un repos trop prolongé, cet organe ne fonctionne plus régulièrement, voit-on survenir une atrophie générale du pied, atrophie qui est en raison même de l'arrêt ou de la diminution des fonctions du coussinet plantaire.

Ce fait physiologique a une importance capitale dans l'étude des maladies du pied ; c'est là en effet qu'il faut chercher la cause de la plupart des affections qui atteignent le sabot des solipèdes.

Mais les pressions qui mettent en jeu les propriétés du coussinet plantaire agissent aussi directement sur le bourrelet et le tissu velouté. A chaque foulée, le pied a une tendance à descendre dans le cylindre formé par la paroi; cette tendance est peu marquée, il est vrai, mais elle est d'autant plus accentuée que l'impulsion a été plus vigoureuse. Ces régions essentiellement kératogènes subissent donc directement des pressions et des dépressions qui ont encore pour effet d'augmenter localement le courant sanguin et, partant, les phénomènes de nutrition.

Le régime auquel est soumis l'animal influe aussi sur la pousse de la corne. Les chevaux maigres et anémiés par suite d'une nourriture insuffisante, comme cela se voit quelquefois pendant la saison d'hiver, éprouvent une diminution dans l'accroissement et l'épaisseur de la paroi; tandis qu'au printemps, avec le vert qui a ramené l'abondance, la paroi pousse plus activement et sous une tranche plus épaisse. Ce fait se traduit sur le sabot par la formation d'un *cercle* qui indique l'instant où les conditions du régime ont changé.

En somme, toutes les conditions hygiéniques, ou autres, qui modifient les sécrétions de la peau, tel, par exemple, le régime arsenical, influent sur la sécrétion de la corne.

Il règne encore en maréchalerie et dans la pathologie du pied une théorie que l'on pourrait appeler *théorie de l'obstacle à la descente*. Cette idée, due à Bourgelat, fut reprise par Bouley. C'est, sans doute, à cet intermédiaire qu'elle a dû d'arriver jusqu'à nous.

Quand le pied acquiert une longueur exagérée par défaut d'usure, ou par le non-renouvellement de la ferrure, on remarque que le sabot croît moins vite.

D'après cette théorie, l'excédent de corne ferait obstacle à la descente des couches de nouvelle formation. De là, compression de la matrice et ralentissement dans sa sécrétion.

Dans les pieds fourbus, le *coin* qui s'interpose entre la face antérieure de l'os du pied et la paroi, serait aussi un obstacle à la descente de la pousse de la corne. La substance cornée ne pouvant passer outre s'accumulerait dans la région supérieure du sabot, de façon à former cette espèce de bourrelet que l'on remarque si fréquemment sur les pieds atteints de fourbure chronique.

Cette interprétation est antiphysiologique. En réalité, ce n'est pas la corne qui descend, mais bien le pied qui s'élève. Les cercles et les froncements plus ou moins étendus de la paroi sont le résultat d'une perturbation dans le fonctionnement des organes kératogènes. Cette perturbation sera plus particulièrement décrite à propos des lésions de l'encastelure et de la fourbure.

La ferrure, comme toutes les autres causes qui ont été invoquées pour expliquer la diminution dans l'activité de la pousse de la paroi, ne peut influencer la kératogénèse que par contre-coup. Par suite de la gêne qu'elle apporte quelquefois dans le fonctionnement du pied, elle peut amener, en effet, une atrophie organique dont les conséquences se font sentir sur le sabot.

Faux est donc cet aphorisme de Bourgelat, réédité par H. Bouley : *parer jusqu'à la rosée est hâter la pousse de la corne;* ainsi que cet autre, émis par Bouley et adopté par Goyau comme un principe fondamental de la maréchalerie : *la pousse de la corne aux différentes régions est en raison inverse des pressions exercées.*

Si l'appui du pied sur son ongle se faisait par l'intermédiaire du bourrelet, le plus ou moins de pression exercée sur celui-ci influerait sur sa sécrétion. Mais, de bonnes raisons, expliquées ultérieurement, portent à croire que le rôle du bourrelet dans l'appui n'est qu'accessoire et qu'il ne participe à cet acte que temporairement et dans un but d'amortissement du choc résultant de l'impulsion.

D'ailleurs, en serait-il autrement que les pressions devraient se répartir également sur tout son pourtour au lieu de se limiter à la partie correspondante. La pratique journalière vient aussi à l'encontre de cette théorie : on ne voit jamais la corne pousser plus rapidement vis-à-vis un *sifflet* — si largement taillé qu'il soit au bord inférieur de la paroi — ni, même, quand on a soustrait le quartier tout entier à l'appui.

En résumé, la pousse du sabot et plus particulièrement la pousse de la paroi peuvent être activées ou retardées par les causes générales qui influent sur la nutrition de l'organe kératogène.

Elle est activée par une nourriture riche et abondante, par l'exercice, les irritants locaux, en un mot, par tout ce qui a pour but d'augmenter l'afflux sanguin dans sa matrice.

Elle est retardée par les causes inverses, les privations, l'excès de repos et tout ce qui peut amener l'atrophie du coussinet plantaire et du bourrelet.

Toute cause contraire ou en dehors de ces principes, invoquée comme ayant une action sur la pousse du sabot, est illusoire.

## DES CONDITIONS MÉCANIQUES DU PIED

**Élasticité du pied.** — L'ensemble des parties qui constituent le pied des solipèdes semble tout particulièrement organisé pour résister aux chocs, quelquefois énormes, résultant de l'impulsion du corps.

Cet effet est obtenu, en dehors de la résistance des tissus corné et osseux, par un agencement de ces parties se prêtant à une certaine élasticité et à une décomposition des forces éminemment propres à l'atténuation des chocs.

D'abord, on doit constater de quelle manière remarquable la boîte cornée se rattache aux parties vives qu'elle doit protéger. Le système d'agencement des feuillets, tout en assurant l'intime union des deux appareils, se prête à la décomposition multiple des forces, de façon à produire une égale répartition des pressions sur toute la face interne de la paroi du sabot.

Comme on l'a vu, cette disposition a encore pour effet de multiplier considérablement les surfaces en contact, lesquelles équivalent, au moins, à *cent* fois la surface du pied.

Cela suffit pour expliquer comment la paroi supporte à elle seule le poids du corps[1]. On comprendrait très difficilement, en effet, que des organes très vasculaires et organisés pour l'évolution des éléments épithéliaux, comme

---

[1] Après l'évulsion de la sole, le pied ne descend pas; il reste suspendu dans le cylindre formé par la paroi.

le *bourrelet* et le *tissu velouté*, fussent perpétuellement soumis à une pression qui aurait pour résultat d'entraver considérablement la circulation.

Ces régions ne sont certainement pas destinées, comme on a pu le croire, à supporter le poids du corps; tout au plus participent-elles à l'appui lors des fortes pressions qui se produisent dans les allures, au moment du choc. Cela fait que ces tissus subissent, pendant le travail, alternativement des pressions et des dépressions éminemment favorables à la circulation au moment où elle a besoin d'être le plus active.

Le bourrelet et surtout le tissu velouté, si riches en vaisseaux, se trouvent par le fait de la tension artérielle, dans un état permanent de turgescence qui s'accentue encore pendant les allures. Ils constituent alors de véritables coussins élastiques contribuant à l'atténuation de l'effet des chocs sur le pied.

Pour se rendre compte en partie de ces faits, il suffit de prendre un pied sur un cheval mort sans effusion de sang et d'en arracher un des quartiers avec les tissus sous-jacents sans toucher à la sole. En pressant alors fortement sur l'os du pied par l'intermédiaire du paturon, il est facile de faire sourdre le sang du tissu velouté et du bourrelet; mais, quand on cesse la pression. il se produit un effet d'aspiration indiquant que le pied est revenu à sa position primitive par suite de l'élasticité des tissus qui le relient à la boîte cornée.

D'un autre côté, les os du paturon et du pied, en formant des articulations dont les surfaces inclinées sont favorables à la décomposition des forces, le ligament suspenseur du boulet et les tendons des fléchisseurs, en formant vis-à-vis le boulet une soupente extensible, complètent avec le coussinet plantaire l'ensemble du système d'atténuation des chocs sur les parties vives et particulièrement sensibles du pied des solipèdes.

Les auteurs anciens qui se sont préoccupés de la physiologie du pied au point de vue de sa ferrure, ont méconnu ou mal interprété ces faits qui ne sont plus pour nous que des lieux communs. Comprenant, cependant, combien il était nécessaire que le pied du cheval jouît d'une certaine élasticité, ils ont cherché par quel procédé la nature était arrivée à ce résultat et ont cru le trouver dans une certaine flexibilité propre au sabot.

L'hippiatre Lafosse, le premier, a entrevu ce fait et a basé là-dessus une nouvelle pratique de ferrer les chevaux. Le branle était donné. La plupart des auteurs l'ont suivi en adoptant plus ou moins ses idées et en en exagérant souvent les conséquences pratiques. Il en est résulté des procédés plus ou moins heureux et des fers quelquefois très bizarres.

Si les pratiques tendent actuellement à se rapprocher de la logique, la théorie de la dilatation du sabot existe peut-être encore dans toute son exagération. De nombreuses expériences ont eu lieu sur ce sujet ; mais, au gré des expérimentateurs, elles ont prouvé tantôt l'expansibilité, tantôt la non-expansibilité du pourtour inférieur du sabot ; certains ont même cru voir le resserrement là où d'autres ont vu l'expansion.

Cette question a une certaine importance en maréchalerie, aussi est-il bon de résumer ce qui paraît résulter de toutes les expériences et de toutes les discussions qui ont eu lieu à ce sujet.

Afin d'éviter toute confusion, il est nécessaire de bien diviser la question :

1° Survient-il, au moment de l'appui, une dilatation du bord plantaire de la paroi, dans un pied à l'état normal, ferré ou non ferré?

2° Y a-t-il dilatation vers le bord supérieur et affaissement du centre de la sole, dans les mêmes conditions?

3° Peut-on par certains procédés de ferrure obtenir une dilatation du bord inférieur de la paroi?

Non, le bord inférieur de la paroi ne se dilate pas, même en talon, au moment de l'appui quand le pied porte bien sur un fer ou sur un sol plat, comme le prouvent, entre autres, les expériences de John Gloag et du professeur L. Lafosse.

Mais il y a dilatation du bord supérieur de la paroi en talon et en quartier. Cet effet va en diminuant d'arrière en avant et se perd vers le milieu des quartiers.

Il y a aussi un léger affaissement de la région centrale de la sole et du plancher de la fourchette, ainsi qu'une augmentation dans l'inclinaison des barres. Voici ce qui se passe : le coussinet plantaire, situé entre deux corps résistants, la fourchette, d'une part, et, de l'autre, l'os naviculaire et la partie inférieure du paturon qui le compriment, cet organe doit, en vertu du principe qui régit les corps élastiques, reporter l'effet de ces pressions dans tous les autres sens. Au moment de l'appui du pied, on voit le paturon s'incliner fortement et le coussinet plantaire se gonfler vers les glômes de la fourchette et vis-à-vis les fibro-cartilages qui sont repoussés au dehors.

Par la figure 23, représentant une coupe transversale de la région postérieure du pied, il est facile de se rendre compte de l'effet résultant de cette compression du coussinet ; la direction des flèches latérales indique le sens dans lequel se produit la dilatation.

Si la fourchette ne porte pas en plein sur le sol, il y a affaissement des barres et de la région centrale de la sole ; les barres compriment la fourchette dans sa partie supérieure, tandis qu'elle s'étale sur sa face inférieure.

Dans ces conditions, seul le bord supérieur de la paroi en talons et dans la région postérieure des quartiers éprouve une dilatation.

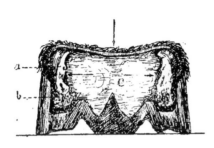

Fig. 23

COUPE DE LA RÉGION DES TALONS.

a. Fibro-cartilage. — b. Apophyse retrossale. — c. Coussinet plantaire.

Mais, pour que le bord inférieur de la paroi, en talons, participe également à cette dilatation, il faut absolument que la fourchette porte sur une surface dure et que les quartiers et les talons n'arrivent pas à l'appui. C'est ce qui se réalise par l'application bien comprise d'un fer à planche.

On comprend alors que la fourchette, fortement appuyée sur sa face inférieure, s'étale au lieu de descendre, oppose une certaine résistance à la constriction des barres, et que l'affaissement de la sole se traduise par la dilatation correspondante de la paroi. C'est, d'ailleurs, ce qui arrive, et c'est sur ce fait qu'est basée l'action thérapeutique du fer à planche.

Comme cela était à prévoir, cette dilatation du bord inférieur du sabot se limite à la hauteur des apophyses rétrossales de l'os du pied (*fig.* 8, *d*).

On peut donc dire que le bord inférieur de la paroi représente un arc ouvert en arrière : les branches de la sole, les arcs-boutants et la fourchette, solidement unis entre eux et maintenus par les apophyses rétrossales, constituent dans leur ensemble une corde inextensible à cet arc.

Les expériences de *tous* les observateurs prouvent que le bord inférieur du pied est *toujours* inexpansible, au moins dans les 4/5 de sa longueur totale, et l'expansibilité de la région postérieure, toujours très limitée, n'est mise en jeu que dans des conditions spéciales : quand, par exemple, la fourchette porte en plein sans que les talons soient à l'appui.

## CONDITIONS MÉCANIQUES DE LA RÉGION DIGITÉE EN STATION

**Aplombs.** — On sait combien est grande l'influence de la direction des membres en général et des rayons qui les composent sur la valeur du cheval. Cette direction constitue ce que l'on est convenu d'appeler *les aplombs des membres*.

De même qu'une colonne se trouve essentiellement soumise dans sa verticalité à la direction de sa section inférieure, un membre peut être influencé dans ses *aplombs* par la section du sabot qui représente sa base.

Cette section, que le maréchal opère chaque fois qu'il pare le pied, détermine ce qu'en maréchalerie on a appelé *l'aplomb du pied*. Selon que le pied est paré *droit* ou de *travers*, il est d'aplomb ou n'est pas d'aplomb.

L'aplomb du membre et l'aplomb du pied sont donc choses distinctes : l'aplomb du membre est généralement congénital, tandis que l'aplomb du pied dépend de la coupe de sa face plantaire.

Un membre d'aplomb peut avoir le pied de travers, et un membre ayant une mauvaise direction peut avoir un pied d'aplomb. Cependant, dans certaines limites, l'*aplomb du pied commande l'aplomb du membre*.

L'étude de ces conditions d'aplomb est très importante pour la maréchalerie, car on en déduit la meilleure direction à donner à la face inférieure du sabot.

C'est pour cela qu'il est nécessaire d'examiner l'aplomb de la région digitée, c'est-à-dire du boulet, du paturon et du pied, en station, et les conditions mécaniques du pied dans les diverses allures.

**Aplombs du pied en station.** — *a.* LE CHEVAL VU DE FACE. — Dans le cheval vu de face et harmoniquement conformé, les membres sont verticaux dans la station et se meuvent, dans la marche, selon des plans à peu près verticaux.

Cela démontre que les axes de rotation des diverses articulations des membres sont horizontaux et que *la face plantaire du pied doit être elle-même selon un plan horizontal*.

Dans le cas contraire, les membres ne conserveraient pas leur direction normale, les ligaments des articulations seraient tiraillés et les surfaces articulaires, modifiées dans leurs rapports, subiraient une répartition anormale des pressions.

Si, par suite d'une conformation vicieuse, les membres

ne sont pas verticaux, la face inférieure du pied n'en doit
pas moins être horizontale sous peine de détruire la
parfaite coaptation des surfaces articulaires.

De ces données il faut conclure :

*Pour que les membres, vus de face, et particulièrement
leur région digitée soient dans de bonnes conditions
d'aplomb, la section de la face
plantaire doit être faite selon
un plan horizontal.*

*b.* LE CHEVAL VU DE PROFIL.
— Dans le cheval vu de profil,
la région digitée fait un angle
avec la direction verticale du
canon. Il résulte de ce fait que
le poids supporté par le membre
se répartit entre les tendons et
les phalanges.

Soient AB (*fig.* 24) la direction du canon, et BC la direction du paturon, formant un
angle d'environ 150 degrés. La
force dont la direction est AB
peut se décomposer, selon les
principes de la mécanique, en

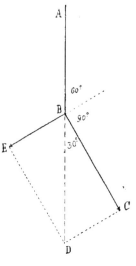

Fig. 24

deux autres : l'une BE, perpendiculaire à BC, et l'autre
selon cette dernière direction qui est celle du paturon.

Il est même facile de calculer les forces EB, BC, d'après
les formules suivantes :

$$EB = BD \times \sin 30°$$
$$BC = BD \times \cos 30°$$

Comme BD représente en grandeur et en direction la force AB, on peut remplacer BD par AB dans les égalités ci-dessus.

On voit également, d'après ce calcul, que plus l'angle ABC diminue, plus la force BE grandit, tandis que la force BC diminue. Autrement dit, *plus le paturon s'incline, plus le poids supporté par les tendons augmente* [1].

[1] MM. Goubaux et Barrier ont donné, dans leur *Traité de l'extérieur du cheval*, une démonstration géométrique de ce fait très élégante: « Soient, disent ces auteurs, les deux paturons OD, OB (*fig.* 25), de même longueur, mais inégalement inclinés sur le canon *oc*.

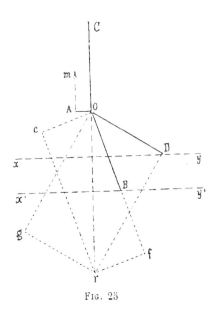

Fig. 25

« Par le fait de cette inclinaison, le poids du corps que nous représentons en grandeur et en direction par la ligne *or* se décompose au niveau du boulet *o* en deux forces dont l'une parallèle au rayon osseux, qui l'épuise par sa propre résistance, et l'autre perpendiculaire à la précédente. Cette dernière fait effort sur les sésamoïdes et tend à abaisser l'angle du boulet contre le sommet duquel sont appliqués les tendons. Ces deux composantes de la résultante OR sont, en construisant le parallélogramme des forces, pour OB, Oc et O*f*; pour OD, O*g* et OD. Elles indiquent l'une et l'autre la part qui incombe aux os et aux muscles pour chaque inclinaison. Or, la seule inspection de la figure montre qu'avec le paturon OB (droit jointé), la composante O*f* l'emporte sur Oc et, par suite, sur OD qui lui correspond dans l'autre cas.

Telles sont les conséquences de la brisure de l'extrémité des membres et de l'inclinaison du paturon.

Bourgelat, le premier, et ensuite H. Bouley, dans son *Traité du pied*, ont donné une démonstration géométrique de l'influence de l'inclinaison du paturon et de la longueur du levier phalangien.

« Mais le paturon, par son inclinaison, n'agit pas seulement en organe de décomposition des forces parallèles de la pesanteur, il agit aussi comme bras de levier.

« Soient toujours, disent les auteurs précités, OD et OB (*fig.* 26) les deux paturons de même longueur mais diversement inclinés sous le canon Oc. Ils forment l'un et l'autre, avec les grands sésamoïdes A,

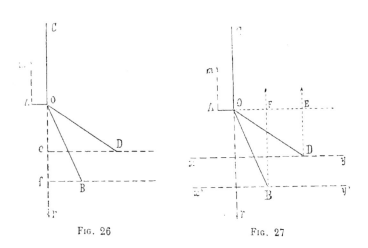

Fig. 26        Fig. 27

deux leviers coudés AOD. AOB du deuxième genre, dont le point d'appui est au sol en D ou en B, la résistance *r* en O et la puissance *m* en A.

« Il est clair qu'en menant les perpendiculaires B*f* et O*e*, du point d'appui sur la direction de la force *r*, c'est-à-dire des bras de levier de la résistance pour chacune des inclinaisons, il est clair, disons-nous, que cette force agira à l'extrémité d'un bras plus considérable dans le cas de paturon bas jointé que dans celui de paturon droit jointé. L'obli-

H. Bouley a même dit, et tous les auteurs qui ont écrit sur ce sujet admettent avec lui, que :

« Dans un cheval, d'ailleurs harmoniquement conformé, et dont les rayons du pied ont une direction parfaitement régulière, le bras de levier phalangien peut acquérir une longueur anormale, par le fait, soit de l'accroissement exagéré de la totalité du sabot, soit de la trop grande longueur de la pince relativement au peu d'élévation des talons, soit, enfin, des modifications que la forme, l'épaisseur et l'étendue du fer, considéré dans son ensemble ou dans quelques-unes de ses parties, peuvent imprimer à l'assiette du pied sur le sol ».

Cette proposition n'est pas exacte. Elle serait vraie si le bras du levier considéré du boulet jusqu'à terre était rigide ; mais il n'en est rien.

Nous avons vu que l'articulation de la première phalange avec la seconde ne possède qu'une mobilité très bornée ; ses ligaments propres et les tendons des muscles

---

quité du paturon oblige donc les muscles A*m*, dont le bras de levier reste invariable, à des contractions plus énergiques pour maintenir en équilibre l'articulation du boulet qui reçoit le poids du corps dont le bras a augmenté.

« Si nous considérons l'action due à la réaction du sol agissant sur un levier du premier genre :

Alors les leviers AoB, AoD (*fig.* 27) sont du premier genre ; la puissance s'applique toujours en A, le point d'appui en O, tandis que la résistance devient la réaction DE, BF, du sol contre le poids du corps qui le percute en B et en D. En menant les perpendiculaires BF et DE, on trouve, comme dans les figures précédentes, que plus le paturon s'incline plus les bras OE, OF augmentent aux dépens du bras A*o* des muscles A*m*. Ce qui revient à dire que l'obliquité du rayon phalangien rend plus pénibles, plus fatigantes pour les tendons, les réactions du sol contre la quantité de mouvements dont le corps est animé pendant les allures rapides. »

extenseurs et fléchisseurs lui constituent un appareil contentif des plus puissants. Elle modifie très peu l'action du bras de levier.

Il n'en est pas de même de l'articulation de la deuxième phalange avec l'os du pied. Ici, nous avons des mouvements très étendus qui nous autorisent à considérer la surface articulaire de la troisième phalange comme étant le point d'appui du levier phalangien.

L'os du pied, qui a la forme du sabot, est si étroitement lié à la face interne de la boîte cornée qu'il ne peut opérer aucun mouvement de bascule, pas plus dans le sens latéral que dans le sens antéro-postérieur, sans entraîner le sabot dans son mouvement.

On voit, au contraire, le paturon jouir de mouvements très étendus autour de la surface glénoïdale de l'os du pied sans rompre l'appui du sabot sur le sol.

En jalonnant avec quatre pains à cacheter la ligne médiane de l'os du canon et du rayon phalangien, de façon à former deux lignes fictives AB et BCD (*fig.* 28), représentant la direction de la résultante des forces qui agissent sur le boulet, d'une part, et, de l'autre, sur le pied par l'intermédiaire des rayons osseux, on obtient l'angle ABD, lequel est soigneusement mesuré.

En augmentant la hauteur de la pince par rapport aux talons, on devrait, selon H. Bouley et les idées généralement admises, obtenir la fermeture de l'angle du boulet. La chose ne se passe pas ainsi.

En mettant un corps solide sous la pince du pied du cheval, comme le montre la figure 29, de façon à obtenir l'effet de la pince prolongée, on voit la ligne *bd* se briser en *c* en formant l'angle *bcd* à sinus antérieur. *L'angle du boulet, au lieu de se fermer, s'est ouvert légèrement.*

Si, au contraire, le corps solide est placé sous les talons (*fig.* 30), on voit la ligne *b'c'd'* se briser en *c'* en formant un angle à sinus postérieur. *L'angle du boulet s'est légèrement fermé.*

Dans ces expériences on arrive à des conclusions diamétralement opposées aux prévisions de H. Bouley dans sa théorie du levier phalangien. Il est facile de se rendre

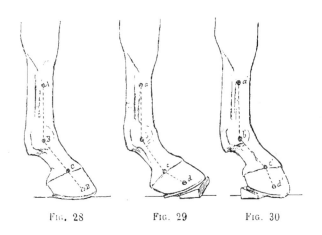

FIG. 28      FIG. 29      FIG. 30

compte de ce qui se passe en considérant une coupe longitudinale dans le sens antéro-postérieur de l'extrémité inférieure du membre. On voit, en effet, en faisant jouer l'articulation du boulet, le sabot reposant sur le sol, que les deux premières phalanges conservent leur direction à peu près rectiligne pendant qu'elles se meuvent autour de l'articulation de l'os du pied. Il est donc impossible de considérer la troisième phalange, non plus que le sabot, comme faisant partie du levier phalangien.

Le pied, dans l'appui, fait l'office d'une masse présentant une sorte de crapaudine pour recevoir l'extrémité
inférieure du paturon. La hauteur du sabot ne peut donc
avoir aucune influence sur la longueur du levier phalangien tant que la résultante des forces qui agissent
sur sa face plantaire ne passe pas en dehors de sa
base.

Mais, comme on l'a vu, le pied peut agir sur l'inclinaison du paturon : le plus ou moins de hauteur de la pince
et des talons le rend plus ou moins oblique. Quand on
veut se rendre compte de cette influence, on constate
deux faits :

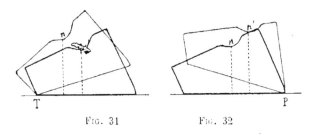

Fig. 31                    Fig. 32

1° Quand la pince se soulève, par suite de son excès de
longueur, figuré par le corps solide interposé, le pied
bascule autour des talons qui restent fixes en T (*fig*. 31).
Dans ce mouvement de rotation, le point d'appui du paturon situé d'abord en *n*, se porte en arrière en *n'*. Ce mouvement sollicite le redressement du paturon. Le contraire
se passe quand on soulève les talons : le point d'appui du
paturon se porte en avant, ce qui augmente son inclinaison (*fig*. 32).

2° Le mouvement de bascule produit par le soulèvement
de la pince entraîne en avant l'extrémité inférieure du
tendon du fléchisseur profond ; sous cet effort de traction,
la corde, infléchie sur la poulie de renvoi formée par les
grands sésamoïdes, tend à se redresser et agit sur cette
poulie en poussant le boulet en avant. Le mouvement
contraire se produit lorsqu'on soulève les talons : l'attache
du fléchisseur profond est reportée en arrière, ce qui
diminue sa tension, d'où une inflexion sur la pesée du
boulet.

En considérant l'influence de la hauteur anormale, soit
de la pince, soit des talons sur la répartition du poids
transmis par le canon entre les tendons et les rayons
phalangiens, on pourrait croire, au premier abord, que
l'abaissement relatif des talons, par exemple, doit soulager
les tendons, puisque le paturon se redresse et que l'angle
du boulet s'ouvre légèrement ; et, réciproquement, que
l'exhaussement des talons doit surcharger les tendons.

Cette conclusion serait absolument contraire à toutes
les idées admises jusqu'à ce jour, lesquelles sont, en partie
au moins, sanctionnées par la pratique.

A l'état normal, quand le paturon des membres de
devant forme un angle d'environ 150 degrés avec la direction du canon, les tendons ne participent que pour une très
faible part au support des pressions transmises par l'os
du canon aux grands sésamoïdes ; c'est surtout le ligament
suspenseur du boulet qui est destiné à lutter incessam-
ment contre l'antagonisme de la pesanteur, « à la manière
d'une soupente élastique qui s'allonge sous l'effort qu'elle
subit et revient quand il cesse à ses dimensions primitives » (H. Bouley).

Les tendons fléchisseurs ne font l'office que de cordes peu extensibles destinées à limiter l'allongement de cette soupente élastique et à opposer un obstacle, infranchissable à la force qui tend à fermer l'angle articulaire. Pour jouer ce rôle passif d'organes de suspension, les tendons fléchisseurs reçoivent les fortes brides qui les mettent dans une complète indépendance d'action vis-à-vis la partie charnue à laquelle ils font continuité.

Tel est le rôle qu'ont à jouer les tendons fléchisseurs par rapport à l'angle du boulet, rôle qui ne devient réellement actif que lorsque, dans les allures, par exemple, le paturon s'infléchit fortement de façon à mettre en jeu l'élasticité du suspenseur du boulet.

Mais, comme on l'a déjà vu, dans le mouvement de rotation par soulèvement de la pince, le tendon fléchisseur profond éprouve une traction se traduisant par la poussée en avant du boulet et l'ouverture de l'angle métacarpo-phalangien. Cette traction devient permanente dans les pieds à pince trop longue ou à talons trop bas. Ce tendon agit alors plus activement que ne le comporte son rôle normal et participe seul à l'action qui lui était dévolue en commun avec le fléchisseur superficiel, lequel s'est plutôt relâché que tendu.

Quoique cette irrégularité d'aplomb du pied amène un léger redressement du rayon phalangien, on conçoit sans peine que le tendon du perforant, supportant en permanence et principalement pendant l'inflexion du paturon dans les allures, un effort plus considérable que celui qui lui était destiné, ne suffise pas à une pareille tâche et présente fréquemment, dans ces conditions, des traces d'usure.

Aussi, l'ancien aphorisme, *abaisser les talons c'est fati-guer les tendons*, est toujours vrai, à la condition cependant de mettre « tendons » au singulier, vu qu'en réalité il n'y a que le tendon perforant qui fatigue.

Dans le cas d'exhaussement des talons, le mouvement de rotation de l'os du pied se fait en sens inverse : sa face inférieure, sur laquelle s'attache le fléchisseur, se porte en arrière. Le tendon par ce fait subit une détente, et le paturon, moins maintenu, s'incline légèrement. Le perforé, au contraire, subit une traction, son attache étant portée en avant par l'inclinaison du paturon. Ce tendon, plus tendu, supplée le fléchisseur profond, dans le support du boulet, de toute la part soustraite à celui-ci par le mouvement de l'os du pied.

Ici, l'aphorisme, *les talons hauts soulagent les tendons*, est vrai pour l'un deux, mais il ne l'est plus pour l'autre : *les talons hauts soulagent le perforant aux dépens du perforé.*

De ces considérations il résulte que le mieux, dans l'action de parer le pied, est de se conformer aux lois de la nature dont les résultats sont toujours en rapport avec les moyens. Il serait, en effet, aussi mauvais, chez le cheval fait, de vouloir absolument exhausser des talons naturellement bas que d'abaisser des talons naturellement hauts ; car, dans chacun des cas, les tendons dans leur longueur, comme les surfaces articulaires dans leurs rapports, sont en harmonie avec l'aplomb du pied.

Cependant, l'excès d'élévation de la pince est toujours plus nuisible que l'excès contraire ; cela tient à l'importance relativement plus grande du fléchisseur profond.

Le fléchisseur superficiel n'agit que sur le paturon et n'est pour ainsi dire qu'un congénère accessoire du fléchisseur profond. Par sa division terminale et son moindre calibre il se prête davantage à une extension modérée sans être lésé dans sa structure.

C'est pour cela que l'on peut, dans certains cas, et sans inconvénient pour l'intégrité des tendons, relever légèrement les talons naturellement bas *au grand avantage des allures*, comme on le verra d'autre part.

Les conditions d'aplomb du pied de cheval en station peuvent se résumer ainsi :

1° Vu de face. — Horizontalité de la face inférieure du sabot ; les membres étant verticaux, cette face est perpendiculaire à leur axe.

2° Vu par coté. — Direction de cette face difficile à déterminer, mais en harmonie avec la conformation naturelle du pied ; la pratique enseigne que, dans les pieds bien conformés, la hauteur des talons doit être au moins égale à la moitié de la hauteur de la pince.

## CONDITIONS MÉCANIQUES DU PIED DANS LES MOUVEMENTS

**Centre de pression du pied.** — Dans les allures du cheval, les diverses directions du paturon pendant les phases d'appui sont surtout intéressantes en raison des conséquences mécaniques et de l'influence qu'elles peuvent avoir sur la face plantaire du sabot. Marey, qui a fait une étude très complète de la locomotion du cheval, nous fournit, grâce à ses procédés chrono-photographiques,

des données très exactes qui doivent être appliquées en
maréchalerie [1].

On connaît l'influence de l'inclinaison du paturon sur
la répartition du poids du corps entre les phalanges et les
tendons du membre ; mais on n'a pas étudié par quel
point de la face plantaire du sabot passait la résultante
des pressions.

Les membres, vus de face, étant verticaux, et la face
plantaire horizontale, ce point se trouve évidemment sur
la ligne médiane du pied ; mais comme. par côté, la ligne
des membres est brisée au boulet, rien n'indique à quel
point de la ligne médiane correspondra le centre de pression.

De plus, l'inclinaison du paturon variant beaucoup
selon les allures du cheval en mouvement, il est probable
que ce point doit varier, lui-même, de position selon le
cas.

Il est important en maréchalerie de connaître le point
d'application des pressions sur la face du sabot à protéger contre l'usure et surtout les limites extrêmes de ces
variations antéro-postérieures.

Examinons d'abord la trajectoire du paturon aux diverses phases de l'appui dans l'allure du *pas*.

Quand le pied est arrivé au terme de sa course, le
membre est encore très oblique ; le canon et le paturon
ont la direction *def* (*fig.* 33), correspondant à la dernière
phase de l'oscillation.

Le sabot est immobile pendant les 7/10 de l'appui ;

---

[1] Marey, *Analyse cinématique de la locomotion du cheval.* —
Comptes rendus de l'Académie des sciences (27 septembre 1886).

puis il bascule sur sa pince jusqu'au moment du lever. Mais, pendant que le pied reste immobile, servant de support à l'animal, les rayons supérieurs du membre continuent leur mouvement en avant en décrivant une oscillation autour de l'articulation du pied.

Voici comment se comportent les rayons métacarpophalangiens et l'articulation du boulet pendant la période d'immobilité du pied dans l'appui.

« Le boulet rétrograde pendant le premier temps (1/10 de l'appui), reste immobile durant le deuxième temps (3/10 de l'appui), et décrit un arc de cercle autour du sabot pendant le troisième temps (3/10 de l'appui) » (Marey).

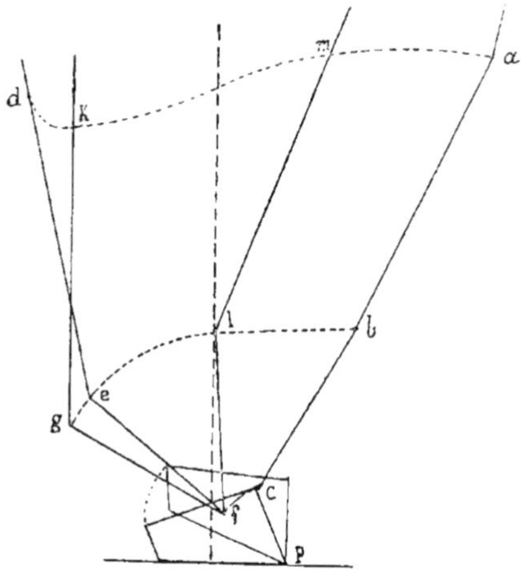

On voit que le pied arrive sur le

FIG. 33

Diagramme des différentes phases de l'appui des rayons métacarpo-phalangiens. — Allure du pas.

sol, le paturon étant assez fortement incliné par rapport au sabot, quoique tendu par rapport au canon.

Cette inflexion du paturon sur le sabot augmente au fur et à mesure que le canon, d'abord oblique, se rapproche de la verticale, et c'est à ce moment qu'elle atteint son maximum (g f, fig, 33).

Il se produit alors une série de phénomènes assez complexes, dont la conséquence est la compression du coussinet plantaire et le report en arrière de la résultante des
pressions sur la face plantaire.

C'est à cette compression du coussinet que sont dus
les effets de dilatation qui peuvent se produire dans
certaines régions du sabot. Ces phénomènes sont d'autant
plus marqués que l'inflexion du paturon est plus prononcée.

Pendant la troisième phase de l'appui (3/10 de la durée
totale), le boulet, entraîné par l'oscillation du rayon supérieur, décrit un arc de cercle *gl* autour du sabot ; la pression sur le petit sésamoïde et le coussinet plantaire cesse
et la résultante des pressions sur la face inférieure du pied
se porte en avant.

A partir de ce moment, le sabot bascule autour de sa
pince, ce qui constitue la quatrième phase de l'appui.

Dans la période d'appui de l'allure du *trot*, le rayon
phalangien passe à peu près par les mêmes phases que
dans l'allure du pas. Mais les phénomènes sont plus
intenses. La rétrogradation du boulet est plus forte et
d'une durée relativement plus longue que dans le pas :
elle atteint 1/6 de la durée totale de l'appui. La durée des
autres phases est de 1/6 pour la deuxième, 3/6 pour la
troisième et de 1/6 pour la quatrième.

Dans le trot, l'appui est de 1/3 plus court que le lever
qui comprend une phase de suspension.

Dans l'allure du *galop*, « la chute du corps, moins
brusque, mais plus intense que dans le trot, détermine
une rétrogradation et un abaissement notables du boulet,
surtout dans celle des articulations métacarpo-phalan-

giennes qui correspond au membre sur lequel galope le
cheval » (*Marey*, *fig.* 34).

En effet, dans le galop très allongé, le boulet touche
presque à terre. L'ergot, qui semble destiné à protéger
cette région, est fréquemment usé jusqu'au sang chez
les chevaux de
course après les
temps de galop à
grande vitesse.

De ces faits
il résulte que
l'inclinaison du
paturon varie
beaucoup selon
les phases de
l'appui. Si on
voulait appliquer
les considéra-
tions mécaniques
de l'aplomb du
membre en sta-
tion à chacune
des positions que
prend le paturon

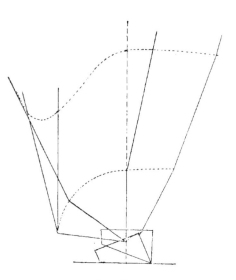

Fig. 34

Diagramme des diverses phases de l'appui des rayons
métacarpo-phalangiens. — Allure du galop.

dans les allures, on arriverait à des conclusions aussi variées que ces phases elles-mêmes.

Il est surtout important, au point de vue de la maréchalerie, de connaître le point d'application de la résultante des pressions sur la face inférieure du pied, ainsi
que les diverses positions que peut occuper cette résultante en raison de la direction variable du paturon.

Là se trouve, en effet, la clé de plusieurs principes de maréchalerie. Quoique très important, ce problème n'avait pas encore été résolu.

*Le cheval étant au repos, le paturon normalement incliné à 30 degrés, par où passe cette résultante?*

*Quelles sont les positions extrêmes qu'elle peut occuper dans les conditions normales et aux diverses allures?*

L'expérimentation seule pouvait donner une réponse satisfaisante à ces questions, car l'organisation du pied est trop complexe et sa physiologie trop imparfaitement connue pour espérer pouvoir résoudre le problème par de simples considérations mécaniques [1].

---

[1] Voici le procédé expérimental qui a été suivi pour déterminer le centre de pression sur la face inférieure du pied dans les divers degrés d'inclinaison du paturon.

Le fer a été légèrement modifié dans sa forme, de façon à présenter les bords latéraux parallèles entre eux, pour qu'un couteau, muni d'une

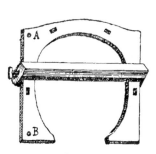

vis de pression (*fig.* 35), puisse se déplacer, comme un curseur, de la pince aux talons.

Ce fer a quatre étampures et présente, en outre, deux trous taraudés, A et B, situés, l'un vis-à-vis la pince, l'autre vis-à-vis les talons, dans

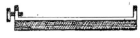

FIG. 35                    FIG. 36

des régions du fer appelées à déborder largement le pied. Ces trous sont destinés à recevoir des chevilles filetées pouvant déborder le plan du fer jusqu'à niveau du couteau et même au delà.

Le couteau, lui-même, a la forme représentée par la figure 36. La face supérieure est parfaitement plane, de façon à porter bien à plat sur le

Les résultats des diverses expériences que nous avons faites sur ce sujet permettent de déduire les principes suivants :

1° Sur le cheval en station, reposant par ses quatre membres, le centre de pression se trouve en avant du centre de figure, à peu près à égale distance de ce centre et de l'extrémité de la pointe de la fourchette ;

fer, et sa partie inférieure forme un angle dièdre dont l'arête doit porter sur le sol. Ses extrémités sont relevées à angle droit, de manière à former deux oreillettes destinées à embrasser les bords du fer. L'oreillette externe est percée d'un trou taraudé pour la vis de pression qui doit fixer l'appareil à l'endroit voulu.

Le tout étant parfaitement ajusté, le fer est placé sous le pied d'un cheval docile. La tête des clous est bien enfoncée et nivelée à la lime pour que le curseur ne puisse être gêné dans ses mouvements.

L'animal étant alors amené sur un terrain dallé et parfaitement plan, le couteau est placé sous le pied et on visse les chevilles à vis dans les trous des extrémités du fer, sans les faire déborder sur la face inférieure.

Si le couteau est en arrière du centre de pression, le pied bascule en avant. On visse alors la cheville antérieure jusqu'à ce que son extrémité arrive à niveau du tranchant du couteau. Le pied se trouve ainsi dans une position horizontale et en équilibre (*fig.* 37). Le couteau est porté en avant, par petits déplacements, jusqu'à ce que l'équilibre soit rompu et que le pied bascule en arrière. Le point extrême

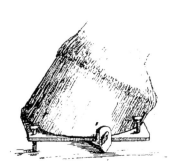

Fig. 37

du couteau, à partir duquel l'équilibre se rompt, représente bien la ligne transversale par laquelle passe le centre de pression.

On vérifie ce point en recommençant l'opération, mais dans le sens opposé, soit d'avant en arrière. La vis antérieure est alors relevée et la postérieure abaissée à niveau du couteau.

Ces expériences ont été faites sur des chevaux *long jointés, court*

2° Le centre de pression se porte d'autant plus en arrière que le paturon est plus incliné ;

3° Surcharger le membre soit en levant le pied opposé, soit en chargeant le cheval, c'est faire incliner le paturon et reporter en arrière le centre de pression ;

4° Le point extrême que peut atteindre le centre de pression en se portant en avant ne dépasse pas la pointe de la fourchette ; et le point extrême qu'il peut atteindre en arrière ne paraît pas dépasser le tiers postérieur de la longueur totale du pied.

En somme, les déplacements du centre de pression du pied du cheval, dans le sens de la longueur, se trouvent beaucoup plus bornés qu'on était généralement porté à le croire. On pourrait donc, contrairement aux principes admis jusqu'à ce jour, tronquer les branches de fer du tiers de sa longueur, sans qu'il y ait inconvénient pour les aplombs du cheval en station et même dans les petites allures.

---

*jointés*, à aplombs divers, et renouvelées dans les conditions les plus variées.

Ainsi, dans chacun des cas, les mesures nécessaires ont été relevées dans les conditions suivantes : l'animal portant sur ses quatre pieds ; le pied opposé levé ; avec et sans cavalier ; avec deux cavaliers ; en portant le plus possible le corps en avant de manière à mettre le cheval *sous lui* du devant et le membre antérieur dans une position inclinée, analogue à celle qui précède le mouvement de bascule du pied dans les allures à la troisième phase de l'appui ; en portant le corps en arrière, de manière à le faire *se camper*, jusqu'à ce que le membre ait à peu près la position qu'il prend lorsqu'il arrive à l'appui dans les allures ; enfin, en faisant varier la position de la tête.

## USURE NATURELLE DU SABOT

L'usure du sabot est la conséquence des mouvements du cheval.

Comme on le pressent, en vertu de la loi d'adaptation, la dureté et la pousse de la corne ont dû être en raison de l'usure du sabot dans le milieu où cet animal a été appelé à vivre.

La certitude de cette loi est dans la raison qu'elle était la condition absolue de l'existence de l'espèce.

La domestication du cheval, en modifiant profondément sa manière d'être, l'a, jusqu'à certain point, affranchi de ces conséquences naturelles; mais l'étude de l'usure du sabot par son frottement sur le sol n'en est pas moins fort instructive au point de vue de la ferrure.

C'est l'aplomb du membre qui régit cette usure, car elle est le produit de leur oscillation dans les allures. De ce fait, il a déjà été déduit un principe qui n'en est, pour ainsi dire, que la réciproque : *l'aplomb du pied commande l'aplomb du membre.*

En d'autres termes, la courbure de la face inférieure du pied est aux mouvements du membre ce que la courbure d'un excentrique est aux mouvements de la bielle d'une machine : modifier la forme de l'excentrique, c'est changer la nature et l'étendue des mouvements de cette bielle ; donner à la face plantaire du pied une forme autre que celle qui est tracée par l'usure naturelle, c'est mettre les rayons du membre dans des conditions anormales de stabilité et de mouvement.

Quand on observe le mode d'usure des pieds non ferrés, on remarque qu'il varie selon les allures auxquelles on a soumis le cheval.

Le pied du cheval exercé aux grandes allures, au galop et au trot très allongés, use surtout dans les régions postérieures ; celui du cheval qui n'est exercé qu'au pas, au galop de manège ou au petit trot, use davantage du côté de la pince.

Dans le galop et le trot allongés, on remarque, en effet, que l'appui se fait à plat par toute la face plantaire et, quelquefois même, en commençant par les talons. Dans les allures raccourcies, au contraire, la pince frotte d'abord en attendant que les autres régions arrivent à l'appui.

Entre la phase du *poser* et celle de l'*appui*, se trouve une période intermédiaire à ces deux états, que l'on pourrait appeler phase de frottement. C'est surtout de la longueur de cette phase que dépend le plus ou moins d'usure du sabot. Dans les petites allures, elle est réduite à son minimum.

A cette cause de destruction de la corne il faut encore ajouter la pression même du pied sur le sol et son mouvement de rotation autour de la pince.

Comme on l'a vu, après le troisième temps de l'*appui*, le sabot bascule autour de sa pince.

Ce mouvement s'opère par le levier AOB (*fig.* 38). En A est la puissance, représentée par le fléchisseur profond ; en O (point par lequel passe la résultante des pressions qui incombent à ce membre) la résistance, et en B (la pince) le point d'appui.

Mais, dans la mécanique animale, rien n'est simple ; un

mouvement se combine presque toujours avec un ou plusieurs autres.

C'est ainsi que, dans ce mouvement de rotation autour
de la pince, il n'y a pas seulement à considérer le levier
formé par l'appareil AOB, mais aussi l'appareil A'O'B,
comprenant toute la ré-
gion digitée, car le déplacement du boulet contri-
bue aussi à l'action de bascule. Cependant, son rôle
est moins actif que celui
de l'appareil AOB, à cause
de la mobilité du paturon
avec le pied.

Dans tous les cas, cette
disposition fait com -
prendre comment, dans
l'état de nature, s'opère
l'usure de la pince, et son
heureuse conséquence ;
car le bras de la résis-
tance OB diminue d'au-

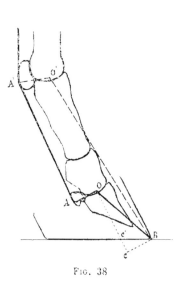

Fig. 38

tant plus que le point B se rapproche du point c' où sa
longueur devient nulle.

De ces divers effets résulte une surface d'usure à peu
près plane des talons aux mamelles, et qui va en s'arrondissant des mamelles vers la pince. Si on examine
l'usure d'un pied bien conformé, chez un cheval soumis à
des allures moyennes, comme celles que l'on exige des
chevaux de l'armée, par exemple, on remarque qu'elle se
manifeste de la manière suivante: la paroi s'use par tout son

bord inférieur, mais davantage en pince et souvent
en mamelle externe ; la sole, qui est creuse, ne s'use
que sur son pourtour et à partir de la région moyenne des
quartiers, en allant vers la pince où la surface usée est
plus large et suit l'incurvation du bord de la paroi ; la
région centrale de la sole reste généralement en dehors
des frottements par suite de son exfoliation naturelle ; il
n'en est pas de même des pointes où l'exfoliation est
retardée par suite de leur en-
castrement entre les arcs-
boutants et les quartiers ; la
fourchette, enfin, porte en
plein par le corps et les
branches (*fig*. 39).

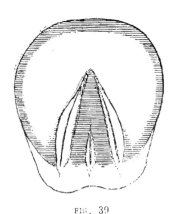

FIG. 39

FACE PLANTAIRE DU PIED NON FERRÉ.
La partie ombrée représente la surface
d'usure naturelle.

Les chevaux de trait usent
davantage la pince, généralement vers la mamelle externe.

La direction de la surface
d'usure est horizontale ; elle
se trouve, par conséquent,
perpendiculaire à l'axe du
membre bien d'aplomb. Dans
les pieds bien conformés les
talons restent hauts, tandis que la pince se tronque plus
ou moins fortement. Dans la traction, le cheval prend
toujours son point d'appui des pieds de devant en
*cagneux ;* cela fait que les chevaux de trait usent
normalement davantage la mamelle externe que la
mamelle interne.

## DU PIED DE DERRIÈRE

Les considérations précédentes concernent surtout le pied de devant du cheval, qui est le plus important au point de vue de la maréchalerie. Ce pied, en effet, est plus délicat, plus difficile à bien ferrer, et les fautes de l'ouvrier s'y manifestent par des conséquences plus graves qu'au pied de derrière.

La forme des pieds de devant et celle des pieds de derrière n'est pas exactement la même : elle paraît être en rapport avec leur rôle respectif. Le pied de derrière, allongé dans le sens antéro-postérieur, a la paroi forte et peu inclinée ; il paraît surtout construit en vue de fournir le point d'appui sur lequel la masse du corps prendra son impulsion. Le pied de devant, plus arrondi et plus évasé, offre davantage l'aspect d'une base destinée à recevoir le poids du corps et à concourir à l'amortissement du choc résultant de cette impulsion.

Cependant, les phénomènes d'élasticité se manifestent dans le pied de derrière, mais d'une manière plus obscure que dans le pied de devant.

Les conditions mécaniques sont les mêmes. Les bras de levier qui, dans les allures, commandent le mouvement de rotation du pied autour de sa pince, ont cependant une importance plus grande que dans les membres antérieurs.

Les fléchisseurs des phalanges, dans les pieds de devant, n'ont à surmonter que le poids du membre et une plus ou moins grande partie du poids du corps ; dans les pieds

de derrière ils doivent, en outre, donner l'impulsion qui
pousse le corps en avant, comme dans le pas, ou qui
projette toute la masse, comme dans le trot, le galop, et
surtout dans le saut.

En conséquence, c'est dans le pied postérieur que se
fait principalement sentir l'utilité de la diminution du
bras de la résistance dans les leviers AOB et A'O'B (*fig.* 38);
et, comme cette diminution s'obtient surtout en tronquant
la pince, c'est ici que l'on bénéficie le plus de cette
pratique.

Les pieds de derrière ont les talons naturellement hauts,
ils peuvent dépasser sensiblement la moitié de la hauteur
de la pince sans inconvénient ; au contraire, les mouvements des membres sont plus rapides et la puissance
d'impulsion est plus forte. Les talons bas sont donc un
défaut plus grave dans les pieds de derrière que dans les
pieds de devant.

Le raisonnement s'appliquant à la manière de parer le
pied viendra encore corroborer cette assertion.

# ATELIER DE MARÉCHALERIE

## FORGE

Un atelier de maréchalerie se compose essentiellement de deux bâtiments : la *forge* et le *hangar à ferrer*.

La *forge*, où sont préparés les fers, ne s'impose pas sous une forme déterminée. Tout ce que l'on doit rechercher, c'est qu'elle soit bien éclairée, bien aérée, sans courant d'air et d'une capacité en rapport avec le nombre de foyers à y établir. Le plafond doit être élevé et, autant que possible, formé par la couverture même du bâtiment. On peut dans ce cas y pratiquer des ouvertures qu'on munit de châssis mobiles pour le passage de l'air chaud et l'évacuation de la fumée qui parfois s'échappe de la *hotte*.

Le sol doit être pavé ou, mieux, bétonné au ciment et cailloux roulés. Une couche d'environ 15 centimètres d'épaisseur de béton de ciment à prise lente, réduite à 12 centimètres après damage et recouverte de 3 centimètres d'enduit brut, constitue une aire dont la durée est presque indéfinie. Ce sol revient à environ 6 francs le mètre carré. On doit réserver l'emplacement des billots

de façon à ce qu'ils portent directement sur la terre pour
que les chocs qu'ils répercutent n'ébranlent pas la couche
de béton.

## HANGAR A FERRER

Le *hangar à ferrer* est l'endroit où sont menés les
animaux pour l'application de la ferrure. Il doit commu-
niquer directement avec la forge par une ou plusieurs
portes, en raison du nombre des foyers et de la longueur
de l'atelier.

Le hangar à ferrer n'est jamais trop vaste. Son étendue
doit au moins toujours être assez grande pour qu'on
puisse y attacher deux chevaux par foyer. Il faut qu'il y
ait autour des chevaux un espace suffisant pour que les
ouvriers puissent circuler sans gêne et sans se trouver
trop directement exposés à leurs ruades.

En conséquence, sa largeur doit être d'au moins
6 mètres : 3 mètres pour la longueur du cheval attaché
par sa longe ou ses rênes de bridon, et 3 mètres derrière
lui pour le lever des pieds et le passage des aides. Dans
le sens de la longueur, son étendue doit être calculée à
raison de 4 mètres par cheval.

Dans ces conditions, tous les chevaux peuvent être
ferrés à la fois, sans que les ouvriers se gênent entre eux.

Autant que possible, le hangar doit être clos de toute
part de façon à ce que les ouvriers et les chevaux soient
à l'abri du froid, du vent et de la pluie en hiver, du soleil
et des mouches en été. Il doit être parfaitement éclairé
et aéré.

Le hangar type est celui dont une des extrémités est totalement vitrée au-dessus de 2 mètres du sol de façon à constituer une large baie. La toiture elle-même est vitrée et agencée dans le genre de celles des gares de chemin de fer. Les vitres sont protégées par un treillis serré en fil de fer et munies de rideaux se manœuvrant à l'aide de poulies pour abriter du soleil.

Les murs, à l'intérieur, sont cimentés sur une hauteur de 2 mètres et sont munis d'anneaux mobiles, distants les uns des autres de 1 mètre à 1$^m$,50 et, alternativement, à 1$^m$,20 et 1$^m$,40 de terre, s'adaptant ainsi à toutes les tailles.

Le sol doit être uni, ni trop dur, ni trop lisse, pour que les chevaux ne puissent dégrader la corne de leurs pieds déferrés ni courir les risques de glissades. Il ne doit pas être, non plus, ni tendre ni trop friable, pour pouvoir résister à l'action des chevaux qui grattent souvent du pied.

Le pavage alsacien est dur et glissant quoique raboteux et inégal. Le bitume se ramollit par les fortes chaleurs et serait susceptible de fondre sous le fer chaud que l'ouvrier maréchal est souvent obligé de déposer à terre. Le béton de ciment et la terre battue, constituée par un mélange d'argile et de chaux, sont préférables. Mais le béton donne un sol très dur et qui peut devenir glissant, et la terre battue est un peu trop facilement attaquable par le pied des chevaux. La brique sur champ remplit assez bien toutes les conditions demandées, mais ce pavage d'un prix élevé s'use trop rapidement. Le mieux est le pavage en bois debout jointé au bitume, tel qu'il est appliqué sur certains points de Paris. Ce sol de hangar est peu glissant, suffisamment élastique et inusable.

## AMÉNAGEMENT DE LA FORGE

La forge comprend : l'*âtre avec ses accessoires*, la *soufflerie*, l'*enclume*, l'*établi avec son étau* et le *casier à fers*. On y ajoute souvent, quoique moins indispensables, une *bigorne* à ajuster, un *billot* à contre-percer et une *cisaille* à couper le fer.

**Atre.** — L'âtre est un bâti en maçonnerie ou en fonte, se terminant supérieurement par une surface horizontale qui supporte le *foyer*. L'âtre en maçonnerie est voûté, de façon à ménager en dessous une fosse pour le combustible. Il présente, par côté, une auge pour l'eau qui sert à mouiller le charbon.

Beaucoup de maréchaux, principalement dans les villes, ont adopté l'âtre ou, comme on l'appelle ordinairement, la *forge métallique*, qui a l'avantage d'être moins encombrante et moins sujette à réparation (*fig.* 40). « Cette forge métallique se pose simplement sur un sol droit, sans aucun scellement, elle se compose d'un foyer placé sur quatre panneaux assemblés par des boulons, d'une auge mobile en tôle galvanisée ; à l'intérieur se trouve une cloison de séparation pour les charbons et les scories » (Lavalard, — *Le cheval*).

Les dimensions de l'âtre de forge représenté ci-contre sont : longueur et largeur 120 centimètres ; hauteur 80 centimètres. Le poids est de 310 kilogrammes.

En dehors du prix de revient qui est, dans les dimensions ci-dessus, de 190 francs, on reproche à ces bâtis de s'échauffer peut-être trop facilement. Ils n'en constituent pas moins un réel progrès.

Au-dessus des foyers est la cheminée qui présente à son origine une sorte de pavillon ou *hotte* destiné à recueillir la fumée. La hotte est en briques ou en tôle (*fig.* 40, E).

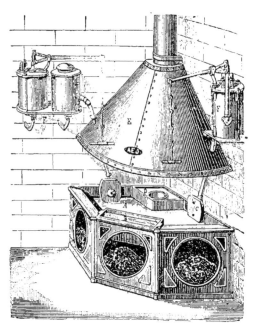

Fig. 40
FORGE D'ANGLE A DEUX FEUX.

A. Emplacement des foyers. — B. Auge mobile. — CC. Tuyères latérales avec leur plaque. — D. Conduit de distribution pour le mâchefer. — E. Hotte. — FF. Souffleries à double vent, à piston.

**Soufflerie.** — La soufflerie, qui a pour but la production d'un courant d'air suffisant pour activer la combustion de la houille, est encore généralement agencée par le moyen d'un soufflet avec flancs en cuir et tables à ventouses.

Le soufflet, tout en étant d'un prix relativement élevé, a l'inconvénient d'être encombrant et de nécessiter de fréquentes réparations. On lui substitue de plus en plus certains autres appareils ayant pour principe soit un ventilateur à ailettes, soit un corps de pompe à piston. Ce dernier système (*fig.* 40, FF) paraît réunir les conditions qui jusqu'à présent se rapprochent le plus de la perfection, c'est-à-dire la simplicité, peu d'effort dans la mise en jeu et la production d'un courant d'air fort et continu.

Le prix d'un appareil de ce genre, pour maréchalerie, est de 80 à 100 francs.

**Tuyère.** — La soufflerie correspond au foyer par un tuyau qui aboutit à un appareil spécial qu'on appelle *tuyère.* Autrefois, la tuyère était tout simplement un massif de fonte, dans lequel était percé le trou qui livrait passage au vent et qui n'avait pour but que de résister plus ou moins longtemps à l'action destructive du feu. Aujourd'hui, la tuyère a surtout pour objet de diriger et de régler le vent dans les conditions les plus favorables au chauffage et à la bonne économie du combustible. De là, les tuyères à *vent central,* à *un ou plusieurs trous,* à *papillon et à registre régulateur,* à *entraînement d'air,* etc., qui constituent autant de progrès dans le perfectionnement. Mais, la modification la plus importante est certainement celle qui remplace l'ancien système de tuyères à vent latéral, représenté dans la figure 40 par les tuyères à

vent central qui font aboutir le jet d'air au centre même
du foyer (*fig*. 41). Ce système de tuyère assure un chauffage plus ra-
pide et plus
régulier.

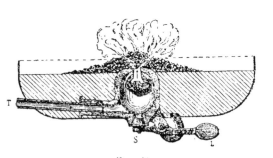

Enclume. —
L'enclume est
une masse de
fer aciéré, ou
d'acier, sur la-
quelle on bat
le fer.

Fig. 41

Tuyère a vent central. — Système A. Grillet

S. Soupape de sureté et de nettoyage. — L. Levier de
la soupape. — T. Tuyau de la soufflerie.
*Prix de la tuyère : 20 francs*

La forme des
enclumes est
assez variable
selon l'usage auquel on les destine. L'enclume des
maréchaux (*fig*. 42) offre une surface supérieure

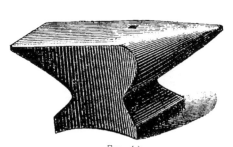

Fig. 42
Enclume de maréchal.

légèrement bom-
bée, appelée
*table*. L'extrémi-
té de la table, à
droite, est géné-
ralement coupée
carrément, en
formant biseau
en dessous : c'est
le *talon*. L'extré-
mité opposée est
conique ; elle constitue ce qu'on appelle la *bigorne*.
La table présente, à l'origine de la bigorne, un trou

carré destiné à recevoir une tranche mobile. Les faces
latérales sont planes ; la face inférieure repose sur le
*billot*, quelquefois par l'intermédiaire de quatre pieds.

L'enclume de maréchal ne doit pas peser moins de
100 kilogrammes. Plus le son qu'elle rend, quand on la
frappe avec le marteau, est clair et étendu, plus l'enclume
est dure et homogène ; le son mat indique une fêlure.

Le *billot* sur lequel repose l'enclume est généralement
en bois de bout. On attribue à son élasticité le son écla-
tant que rendent les enclumes sous le choc du marteau et
qui est si gênant pour le voisinage. Il paraîtrait que des
billots en fonte, tels qu'ils sont en usage, par exemple, à
l'école de ferrure de Berlin, n'auraient pas cet inconvénient.

« Ces billots en fonte de fer ont une durée extraordinaire,
ils sont propres et occupent moins d'espace que les autres
matériaux. Ils sont évidés intérieurement et représentent
une cloche dont les parois ont 30 millimètres d'épaisseur
au haut et 55 millimètres en bas. D'après la description
que nous avons empruntée à M. Lungwik, professeur de
maréchalerie à Dresde. le billot mesure 45 centimètres de
hauteur ; deux ouvertures sont percées à sa partie supérieure, qui mesure 66 centimètres de longueur et 55 à
50 centimètres de largeur. Les parois longitudinales sont
droites et perpendiculaires, afin que les ouvriers puissent
s'approcher de l'enclume ; les deux autres sont arrondies
et s'évasent vers le sol. On peut ajuster des œillets ou
des crochets à l'un ou aux deux petits côtés, pour sus-
pendre les pinces et autres outils.

« Il est convenable de placer ces billots sur des bases
de béton et de les remplir de la même matière ou de chaux
par l'ouverture qu'ils portent.

« L'enclume est placée entre deux talons de 5 centimètres de hauteur et assujettie par deux coins de fer.

« Ce billot pèse 365 kilogrammes et coûte 100 francs »
(Lavalard, *Le cheval*).

La hauteur de la table de l'enclume par rapport au
forgeur n'est pas indifférente : trop élevée, elle fatigue
inutilement l'ouvrier en
l'obligeant à ployer son bras
gauche qui manœuvre les
tenailles ; trop basse, elle
l'oblige à se courber.

L'enclume bien placée
doit avoir la table à la hauteur du poignet de l'ouvrier,
celui-ci se tenant droit et
laissant tomber naturellement ses bras. Dans cette condition, les tenailles prennent
naturellement une position
horizontale (*fig.* 43).

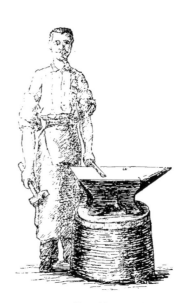

Fig. 43
Hauteur de la table de l'enclume par
rapport à l'ouvrier.

**Établi.** — L'établi est une
sorte de table longue et
étroite, en madriers, fixée
le long de l'un des murs de
la forge. D'environ 60 cen-
timètres de large, l'établi porte un ou plusieurs étaux.
Il doit être situé dans un lieu bien éclairé ; on le
place, généralement, vis-à-vis ou à proximité d'une
baie.

La hauteur de l'établi doit être telle que les étaux qui

lui sont fixés aient leurs mâchoires à la hauteur du coude de l'ouvrier placé devant (*fig.* 44).

**Casier à fers.** — Un casier à fers doit être établi contre un des murs de l'atelier pour loger l'approvisionnement de fers confectionnés à la mécanique ou de fers forgés par catégories.

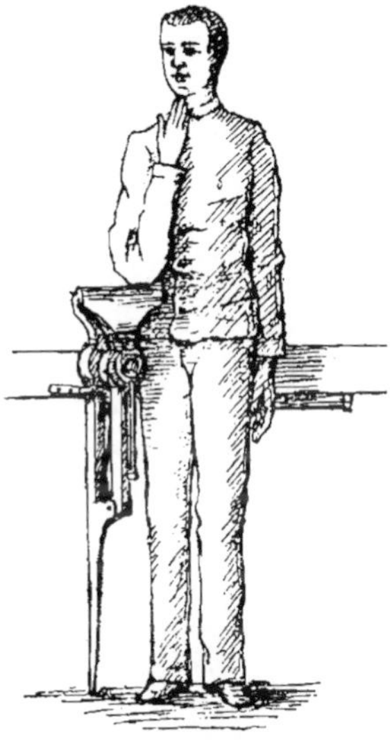

**Autres accessoires.** — En dehors de ce mobilier de forge indispensable, on adjoint souvent à l'atelier une *bigorne*, un *billot* à contrepercer les fers, une *cisaille* à couper le fer, une *fosse à charbon*, le *chevalet* pour râper

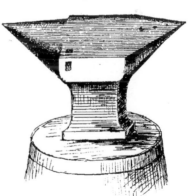

FIG. 44
MANIÈRE DE PRENDRE LA HAUTEUR DE
SON ÉTAU.

les pieds des chevaux, etc.

La *bigorne* est une petite enclume à surface plane, présentant à la

FIG. 45. — BIGORN.

place du talon, une pyramide quadrangulaire qui fait pendant à la bigorne qui termine l'extrémité opposée (*fig.* 45).

Sous le pied de la bigorne se trouve un pivot qui se détache carrément de la masse ; il s'enchâsse dans une mortaise pratiquée pour le recevoir sur la face supérieure du billot.

La bigorne sert à donner l'ajusture aux fers. À cet effet, l'arête antérieure de la table doit être arrondie pour faciliter à l'ouvrier la pratique de l'incurvation de la pince

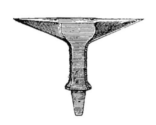

Fig. 46. — Affiloir.

dans les fers minces en acier.

Le *billot* à contre-percer est tout simplement une masse de bois placé par bout, sur laquelle le maréchal ouvre avec un poinçon les étampures des fers. Sur ce billot se trouve

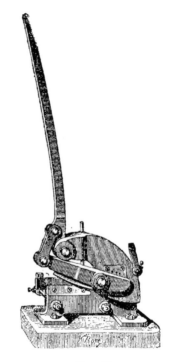

Fig. 47

CISAILLE GUILLOTINE.

Levier à double articulation.

généralement fichée une sorte de petite enclume destinée à donner l'*affilure* aux clous : c'est l'*affiloir* (*fig.* 46).

La *fosse à charbon*, généralement pratiquée dans le sol

et s'ouvrant par une trappe, sert, comme l'indique son nom, à renfermer l'approvisionnement de charbon.

La plupart des ateliers de forge possèdent une *cisaille à levier*, dite *guillotine*, pour couper les barres de fer. Cet instrument très pratique est fixé soit à une extrémité de l'établi, soit sur un billot de 1$^m$,10 à 1$^m$,20 de haut, fixé au mur. La cisaille peut être à levier simple ou à levier articulé. La figure 47 représente une guillotine dont le levier est à double articulation. Les bords tranchants sont constitués par des plaques en acier trempé mobiles.

## USTENSILES DE MARÉCHALERIE

1° **Outils de forge.** — Les outils de forge comprennent les ustensiles qui sont sur la forge elle-même, tels que les

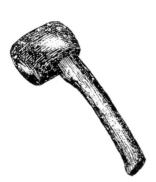

*tisonniers* droit et crochu, l'*écouvette*, la *pelle à feu*, les *tenailles à mettre au feu*, les *tenailles à main*, etc., et les outils proprement dits, disposés autour de l'enclume, qui sont : les *marteaux à frapper devant*, le *marteau à panne à main*, le *ferretier* (*fig.* 48), le *refouloir*, les *tranches* mobile et à manche, l'*étampe* et les *ciseaux à chaud*.

FIG. 48. — FERRETIER

2° **Ustensiles d'établi.** — Ce sont les *limes*, les *petits marteaux*, les *ciseaux à froid*, les *poinçons à contre-percer*, les *marques à froid*, etc.

3° **Instruments de ferrure.** — Les instruments de ferrure sont généralement transportés dans *la boîte à ferrer*, sorte de panier plat, en planche, muni d'une anse métallique.

La *boîte à ferrer* est divisée en trois compartiments : un grand, qui sert à mettre les instruments de ferrure, les vieux fers que l'on vient d'enlever des pieds du cheval ainsi que ceux que l'on va placer, et deux plus petits,

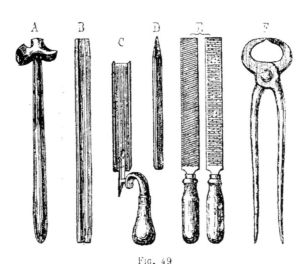

FIG. 49

INSTRUMENTS DE FERRURE

destinés l'un aux clous neufs récemment affilés, et l'autre aux vieux clous résultant des pieds déferrés et qu'on désigne sous le nom de *caboches*.

Les instruments qui servent pour la ferrure sont :

1° Le *brochoir* (*fig.* 49, A), sorte de petit marteau qui

sert à frapper sur le rogne-pied et à implanter les clous dans la corne ;

2° Le *rogne-pied* (B), espèce de grand couteau en forme de lame de sabre qui sert à dériver les clous et à rogner l'excédent de la paroi ;

3° Le *boutoir* (C), instrument servant à parer le pied ;

4° La *râpe* (E), pour dresser le pied et arrondir le bord de la paroi ;

5° Les *tricoises* (F), qui servent à déferrer, à couper et à river les clous ;

6° Le *repoussoir* (D), sorte de poinçon servant à chasser les vieilles *souches* et les lames des clous qui se sont cassées dans la paroi.

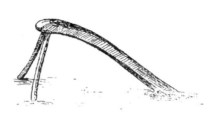

Fig. 50

CHEVALET A FERRER.

A cette série d'instruments qui servent particulièrement au maréchal pour agir sur le pied, on peut ajouter le *chevalet*, espèce de trépied en bois sur lequel on fait reposer le pied du cheval pour râper le bord de la paroi (*fig.* 50).

## MATIÈRES PREMIÈRES

**Houille.** — La houille ou charbon de terre est à peu près le seul combustible employé en maréchalerie. Le charbon de bois ne s'emploie, en effet, que pour le chauffage des marques à chaud ou des cautères.

Il y a deux sortes de houilles: les *houilles grasses* et les *houilles sèches*.

Les houilles sèches, pauvres en bitume et trop riches en sulfures, ne donnent pas de bons résultats en maréchalerie. Les maréchaux se servent d'ailleurs exclusivement de houilles grasses.

Celles-ci, riches en bitume, se gonflent par la chaleur et forment à la surface du foyer une croûte qui empêche la diffusion du calorique.

Elles brûlent en formant une fumée blanchâtre.

On doit choisir de préférence la houille qui a une cassure brillante et qui contient le moins de pyrites, de débris calcaires et argileux. Les plus renommées sont celles de *Rive-de-Giers*, *Saint-Étienne* et *Carmaux*.

**Fer.** — Le fer est dur, ductile et tenace. Sa densité est de 7,788. Il a la propriété de se souder lorsqu'il est porté à une haute température qui lui donne l'aspect dit *rouge blanc;* la *trempe* modifie très peu ses propriétés.

Le fer employé pour la confection des fers à cheval se trouve dans le commerce sous la forme de barres rectangulaires de dimensions variables. On l'appele *fer maréchal,* fer *mi-plat,* sans doute parce que la largeur des barres est double de leur épaisseur.

Le bon fer à maréchal doit être suffisamment dur et tenace ; il doit se laisser ployer à chaud et à froid sans se casser ; les barres doivent être unies, sans pailles ni gerçures ; sur la coupe à froid, il apparaît d'un aspect grisâtre, légèrement brillant, plutôt lamelleux ou filandreux que cristallin. Le mauvais fer, au contraire, a la cassure nette, blanche, à gros grains brillants.

**Aciers.** — L'acier doit être considéré comme une solution non saturée de carbone dans le fer pur.

La résistance et la dureté du métal vont en augmentant avec la proportion du carbone dissous.

Les fontes, au contraire, renferment du carbone en excès qui est seulement mélangé et non dissous.

Les propriétés de l'acier varient non seulement avec la quantité de carbone entrant dans sa composition, mais encore avec la quantité d'autres corps qui peuvent lui être adjoints, tels que le *silicium*, le *phosphore*, le *manganèse*, le *chrome*, etc.

De là, autant de sortes d'aciers dont les qualités bien différentes conviennent à des usages divers.

L'ancien terme générique d'*acier* est devenu insuffisant devant la diversité de ces produits ; aujourd'hui on est obligé de dire *les aciers*.

Parmi tant d'aciers, quel est donc celui qui est le plus propre à l'usage de la maréchalerie?

Telle est la question que se pose aujourd'hui le maréchal qui veut faire progresser son art par la substitution de l'acier au fer dans la ferrure de nos animaux domestiques.

Quoique soulevée depuis plusieurs années, cette question n'est malheureusement pas encore résolue d'une manière tout à fait pratique. Si nous avons le *fer maréchal*, il n'y a pas encore dans le commerce l'*acier maréchal* n° 1 , n° 2 et n° 3 , représentant par ces numéros des propriétés en rapport avec le genre de ferrure qui convient au service de l'animal.

De nombreux essais ont été faits, des résultats sérieux ont été obtenus. Si on n'a pas encore vu cet essor qui résulte des questions suffisamment mûres et généralement connues, c'est que l'adoption de l'acier impose au maréchal un nouveau manuel nécessitant un apprentissage, ni long, ni très difficile, il est vrai, mais qui s'accorde toujours mal avec la routine paresseuse de l'ouvrier.

Le progrès s'impose ; à ce titre, la ferrure en acier sera la ferrure de l'avenir.

En attendant cette réalisation, voici l'état de la question.

L'appareil protecteur du pied de nos moteurs domestiques doit être aussi léger que possible, tenace et très résistant à l'usure. A ces conditions d'ordre physique se joignent les conditions économiques suivantes : être d'un prix de revient minime, de travail facile et d'exécution rapide.

Si, jusqu'ici, le fer était le métal remplissant le mieux ces conditions, il doit aujourd'hui céder le pas à l'acier qui est plus tenace, plus résistant à l'usure, et qui revient moins cher que le fer de bonne qualité.

Le bon fer maréchal vaut environ 30 francs les 100 kilogrammes ; l'acier qui pourrait être employé au même usage ne coûte que 25 francs. Les progrès de la métallurgie ne peuvent avoir pour conséquence que d'augmenter encore cette différence en faveur de l'acier.

Des expériences directes ont été faites à la *Compagnie des Omnibus* de Paris. Voici comment l'administrateur Lavalard s'exprime à ce sujet : « La difficulté est grande pour trouver exactement l'acier qui convient pour fers à cheval. Après de nombreux essais avec tous les aciers employés dans l'industrie pendant ces dernières années, nous avons vu que l'acier qui pourrait être le plus avantageusement utilisé pour la fabrication des fers à cheval, était un métal extra-doux, c'est-à-dire du fer fondu homogène.

« Il ne peut s'y produire de dessoudure. Comme composition, cet acier peut contenir :

| | | |
|---|---|---|
| Carbone. . . . . . . | 0,08 à 0,12 | p. 0/0 |
| Silicium. . . . . . . | 0,03    0,12 | — |
| Phosphore . . . . . | 0,05    0,08 | — |
| Manganèse . . . . . | 0,30    0,50 | — |

« Cet acier ne prend pas la trempe et soude facilement.

« Il est intéressant de faire connaître aussi les analyses des différents échantillons d'aciers pour fers à cheval que nous avons essayés :

| | A | B | C | D |
|---|---|---|---|---|
| Carbone. . . . . . . | 0,43 | 0,41 | 0,30 | 0,19 |
| Silicium. . . . . . . | » | 0,27 | » | » |
| Phosphore . . . . . | 0,065 | » | 0 089 | 0,138 |
| Manganèse . . . . . | » | 1,26 | 0,87 | 0,55 |
| Trempe. . . . . . . | dur | dur | 1/2 dur | pas |
| Soudage . . . . . . | bien | as. bien | bien | très bien |
| | | | un peu sec | |

« C'est l'acier B qui a donné les meilleurs résultats pour la fabrication du fer. La difficulté est d'avoir une grande résistance en évitant la fracture. »

Les expériences instituées pour notre compte ont démontré que l'acier absolument doux, non susceptible de prendre la trempe, tel, par exemple, que l'acier employé pour les chaudières des machines à vapeur de la marine, ne présente pas un avantage bien prononcé sur le fer ordinaire.

Les fers résultant de cette fabrication s'usaient aussi vite que les autres. Cependant, la parfaite homogénéité de leur substance permettait une usure plus complète sans risque de les voir casser.

Il faut s'adresser à des aciers plus durs et, comme il existe toutes les gradations comprises entre le fer le plus doux et le fer saturé de carbone, on doit faire choix de celui qui réunit le maximum de dureté avec la ténacité nécessaire pour que le fer résiste aux chocs les plus violents.

Il est évident que ce degré doit varier selon le genre de service de l'animal. Ainsi le mulet, qui n'est guère employé qu'au pas, et le cheval de charroi qui traîne péniblement sa lourde charge sur les routes ou sur les pavés des villes, pourraient avoir des fers assez durs sans risque de les briser. Mais les chevaux à allures rapides doivent avoir des fers assez doux pour résister à la violente percussion du pied sur les pavés.

Cette question sera reprise au sujet de la ferrure propre à divers services.

# DEUXIÈME PARTIE

# FERRURE NORMALE

---

## A. — FERRURE PHYSIOLOGIQUE

**Ferrure rationnelle.** — Par ferrure rationnelle il faut entendre la ferrure idéale, celle qui est conforme aux lois de la mécanique et à la physiologie du pied, qui assure la régularité des mouvements et qui ne présente que les inconvénients fatalement inhérents à ce mode de protection.

On peut résumer ainsi cet idéal de ferrure : *celle qui résulte de moyens simples et d'application facile, qui ménage l'intégrité des fonctions du pied et qui nuit le moins possible aux fonctions dynamiques du cheval.* Elle doit, en outre, être en rapport avec le mode de service auquel on destine l'animal.

La ferrure physiologique, telle qu'elle va être décrite, est celle qui se rapproche le plus de ces données ; elle met en œuvre les nouvelles ressources de la métallurgie.

Ce n'est pas à proprement parler la ferrure actuelle, car elle est encore peu pratiquée d'une façon complète, mais elle servira de terme de comparaison et indiquera le sens vers lequel doivent tendre les perfectionnements.

## FER A CHEVAL

**Définition.** — Le fer à cheval est une bande métallique incurvée sur champ de manière à prendre la forme du bord inférieur du sabot ; elle est destinée à protéger le pied contre l'usure.

**Divisions du fer.** — Le fer se divise en plusieurs parties correspondant aux diverses régions de la paroi.

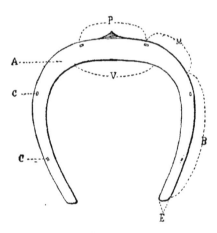

Fig. 51

Divisions du Fer.

P. Pince. — M. Mamelle. — B. Branche. —
E. Éponge. — V. Voûte.

Ainsi, la partie antérieure s'appelle *pince ;* elle correspond à la pince du sabot. Les parties latérales, appelées *mamelles* et *branches,* correspondent également aux mamelles et aux quartiers de la paroi ; et les extrémités des branches appelées *éponges* correspondent aux talons (*fig.* 51).

**Description du fer.** — En dehors de ces divisions, le fer à cheval présente plusieurs autres parties qu'il est nécessaire de définir. On y reconnaît d'abord deux faces : la *face supérieure* (*fig.* 51), qui est en contact avec le sabot et sur laquelle aboutissent les contre-perçures (c, c) ; la *face inférieure* (*fig.* 55), qui frotte sur le sol et qui présente les étampures. Les *bords* ou *rives* correspondent aux contours des faces ; la *rive externe* correspond au contour extérieur, et la *rive interne* au contour intérieur. La *voûte* est la partie de la rive interne située vis-à-vis la pince (V).

L'*épaisseur* du fer est comprise entre les deux faces.

La *couverture* est la largeur même de la bande métallique ; elle s'étend entre la rive interne et la rive externe.

La *tournure* est la forme donnée au fer pour lui faire prendre le contour du pied.

L'*ajusture* est une certaine incurvation sur plat que le maréchal donne au fer avant de le placer. L'ajusture est *bonne* ou *mauvaise*, *régulière* ou *irrégulière*.

Les *étampures* sont des trous quadrangulaires pratiqués à chaud sur la face externe du fer avec une étampe de forme pyramidale (*fig.* 55. B). Les étampures ont pour but de loger le *collet* du clou qui a une forme analogue à l'étampe avec laquelle elles ont été pratiquées. Le fer est dit *étampé a gras*, quand les étampures sont éloignées de la rive externe ; *étampé a maigre* dans le cas contraire.

Les *contre-perçures* sont de petites ouvertures pratiquées au fond des étampures avec un poinçon spécial ayant la forme de la *lame* des clous.

Le *pinçon* est une languette de fer levée en pince et quelquefois en mamelles. Le pinçon donne de la fixité au fer.

Les *crampons* sont des éminences élevées, dans certains cas, en éponges. en repliant l'extrémité des branches.

**Fer de devant.** — Le fer de devant a, comme le pied, une forme assez régulièrement arrondie. Sa branche externe est plus incurvée que la branche interne, de manière à imiter le contour du sabot. Cela fait qu'il y a un fer spécial pour chaque pied : fer droit et fer gauche. Le pinçon des fers de devant se lève au centre même de la pince.

**Fer de derrière.** — Ce fer a, comme le sabot du pied de derrière, une forme légèrement allongée. Si le fer de devant se rapporte au cercle par sa tournure, celui-ci se rapporte davantage à l'ovale. C'est au fer de derrière que l'on lève quelquefois des crampons. Comme pour devant, il y a un fer droit et un fer gauche. Le pinçon n'est pas exactement placé au milieu de la pince, il est généralement levé un peu en dedans.

## CONFECTION DES FERS

**Matière première.** — A propos des *aciers*, on a déjà vu que le fer qui, jusqu'à présent, avait été le métal convenant le mieux pour la ferrure, en raison de ses qualités physiques et de son prix relativement bas, devait à l'avenir céder le pas à l'acier qui lui est supérieur et dont le prix de revient est au moins aussi bas, sinon inférieur à celui du fer de bonne qualité.

Le fer, en effet, s'use assez rapidement par suite de son peu de dureté et de son manque d'homogénéité. Le maréchal, pour que la ferrure ait une durée suffisante, doit donner aux fers une grande épaisseur. Cela les rend lourds et défectueux.

On fabrique des fers en acier beaucoup moins lourds et moins épais que ceux généralement employés, tout en étant aussi résistants à l'usure. Ce fait, comme il sera démontré par la suite, constitue un tel avantage qu'il n'est plus permis de le dédaigner.

De toutes les objections qui ont pu être faites contre l'emploi de l'acier dans la confection des fers, il n'en subsiste plus que deux, toutes les deux inhérentes à la dureté du métal.

On reproche à l'acier d'être trop *brisant* et trop *glissant* sur le pavé des villes.

Il y a des aciers qui sont, en effet, très brisants ; ce défaut est généralement en rapport avec leur dureté, qui est une qualité à rechercher. Mais il en est d'autres qui sont plus ductiles que le fer. De ce degré on trouve tous les intermédiaires jusqu'à l'acier le plus dur.

Il est donc facile de choisir, en raison du service de l'animal, un acier qui, sans se briser, soit aussi résistant que possible à l'usure.

Avec des fers à forme ordinaire, il est certain que l'acier rendrait le cheval trop glissant ; mais il n'en est plus de même avec des fers minces, à branches peu couvertes : la fourchette portant sur le sol fait l'office de tampon d'arrêt. La preuve en est donnée tous les jours par les chevaux des omnibus de Paris et d'autres grandes villes, qui sont ferrés à peu près dans ces conditions.

**Fers à la mécanique.** — Les conditions économiques actuelles tendent de plus en plus à remplacer la grosse main-d'œuvre par le travail des machines. Il est, en effet, peu de branches de l'industrie nécessitant des efforts pénibles de l'homme qui n'aient remplacé l'ouvrier par des machines, plus productives et moins onéreuses. Aussi, plus libre désormais, l'homme peut davantage tourner toute son activité vers les travaux qui réclament le talent, l'intelligence et l'adresse.

Il est évident que l'œuvre du maréchal est surtout un travail d'intelligence ; il y a donc progrès réel à le sous-traire le plus possible aux travaux les plus pénibles de son métier. En cela, d'ailleurs, on met en action le prin-cipe de la division du travail qui tous les jours s'impose davantage dans l'industrie moderne.

A un autre point de vue, il peut y avoir un avantage capital à ce que l'armée ne soit pas absolument tributaire d'une catégorie d'ouvriers qui, dans la dernière guerre, par exemple, se sont trouvés insuffisants, au point de vue de la production, pour faire face à toutes les éventualités.

Malgré la valeur de ces considérations, la fabrication du fer à la mécanique a été, jusqu'à présent, assez res-treinte. Cela tient sans doute à ce que les premiers essais qui ont été faits n'ont pas toujours été heureux. Les spé-culateurs qui ont mis le procédé en œuvre manquaient sou-vent des connaissances spéciales nécessaires ; ils ont fourni des fers défectueux ou difficilement applicables. Souvent aussi, dans le but de réaliser des bénéfices plus considé-rables, on a fabriqué des produits de mauvaise qualité.

Aujourd'hui, la période des tâtonnements est passée. Grâce à un outillage très perfectionné [1], l'industrie

---

[1] Voir, pour l'outillage mécanique, Le Cheval, par Lavalard.

arrive à produire des fers parfaits sous tous les rapports.

La fabrication mécanique s'impose surtout pour les fers minces en acier. Ces fers à la main seraient plus longs et plus difficiles à fabriquer que les fers ordinaires.

Voici dans quelles conditions ils doivent être fournis.

Le fer brut, c'est-à-dire tel qu'il sort de la machine, est d'égale épaisseur partout; seuls les fers de derrière et des animaux de trait sont un peu plus épais dans la région de la pince. Il présente, en avant, une légère éminence pour lever le pinçon sans affaiblir la région de la pince, là où le fer doit présenter le plus de résistance à l'usure. Les étampures peuvent être, à volonté, pratiquées à la mécanique ou réservées comme étant trop suscep- tibles de varier comme position et comme nombre. Dans le cas où elles sont exécutées mé- caniquement, elles doivent avoir la forme rectangulaire et être disposées comme il sera indi- qué plus loin.

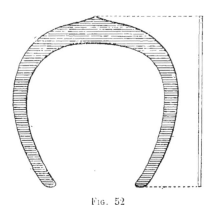

Fig. 52

Fer brut, a la mécanique.

La tournure définitive et l'ajusture, variant selon les pieds, seront absolument réservées aux soins de l'ou- vrier (fig. 52).

Tels sont, en substance, les fers en acier que doit nous fournir l'industrie mécanique.

**Dimensions.** — Pour avoir les diverses dimensions nécessaires dans la fabrication mécanique, il faut envisager un très grand et un très petit pied. Des catégories, entre ces mesures extrêmes, doivent être faites en assez grand nombre, pour permettre à un fer de dimension donnée de s'adapter à toutes les variétés de pieds correspondant à la catégorie dont il fait partie.

Dans l'armée, par exemple, il suffit de trois dimensions par arme pour ferrer tous les pieds, sauf de rares exceptions. La troisième dimension de l'arme ayant les chevaux les plus forts peut servir de première pour l'arme venant immédiatement après.

Cela amènerait à confectionner trois catégories de fers pour la cavalerie de réserve, deux pour la cavalerie de ligne, deux pour la légère et une, encore plus petite, spécialement affectée aux chevaux arabes.

Il est possible que ces données, conçues *a priori*, ne soient pas entièrement corroborées par la pratique : étant donnée la variabilité de forme que peut subir un fer brut, on pourrait peut-être réduire ces catégories déjà trop nombreuses.

Il serait peu utile de donner des chiffres correspondant à ces diverses dimensions, ceci étant affaire de pratique et la fabrication devant se régler sur la commande.

**Épaisseur.** — L'épaisseur des fers, comme la dureté de l'acier employé pour leur confection, est subordonnée au service de l'animal.

Il est nécessaire de faire en cela deux catégories : une

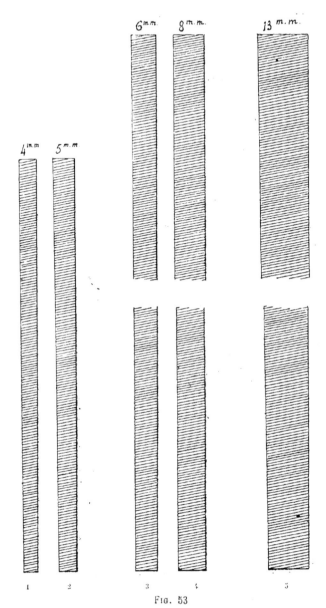

Fɪɢ. 53

DɪᴀɢʀᴀᴍᴍE DE L'ÉPAISSEUR DES FERS EN ACIER.

Les numéros 1, 2, 3, et 4 représentent, deux à deux, les épaisseurs extrêmes des
fers des chevaux de selle et de trait léger. — Les numéros pairs représentent
l'épaisseur des fers correspondants des pieds de derrière, plus épais en pince. —
Le numéro 5 représente l'épaisseur moyenne d'un fer pour cheval de gros trait.

pour les chevaux de selle et de trait léger, et une pour les animaux de gros trait.

Pour les chevaux de la première catégorie, l'épaisseur des fers de devant doit varier, selon leurs dimensions, entre 4 et 6 millimètres. Les fers de derrière s'usant un peu plus rapidement doivent avoir *un* millimètre de plus, en pince, que les fers de devant. La question de poids étant moins importante pour les pieds postérieurs, ce surcroît d'épaisseur n'a pas grand inconvénient (*fig.* 53).

Les animaux de la deuxième catégorie, employés au gros trait, doivent avoir des fers à épaisseur variable selon le poids de l'animal.

Elle ne doit pas dépasser 10 millimètres en éponge et 13 millimètres en pince. Cette épaisseur est d'autant plus suffisante que, pour les animaux dont le service n'exige que des allures lentes, l'on peut sans inconvénient employer des aciers très durs ou susceptibles d'être trempés, car on n'a pas à redouter la casse par l'effet des percussions.

On sait qu'actuellement, dans l'armée, l'épaisseur des fers de devant varie entre 9 et 13 millimètres, et l'épaisseur des fers de derrière entre 10 et 14 millimètres.

**Couverture.** — En maréchalerie, on appelle *couverture* la largeur de la lame du fer.

La couverture du fer doit être plus grande en pince et en mamelles qu'en branches. En avant, la couverture a pour but de protéger cette région qui est fortement attaquée par l'usure et surtout d'augmenter la résistance du fer. En *branches*, au contraire, le fer est juste assez large pour supporter les étampures et permettre de donner un peu de *garniture*.

Si on examine un pied ayant naturellement usé, on voit que — en dehors de la fourchette — la région de frottement a la forme d'un croissant dont les branches allongées s'étendent jus-qu'aux talons (*fig.* 54).

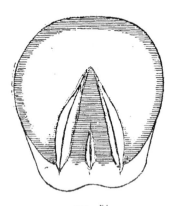

FIG. 54

FACE PLANTAIRE DU PIED NON FERRÉ.
La partie ombrée représente la surface
d'usure naturelle.

Le fer doit avoir une forme analogue et être mis en rapport avec toute la surface de frottement. S'il était plus étroit que cette surface, chacun des points en contact aurait à supporter un effort plus considérable.

Il est facile de comprendre, en effet, qu'un sabot, ayant à supporter par l'effet de la réaction du sol une pression équivalente à 100 kilogrammes, par exemple, la répartition de cette pression se faisant par l'intermédiaire d'un fer Charlier ayant une surface de 40 centimètres carrés, environ, chaque centimètre carré du bord inférieur de la paroi supportera 100/40 kilogrammes de pression. Mais, sur le même pied, si on adapte un fer portant par une surface double, chaque centimètre carré du bord inférieur de la paroi ou de la sole en contact avec le fer ne supportera qu'une pression de 100/80, soit la moitié de ce qu'il supportait avec la ferrure Charlier.

Faire porter le fer sur une surface plus large, c'est donc

non seulement protéger plus efficacement la face plantaire contre l'usure et contre les chocs, mais c'est encore répartir les pressions sur une plus grande étendue et diminuer, par cela même, leur action destructive.

Si, à ce point de vue, le fer n'est jamais trop large, il ne faut cependant pas oublier que son poids augmente avec sa couverture, tandis que son adhérence au sol diminue: *le fer trop couvert est lourd et facilite les glissades.*

De là, un juste milieu dont on ne saurait se départir sans tomber dans un excès nuisible. C'est pour cela qu'une couverture de 20 à 30 millimètres en pince et de 12 à 20 millimètres en branches parait convenable selon la grandeur du fer. Dans l'armée, la couverture du fer en pince pourrait varier entre 20 et 25 millimètres et entre 11 et 14 millimètres en branches.

Comme on le voit par la figure 52, la couverture diminue assez brusquement après les mamelles pour rester sensiblement la même sur toute la longueur des branches.

Actuellement, la largeur des fers réglementaires de l'armée est égale sur toute l'étendue du fer et varie, selon l'arme, entre 18 et 23,5 millimètres, pour les fers de devant.


## APPROPRIATION DU FER PAR LE MARÉCHAL

Le fer brut, tel que nous l'a livré la machine, doit être fini par le maréchal. Celui-ci, après avoir choisi le fer de grandeur convenable pour le pied auquel il le destine, lui donne la *tournure* et l'*ajusture* nécessaires après l'avoir *étampé*, si cette opération n'a déjà été accomplie par la machine, et après avoir préalablement *levé le pinçon*.

**Étampures.** — Le fer est généralement fixé au sabot par des clous. Ce procédé n'est pas sans inconvénients ; mais il est encore préférable à tous ceux qu'on a pu imaginer.

Les étampures affaiblissent le fer, et la lame des clous détériore la paroi. L'implantation des clous exige une grande habileté de la part de l'ouvrier et est souvent une cause d'accidents.

L'idéal de l'attache du fer au pied serait dans l'emploi d'une sorte de colle dont l'adhérence serait capable de résister à tous les chocs et à toutes les causes naturelles d'arrachement. Mais, à la difficulté de trouver cette substance se joindrait celle de pouvoir détacher le fer à volonté soit pour le changer, soit pour raccourcir le pied devenu trop long, ou pour remédier aux accidents qui obligent de déferrer le cheval.

Étant donc réduits à maintenir le fer à l'aide de clous, voyons dans quelles conditions il doit être percé.

Le nombre des étampures doit varier selon la grandeur du pied et la nature de la corne. Généralement, six suffisent aux petits fers, sept aux fers moyens, huit aux grands fers et neuf ou dix aux plus grands.

Les étampures rectangulaires — le grand côté dirigé selon la tangente à la grande courbure — doivent être préférées aux étampures carrées (*fig.* 55).

Cette forme s'allie mieux avec la section rectangulaire de la tige du clou ; elle compromet moins la solidité du

fer qui, à couverture égale, subit une section moindre
qu'avec l'étampure carrée.

En outre, l'étampe, par sa forme rectangulaire, agit
surtout dans le sens de la plus grande résistance, ce qui

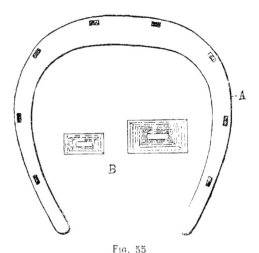

Fig. 55
A. Fer de devant étampé. — B. Étampures de dimensions extrêmes.

déforme moins le fer et permet d'atténuer plus facilement les ondulations qui se produisent sur le bord correspondant.

L'étampe doit pénétrer le fer dans toute son épaisseur
pour que la tête du clou ait le maximum d'enchâsse-
ment. Cela est d'autant plus nécessaire que le fer est plus
mince.

La grandeur des étampures est subordonnée à celle du
fer. Elles peuvent avoir de 10 à 15 millimètres dans le sens
de la longueur, et environ moitié moins dans le sens de
la largeur.

Comme les étampures commandent l'emplacement des clous, on doit se guider pour leur distribution sur la forme, l'épaisseur et le rôle physiologique de la paroi.

Nous avons vu que la paroi a son maximum d'épaisseur en mamelles, puis qu'elle va s'amincissant légèrement mais progressivement jusqu'aux talons. Le quartier externe est un peu plus épais que le quartier interne.

Nous savons aussi que la paroi est oblique de dedans en dehors dans la plus grande partie de sa surface ; mais, généralement, elle devient verticale vers le tiers postérieur des quartiers pour s'incliner en dedans vers les talons.

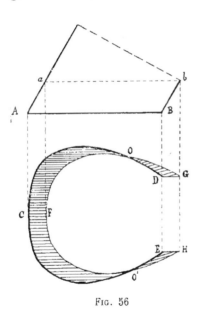

Fig. 56

La figure 19 montre la raison de cette obliquité concentrique de la région postérieure des quartiers et des talons, lors même que ce pied serait absolument cylindrique. Mais la projection réelle sur un plan horizontal n'est pas tout à fait conforme à celle de la figure théorique.

Voici comment se produit cette projection sur un pied bien conformé : le bord inférieur de la paroi donne la courbe DCE (*fig.* 56) ; en projetant sur ce même plan le bord de la paroi selon la coupe *a b*, on

obtient la courbe GFH qui croise la première aux points
O O'.

La superposition de ces deux courbes donne le diagramme de l'inclinaison de la paroi dans ses diverses
régions et nous montre que la verticalité dans le quartier
externe se produit un peu plus en arrière que dans le
quartier interne.

On voit, également, par cette figure, que l'on a toute
facilité pour l'implantation des clous dans la région du
sabot comprise en avant des points O O'.

Les maîtres français prescrivent de n'étamper le fer
de devant que sur sa région antérieure, la moitié postérieure devant être laissée absolument libre de toute
attache pour permettre l'expansion naturelle du pied.

Mais nous savons que cette dilatation, qui se produit
au bord inférieur de la paroi dans certaines circonstances,
est limitée aux régions les plus postérieures des quartiers.
Ce n'est donc pas cette considération qui doit empêcher
de brocher les clous plus en arrière, car il y a avantage
réel à agir ainsi.

En dépassant les limites fixées jusqu'à présent, on
éloigne davantage les clous les uns des autres, ce qui
fatigue moins la paroi et maintient mieux le fer. En outre,
le fer en acier se trouverait, en raison de son peu d'épaisseur, soumis à des vibrations dans les branches qui
pourraient compromettre sa solidité et altérer à la longue
la région des talons. Les étampures placées plus en
arrière assurent sa fixité.

En raison de ces faits, les premières étampures doivent
être percées vers le tiers postérieur de la longueur totale
du fer ; la première de la branche externe peut être

placée même un peu plus en arrière, et les autres sont également réparties sur les régions antérieures.

Lorsque le nombre des étampures est impair, il en est mis quatre ou cinq sur la branche externe et les trois ou quatre autres sur la branche interne. Cette répartition s'explique par la force plus grande de la paroi externe et par son redressement plus postérieur.

Le fer est étampé à maigre sur la branche interne, la pince et les mamelles ; les deux étampures extrêmes de la branche du dehors sont établies un peu plus à gras : la première plus que la seconde. Ceci est nécessaire pour permettre de faire *garnir* légèrement le fer.

**Pinçon.** — Le *pinçon* doit être de forme à peu près triangulaire, pointu plutôt que rond. Ses bords légèrement concaves doivent s'étendre en une courbe élégante. Trop grand, le pinçon est laid ; trop petit, il est inutile. Il doit avoir de 15 à 20 millimètres de haut.

Le pinçon de bonnes dimensions, et levé dans des conditions convenables, ne présente pas d'inconvénients pourvu qu'il se rabatte bien sur le pied. Il donne au contraire de la fixité au fer ; ce qui a fait dire qu'un *pinçon vaut deux clous*. C'est pour cette raison qu'il doit être maintenu dans la ferrure rationnelle. Les fers bruts, à la mécanique, doivent être pourvus d'une éminence en pince (*fig.* 52), permettant au maréchal de lever le pinçon sans affaiblir la région où le fer doit présenter le plus de résistance à l'usure. Enfin, le fer définitivement ajusté, le pinçon est rectifié et fini à la lime.

Le pinçon des fers de devant doit être placé juste au centre de la pince ; celui des fers de derrière doit être levé un peu en dedans. Ceci, parce que l'animal a presque toujours la pince des pieds postérieurs tournée un peu en dehors ; le pinçon placé en dedans se trouve ainsi reporté juste en face.

Chez les chevaux de selle et de trait léger, destinés à être utilisés aux allures rapides, il est préférable de munir le fer de der-rière de deux pinçons. Ces appendices sont levés vis-à-vis les ma-melles (*fig.* 57). Cela permet de tronquer da-vantage le fer dans sa région antérieure, de façon à le laisser débor-der par la corne de la pince. Tout en favori-sant les mouvements du pied dans les allu-res, cette disposition atténue la gravité des atteintes des pieds pos-térieurs, accident qui

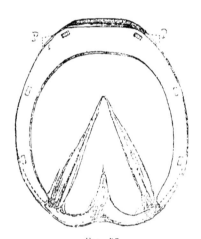

Fig. 57

Pied postérieur ferré avec un fer à pince tronquée et à double pinçon.

PP. Pinçons latéraux.

se produit, quelquefois, même sur les chevaux bien conformés quand ils sont lancés à la grande vitesse du trot.

Nous verrons que par ce procédé on atténue aussi les inconvénients du *forger*.

**Tournure.** — Le fer étant étampé et son pinçon levé, le maréchal lui donne la tournure définitive en le bigornant légèrement, de façon à régulariser en même temps les ondulations produites par l'étampe.

L'ouvrier doit surtout, dans cette opération, se préoccuper de donner au fer exactement la forme du pied auquel il le destine. Il doit réagir contre la tendance que l'on a généralement de donner à la pince une forme trop rigoureusement circulaire. On sait que le pied qui a formé son assiette normale par l'usure naturelle est assez fortement tronqué en pince ; le bord de cette région se trouve par ce fait légèrement aplati (*fig.* 54). Cette conformation facilite dans la marche le mouvement de rotation du pied autour de la pince et assure mieux sa stabilité latérale dans cette phase du mouvement.

Mais, tout en ayant la forme voulue, le fer doit être laissé un peu plus large que le pied dans la région postérieure des branches, pour permettre une légère *garniture* allant en augmentant progressivement vers les talons.

Il est règlementaire dans l'armée de couper carrément les éponges du fer ; mais il n'y a pas de bonne raison pour expliquer cette manière de faire.

Arrondir légèrement les angles du fer en éponge est certainement préférable. On atténue ainsi la gravité des blessures et des atteintes qui se produisent assez souvent avec ces angles de l'extrémité des branches. Si, en arrondissant les éponges, on ne peut espérer empêcher la formation des tumeurs du coude chez les chevaux qui se *couchent en vache*, on a, du moins, le droit de croire que, la cause efficiente étant moins active, à égalité de circonstances, l'effet sera moins grave.

Le maréchal peut se servir pour cela d'une tranche à courbure convenable permettant d'obtenir d'un seul coup la forme voulue. En tranchant les éponges de la face inférieure du fer vers la face supérieure, on obtient naturellement un léger biseau qui correspond exactement à l'inclinaison des talons.

**Ajusture.** — L'ajusture ne doit pas être telle qu'on la conçoit généralement : une incurvation de la face supérieure du fer pour soustraire la sole à son contact ; mais bien : *une incurvation raisonnée d'après les principes émanant de l'étude des mouvements du pied dans la locomotion.*

Pour cela, d'ailleurs, le maréchal n'a qu'à se laisser guider par l'usure naturelle qui donne à la face inférieure du pied *la courbure géométrique correspondant exactement aux mouvements complexes des rayons des membres dans les allures.*

Toute conformation artificielle en dehors de cette courbure unique dans son adaptation ne peut que contrarier le mécanisme des mouvements, gêner les allures et être cause d'effets insolites compromettant l'intégrité des membres.

Lorsque le fer n'a pas l'incurvation rationnelle, il arrive que les pressions ne se répartissent pas également sur toute sa surface, d'où l'usure plus rapide de certaines régions et la conservation presque absolue de certaines autres. Les fers anglais et les fers Charlier qui ne présentent pas d'incurvation finissent toujours par l'usure prématurée de leur pince.

On a déjà vu que le pied non ferré s'use à plat sur la plus grande étendue de sa surface. La fourchette, les talons, les quartiers et une partie de la sole se trouvent toujours sur le même plan. Ce n'est qu'à 15 ou 20 milli-

mètres de la pince que l'usure produit une incurvation
assez brusque dans le sens antéro-postérieur. Cette incurvation s'étend en diminuant progressivement vers les
mamelles dont elle arrondit légèrement le bord.

Si la deuxième articulation inter-phalangienne était
une charnière parfaite, l'usure de la pince formerait une
courbure absolument droite dans le sens latéral ; mais il
n'en est pas ainsi : cette articulation permet certains
mouvements latéraux qui déterminent l'usure des bords
des mamelles et même un peu des bords des quartiers.

Si on prend un vieux fer, régulièrement usé et détaché
avec soin du pied, on peut très bien se rendre compte de
la forme et de l'étendue de l'incurvation que lui a imprimé
l'usure.

La différence. selon les sujets, dans l'étendue de la
surface courbe produite par l'usure est peu sensible,
toutes proportions gardées.

Voici une moyenne qui résulte de l'usure des fers de
devant des chevaux de selle.

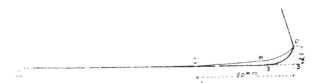

Fig. 58
DIAGRAMME DE L'USURE DU FER DE DEVANT.

Soit un fer dont la longueur AB (*fig.* 58) égale 135 millimètres ; l'incurvation dans le sens antéro-postérieur
commence sur la ligne médiane à 12 millimètres de la
pince et s'accentue assez rapidement selon la ligne EC,

en formant une flèche BC de 8,5 millimètres. La courbe DmC représente la rive externe du fer. L'usure de cette rive commence vers le point D, à environ 50 millimètres de la pince, et s'étend en formant une courbe continue jusqu'en C. Cette usure, qui résulte des mouvements latéraux de l'articulation du pied, n'engage pas également toute la largeur du fer ; elle diminue rapidement en s'étendant vers la rive interne.

En somme, le fer est usé selon une surface plane, depuis A jusqu'en E ; ce n'est qu'à partir du point E, sur toute sa largeur, et du point D, sur ses bords, qu'il s'incurve par en haut jusqu'au point C.

Seulement, cette usure de la région antérieure du fer ne se fait pas toujours exactement vis-à-vis la pince. Sur les animaux dont les aplombs sont parfaitement réguliers, elle a une tendance à s'étendre davantage vers la mamelle externe. Cette tendance est surtout marquée chez les chevaux de trait. Ceux-ci, quand ils tirent, posent leurs pieds la pince généralement tournée en dedans — ils marchent en cagneux — et, par le fait, c'est la mamelle externe qui est surtout attaquée par l'usure.

C'est absolument sur ces données, et en tenant compte des particularités inhérentes au genre de service, que l'on doit se guider pour donner au fer l'ajusture voulue, l'incurvation rationnelle qui s'allie le mieux à la mécanique du membre dans la locomotion.

On facilite ainsi le mouvement de bascule du pied sur sa pince dans la deuxième période de l'appui, on diminue d'une manière très sensible les chances de butter, dans les allures du pas et du trot, et l'on supprime la cause d'usure forcée qui détruirait le fer en pince dans un temps très court.

Le maréchal, en ajustant le fer, doit donc laisser les
branches absolument à plat, mais faire relever la région
antérieure, à partir d'environ 15 millimètres de la
pince, en imitant
l'usure des vieux fers
(*fig.* 59).

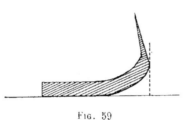

Il est évident que ce
genre d'ajusture, rai-
sonné pour les pieds
bien conformés, doit
subir quelque modifi-
cations pour être ap-
plicable aux pieds
combles ou à sole

FIG. 59

COUPE DU FER.

Selon une ligne passant par le milieu de la pince,
montrant l'incurvation donnée par l'ajusture
dans cette région.

sensible, etc. Ces cas seront examinés dans la ferrure
thérapeutique.

Les considérations qui précèdent s'adressent surtout au
pied de devant. Le pied de derrière ne s'arrondit pas en
pince par la marche ; l'usure se fait complètement à plat
à toutes les allures. L'ajusture ici n'est donc pas nécessaire ;
elle serait même nuisible, en diminuant la précision et
la sûreté du point d'appui dans l'impulsion. Le fer de derrière doit être placé plat sans ajusture ; la rive externe
est simplement chanfreinée vis-à-vis la pince, soit au
marteau, soit à la lime. A cet effet, le fer de derrière à
double pinçon est préférable au fer à pinçon central.

**Garniture.** — En maréchalerie, on entend par *garniture*
la partie du fer qui déborde le pied.

D'après les maîtres de l'art, elle a pour but :

1° D'augmenter la base de la colonne de support ;

2° D'empêcher le sabot, dans sa croissance, de déborder le fer ;

3° De déterminer des oscillations de nature à alléger la région correspondante, en jetant la surcharge sur la région opposée.

Examinons tour à tour chacune de ces propositions.

La garniture augmente la base de sustentation du pied dont la stabilité est ainsi mieux assurée. La chose est évidente. On a même dit que la garniture n'était qu'une juste compensation de la diminution qu'éprouve le pied par suite de l'usage de la ferrure.

De forme plus ou moins tronconique, le sabot s'élargit par sa base au fur et à mesure de sa croissance. Un fer placé juste en AB (*fig.* 60), par exemple, se trouvera débordé lorsque, par la pousse de la corne, il sera arrivé en *ab*.

La forte inclinaison de la pince fait aussi que le fer se trouve entraîné en

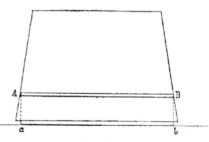

Fig. 60

avant; dans ce mouvement, les éponges, ayant à couvrir une région de plus grand diamètre que celle pour laquelle elles avaient été ajustées, se trouveraient débordées si elles ne *garnissaient* légèrement.

La garniture facilite, dit-on, les mouvements d'expansion du pied lors de la mise en action de son élasticité. Cette assertion n'étant basée ni sur la nature de ces mou-

vements, ni sur aucune considération mécanique, il est
permis de la regarder comme de pure fantaisie.

Par contre, la garniture sur un seul quartier peut déterminer des oscillations de la résultante des pressions exercées
sur le pied, de manière à faire supporter davantage l'effet
de ces pressions sur le quartier qui en est dépourvu. Mais
ce fait ne se produit que dans certaines circonstances toutes
fortuites et n'a jamais, d'ailleurs, une action bien étendue.

Le vétérinaire militaire Dangel, professeur de maréchalerie à l'Ecole de Cavalerie de Saumur, donne à ce sujet
les démonstrations sui-
vantes.

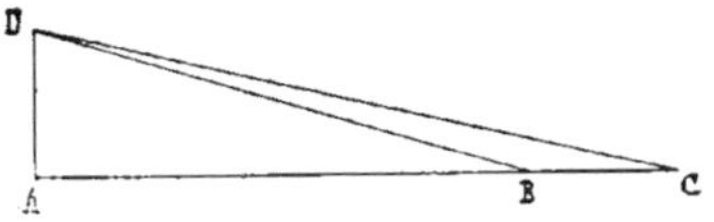

Soient AB (*fig.* 61) la
largeur du pied, BC la
garniture qu'on peut
lui adjoindre. Si le
quartier A est soulevé

FIG. 61

par un obstacle AD, la face plantaire du pied prendra la
direction DB, s'il n'y a pas de garniture sur le côté B, et
la direction DC, si on lui adjoint la garniture BC.

Or, il est facile de voir que, dans le premier cas, l'inclinaison DB est plus forte que l'inclinaison DC ; par conséquent,
le quartier B supporte-
ra une pression plus
grande que dans le se-
cond cas. En cette cir-
constance, la garniture
soulage le quartier sur
lequel elle est ménagée.

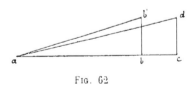

FIG. 62

Supposons maintenant l'obstacle du côté de la garniture. Soient *cd* (*fig.* 62) l'obstacle, *ab* la face plantaire, et

*bc* la garniture. Si l'irrégularité du sol est assez éloignée pour ne pas arriver en *b*, le pied sans garniture l'évite et ne s'incline pas selon *da*; mais si, au contraire, cette irrégularité arrive au point *b*, ce point s'élève de toute la hauteur de l'obstacle et le pied s'incline selon *b'a* exactement comme si la garniture n'existait pas. On voit donc que, dans ce cas, la garniture ne peut servir qu'à surcharger le côté opposé ferré juste.

La garniture a des inconvénients qui sont surtout inhérents à la saillie du fer. C'est par cette saillie que le pied peut s'accrocher aux aspérités du sol, aux racines. Lorsqu'il enfonce dans un sol meuble, il se dégage plus difficilement, d'où des tiraillements et une dépense de force inutile au point de vue du travail. Il arrive aussi que la garniture peut être cause que le cheval se déferre, soit par l'appui du pied opposé, soit par le fait d'un cheval voisin.

En somme, si la garniture peut se défendre, elle n'est pas sans inconvénients; mais, si on a souvent exagéré ses avantages, que ce ne soit pas une raison pour exagérer ses défauts. Les ferrures *anglaise*, *Charlier*, *Lafosse*, etc., ne comportent pas de garniture; elles n'en sont pas meilleures pour cela. Le maréchal doit se tenir dans de justes limites en donnant juste assez de garniture pour que la corne, par suite de la croissance du sabot, ne déborde jamais le fer.

En conséquence, en dehors, la garniture devra partir du milieu du quartier pour aller progressivement en augmentant jusqu'en éponge où elle sera *égale à l'épaisseur du fer*. En quartier interne, elle partira seulement du tiers postérieur du pied pour être aussi forte en éponge que sur la branche opposée.

MARÉCHALERIE                                                8

Nous considérons la garniture en pince, chez le cheval de selle et de trait léger et sur les mulets de bât, comme nuisible à la locomotion ; et la garniture en talons comme pouvant déterminer la blessure des coudes, l'arrachement du fer et la *chute de l'animal*.

**Crampons.** — Les crampons ont été imaginés pour obvier à deux inconvénients : le manque de hauteur des talons et les glissades.

On peut, en effet, rétablir l'harmonie entre la pince et les talons *bas*, soit en renforçant les branches du fer vers les éponges, soit en repliant celles-ci en forme de crampons.

On a discuté longtemps pour savoir ce qui valait le mieux, soit des éponges renforcées, soit des crampons. A notre avis, si on avait à opter entre les deux systèmes, le crampon devrait l'emporter comme étant plus logique.

Avec l'un comme avec l'autre, on obtient un plan incliné sur lequel porte le pied : tel est le but. A égalité d'effet, le crampon a l'avantage sur l'éponge renforcée de rendre le fer moins lourd et de prévenir les glissades.

Le reproche qu'on lui fait « d'écraser les talons » n'a pas sa raison d'être avec les fers épais dont les branches sont rigides. Cette rigidité est assurée pendant toute la durée de la ferrure par le crampon lui-même qui protège la branche du fer contre l'usure.

Restent, il est vrai, les reproches que l'on doit faire au crampon à tous les autres points de vue, et qui sont de nature à le faire exclure de la ferrure normale des chevaux de selle au même titre que l'éponge renforcée.

Les talons naturellement bas ne fatiguent pas davantage

les tendons, comme cela a été démontré ; en les surélevant artificiellement d'une manière exagérée, on risque de déterminer une coaptation anormale entre les surfaces de l'articulation du pied et de rompre l'harmonie existant entre les tendons antagonistes. Exhausser les talons par le moyen de la ferrure, c'est aussi empêcher l'appui de la fourchette sur le sol et la mettre en dehors des conditions voulues pour son rôle physiologique.

Si les crampons au début peuvent empêcher les glissades en fixant le pied, leur prompte usure les rend trop rapidement inefficaces.

On arrivera plus sûrement à ce résultat en laissant porter la fourchette sur le sol.

Par leur enfoncement dans les dépressions du sol, les crampons exagèrent les mouvements latéraux du pied. De là, des tiraillements nuisibles aux articulations. Par les chocs dont ils sont la conséquence, ils ébranlent le fer et compromettent sa solidité.

Enfin, ils sont fréquemment la cause d'*atteintes* plus ou moins graves à la couronne, et leur présence aux fers de derrière rend les coups de pied bien plus dangereux. Ceci a été l'objet d'observations nombreuses dans l'armée : aussi une circulaire ministérielle, du 16 juillet 1881, laisse aux chefs de corps la faculté de supprimer les crampons de la ferrure d'été qui étaient obligatoires aux fers de derrière.

En somme, le principal avantage qu'on puisse reconnaître aux crampons — assurer la stabilité du pied sur les terrains glissants — est fugace et d'ailleurs largement compensé, dans la ferrure mince en acier, par l'appui que fait la fourchette sur le sol. Nous estimons, en conséquence, que les crampons doivent être bannis de la ferrure normale chez les chevaux de selle et de trait léger. Mais ils sont très utiles, comme on le verra plus loin, à propos des ferrures spéciales, aux fers de derrière chez les chevaux de gros trait.

## POIDS DES FERS

Le poids des fers sera toujours considéré comme une condition fatale, constituant une des questions les plus importantes de la ferrure.

On considère une machine à vapeur comme d'autant meilleure qu'elle utilise plus parfaitement la chaleur fournie par le combustible; de même, l'on doit, dans l'utilisation du cheval, chercher à mettre en œuvre le plus parfaitement possible les moyens mécaniques pour obtenir le maximum de travail utile. Ici, comme dans la machine à vapeur, le travail mécanique produit par l'organisme se divise en deux parts : l'une qui se perd dans les frottements et la mise en action des diverses parties de la machine, l'autre qui se transforme en travail utile. Ces deux facteurs étant solidaires l'un de l'autre, augmenter l'un c'est diminuer le suivant et réciproquement. En diminuant le facteur de la déperdition, on augmente d'autant la quantité de travail utilisé. Autrement dit, pour le même résultat, l'animal déploie une moindre somme d'efforts.

Le poids mort, représenté par les fers, se multiplie par le nombre de foulées des membres en mouvement, et par la force vive nécessaire pour donner à cette masse la vitesse exigée par l'allure du cheval.

Ce poids n'est pas sans importance puisqu'il varie, dans la ferrure ordinaire, entre 500 et 2.000 grammes par fer.

Dans le trot, la distance entre deux foulées étant eu moyenne de 2$^m$,60, il se produira quatre foulées tous les 3$^m$,90, puisque dans le trot la foulée d'un bipède diagonal empiète juste de la moitié sur la foulée du bipède diagonal opposé (*fig.* 63). Donc, autant de fois 3$^m$,90 seront

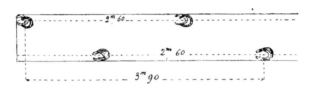

Fig. 63

contenus dans 1,000, autant de fois le cheval aura soulevé ses quatre membres pour faire un kilomètre, soit 256 fois.

Supposons maintenant que les quatre fers pèsent 2 kilogrammes — c'est à peu près le poids des fers de la cavalerie légère — le cheval aura à soulever 256 × 2, soit 512 kilogrammes par kilomètre parcouru. En supposant, d'un autre côté, que les fers soient soulevés, dans le trot et en moyenne, à 0$^m$, 35 de terre, nous aurons, en multipliant 512 par 0$^m$,35, le nombre de kilogrammètres représentant ce travail mécanique, soit 179.20. Or, cette force a été dépensée pour le parcours d'un kilomètre, soit, en moyenne, en 3 minutes ou 180 secondes. De là, nous voyons qu'en nombre rond la dépense a été de un kilogrammètre par seconde. Si l'on estime, comme cela se fait généralement, la force d'un cheval à 37 kilogrammètres, nous perdons, par le seul fait des fers, 1/37 de cette force. Autrement dit, sur 37 chevaux, on perd la valeur d'un par le poids de la ferrure.

Ceci n'est encore qu'un nombre inférieur et approximatif pour une seule allure. Il ne peut, par conséquent, donner qu'une idée peu exacte de l'effort supplémentaire que l'animal a eu à produire ; d'autant plus qu'il n'est pas tenu compte de l'adhérence du pied sur le sol, adhérence qu'il a eue à vaincre deux cent cinquante-six fois, ni de l'effet à produire sur la masse pour lui imprimer la vitesse.

Les fers en acier peuvent être réduits à la moitié du poids des fers ordinaires, tout en remplissant les conditions voulues et en assurant une durée de service au moins égale. On voit par là l'avantage considérable que présente cette ferrure, par le seul fait de sa légèreté relative, au point de vue de la conservation du cheval et du rendement qu'on peut en exiger.

## CLOUS

Le fer est fixé au pied à l'aide de clous dits *clous à cheval* ou *clous maréchal*. On distingue dans le clou à cheval : la *tête*, le *collet*, la *lame* et la *pointe* (*fig.* 64).

Le *collet*, destiné à s'enchâsser dans l'étampure, doit avoir exactement la forme de celle-ci et une hauteur égale à l'épaisseur du fer. On comprend que ces deux conditions soient absolument nécessaires pour assurer la solidité du fer jusqu'à son usure complète.

La *tête* du clou déborde le plan du fer quand le collet est enfoncé dans l'étampure. Cette saillie doit être juste suffisante pour agir dessus avec le brochoir ; trop forte, elle aurait des inconvénients, surtout en pince.

La *lame* fait suite au collet par une légère transition. Sa largeur est sensiblement la même du collet à la pointe, tandis que son épaisseur va légèrement en diminuant.

A 4 ou 5 millimètres de la pointe se trouve une proéminence appelée *grain d'orge* (*fig.* 64, A). Du grain d'orge, la pointe s'amincit en un biseau qui constitue l'*affilure*. Sur les clous fabriqués à la main, l'affilure se donne après coup, dans l'atelier du maréchal, sur l'*affiloir*. En même temps que l'on fait la pointe, on écrouit la lame de façon à la raidir et à lui donner une légère incurvation sur plat, mais de manière à ramener la pointe exactement dans l'axe du clou.

Les clous doivent être faits avec un métal assez dur pour assurer à la lame une rigidité suffisante pour lui permettre de pénétrer dans la corne sans se ployer, et assez ductile pour que la lame puisse être repliée sur elle-même sans se casser.

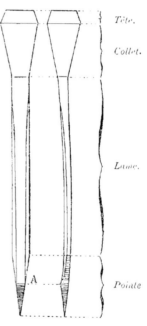

Fig 64
CLOUS FRANÇAIS.

Une bonne ferrure est la conséquence de la parfaite adaptation et du choix raisonné de toutes les parties qui la constituent : elles sont, en effet, solidaires les unes des autres. A quoi servirait d'avoir placé un fer parfait, comme solidité et comme forme, si, attaché avec de mauvais clous, il était susceptible de se perdre dès le premier travail qu'on exigerait de l'animal? Mieux vaudrait une ferrure moins bonne mais d'un usage plus assuré.

Aussi, en maréchalerie, rien n'est secondaire, et le clou moins que toute autre chose.

Il faut absolument qu'il soit de parfaite qualité, à tige assez forte et à collet de forme convenable.

Aujourd'hui les clous blancs à la mécanique remplissent généralement toutes ces conditions. La fabrication mécanique des clous date, en France, d'environ une douzaine d'années. Voici comment s'exprime Lavalard sur ce sujet :

« En 1877, lorsque Goodenough apporta sa ferrure en France, notre attention fut surtout attirée par les clous qu'il nous fournissait pour les essais.

« Ils provenaient de la Compagnie du Clou du Globe de Boston en Amérique, qui en envoya sur notre demande à l'Exposition universelle de 1878.

« Ces clous, de couleur blanche, avaient la tête oblongue comme les clous anglais destinés à s'incruster dans la rainure du fer, ils étaient tout affilés à l'avance et prêts à être placés. Leur ténacité et leur ductilité étaient remarquables. Ces clous pénétraient facilement dans la corne et ne pliaient pas aussi souvent que les autres.

« L'apparition de ces clous a amené une révolution complète dans l'industrie du clou à cheval, et aujourd'hui, tous les clous fabriqués en Europe le sont d'après les procédés américains qui ont été plus ou moins modifiés, suivant les formes qu'on voulait donner aux clous ».

La tête des clous de la ferrure rationnelle en acier doit être modifiée de façon à ce qu'elle puisse s'adapter aux étampures rectangulaires. Les dimensions du collet doivent varier en raison de l'épaisseur des fers et de la grandeur des étampures, c'est-à-dire de 4 à 10 millimètres de haut sur 10 à

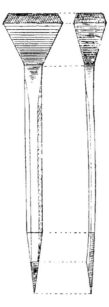

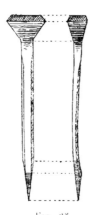

Fig. 65                          Fig. 65 (*bis*).
CLOUS POUR LA FERRURE MINCE EN ACIER. — Dimensions extrêmes.

15 millimètres de côté dans le sens de la largeur et la moitié de cette dimension dans le sens de l'épaisseur (*fig.* 65 et 65 *bis*).


### PARER LE PIED

**Parer au degré voulu.** — Le sabot s'accroît par l'évolution continue des éléments épidermiques du bourrelet et du tissu velouté. Cet accroissement, variable selon les sujets et les conditions dans lesquelles ils se trouvent, est en moyenne de 12 à 14 millimètres par mois.

*Parer le pied*, c'est retrancher l'excédent de corne dû à cette croissance. Cet excédent ne peut, en effet, disparaître naturellement, le pied étant ferré contre l'usure.

Cette opération a toujours été la pierre d'achoppement des maréchaux. Il n'y a pas longtemps encore on n'avait que des principes vagues ou erronés à ce sujet ; insuffisants, par conséquent, pour diriger convenablement l'ouvrier dans sa tâche.

Faut-il *parer à fond ?* Faut-il, au contraire, laisser le *pied fort ?* Qu'est-ce qu'on entend par *aplomb du pied* et comment reconnaît-on qu'un pied est d'*aplomb ?*

Telles sont les questions qui naguère divisaient tous ceux qui s'occupaient de maréchalerie et qu'aujourd'hui encore chaque ouvrier dans sa routine interprète un peu à sa façon.

Voyons sur quel principe repose cette délicate opération, en prenant toujours pour base la structure et la physiologie du pied, condition qui éloigne davantage toute cause d'erreur.

H. Bouley admet qu'à l'état normal la pousse de la corne est égale sur tout le pourtour du bourrelet ; mais, comme les talons sont moins hauts que la pince, ils s'accroissent, toute proportion gardée, plus que cette dernière. Si bien qu'à la longue ils arriveraient à être sensiblement aussi hauts que la région antérieure du sabot.

D'après ces données, il faudrait parer le pied en retranchant exactement la même quantité de corne en pince

qu'en talons, seul moyen de le ramener à sa forme normale.
Ce serait une erreur.

Ce principe de l'égalité de croissance de la corne sur
tout le pourtour du pied, qui est probablement vrai pour
les pieds absolument sains et bien conformés, ne l'est
malheureusement pas pour la majorité des cas qui se
présentent dans la pratique. Les pieds plats, à talons bas,
fuyants, et d'autres encore croissent plus rapidement en
pince qu'en talons.

Le pied, au lieu de se redresser, comme cela arriverait
si la pousse de la corne était égale sur tout le pourtour
du bourrelet, s'incline davantage par suite de l'allongement
de la pince, tandis que les talons paraissent rester station-
naires : le maréchal a toujours plus de corne à retrancher
en pince qu'en ta-
lons.

Il n'est pas per-
mis d'attribuer ce
fait à l'usure des ta-
lons par leur frotte-
ment sur les bran-
ches du fer, car cette
usure est insigni-
fiante. Si elle était
aussi importante

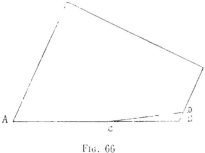

Fig. 66

qu'on a voulu le croire, la section du pied ne serait plus
rectiligne de la pince aux talons ; mais elle prendrait, à
partir de la première étampure, une direction CD (*fig.* 66),
par exemple, ce qui n'est pas.

L'allongement de la pince par rapport aux talons se
produit également sur les pieds ferrés selon le système

Charlier, et il est difficile de faire entrer ici en ligne de compte l'usure produite par le frottement sur les branches du fer.

Par contre, il est facile d'observer que les ondulations que l'on remarque parfois à la surface du pied sont souvent plus amples en pince qu'en quartiers et en talons ; ce qui prouve la croissance plus rapide des régions antérieures de la paroi.

Prenons maintenant un pied bien conformé, ayant subi l'usure naturelle au bout d'un membre bien d'aplomb, et examinons quelle est la direction de la face plantaire du sabot par rapport au plan passant par le bord périphérique de la face supérieure de la sole. En d'autres termes, voyons si l'assiette du pied est parallèle à l'assiette du sabot.

Enlevons un côté de la paroi depuis le milieu de la pince jusqu'à l'extrémité du quartier, en laissant le talon pour servir de jalon.

Nous voyons que la sole est sensiblement de même épaisseur sur toute sa périphérie ; mais sa direction selon AB (*fig.* 67) n'est pas parallèle avec le bord inférieur de la paroi qui est usé selon AC.

Ce fait s'explique par deux raisons : la première est dans le mode d'appui du pied et dans la nature de ses mouvements qui déterminent en pince une usure plus forte qu'en talons ; la deuxième consiste dans l'aide que la fourchette vient porter aux talons en participant à l'appui : ceux-ci, frottant moins fort, s'usent moins vite.

Il résulte de ces circonstances que, dans les pieds bien conformés, le plan d'usure de la face plantaire n'est pas parallèle à la face inférieure de l'os du pied.

Cela est physiologique et n'a rien que de conforme
aux lois de la mécanique, puisque le mouvement d'oscillation du pied autour de la pince est facilité, qu'il

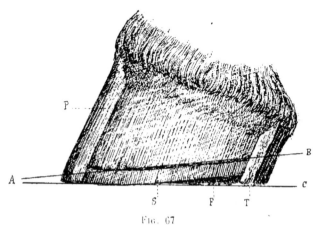

Fig. 67

*Demi-schématique.*

AB. Direction du plan de l'assiette de l'os du pied. — AC. Direction du plan de
l'assiette du sabot. — P. Coupe de la paroi en pince. — T. Coupe de la paroi en
talon. — S. Bord périphérique de la sole. — F. Fourchette.

y a accélération des mouvements et moins d'effort à
produire.

En effet, soit le levier ARB (*fig.* 68), dont le point
d'appui B est à l'extrémité de la pince, l'application de
la résistance R au point de tangence de l'extrémité
inférieure du paturon avec la surface articulaire de l'os
du pied, et l'application de la puissance en A sur la
poulie de renvoi du petit sésamoïde.

La puissance P, représentée par le fléchisseur profond,
entre en jeu quand, dans l'oscillation du membre autour
du pied, le paturon prend une direction RN.

Dans ce levier ARB, le moment de la puissance nous est donné par Puis. × BQ, et le moment de la résistance par Rés. × BI; ce qui fait que

$$\text{Puis.} \times BQ = \text{Rés.} \times BI.$$

Si nous soulevons les talons de manière à porter les points R en R' et A en A', nous aurons :

$$\text{Puis.} \times BQ' = \text{Rés.} \times BI'.$$

Mais, comme BI' est plus petit que BI, le facteur de la résistance a diminué au profit de la puissance ; car, dans les deux cas, QI et Q'I' sont égaux.

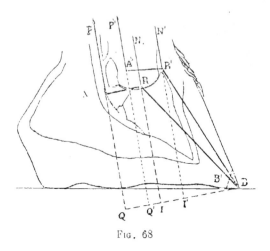

Fig. 68

Le raccourcissement de la pince par l'usure, en reportant le point B en B', par exemple, vient encore diminuer le bras de levier de la résistance.

Étant données ces conditions naturelles du pied par rapport à son enveloppe protectrice, faut-il *parer à fond*, c'est-à-dire raccourcir le bord de la paroi et amincir la sole jusqu'à ce que, réduite à l'état de pellicule, elle cède aisément sous la pression du doigt ?

Oui, disent quelques praticiens, en se basant sur certain aphorisme de Bourgelat — que notre regretté H. Bouley a en partie appuyé de sa haute autorité — oui, il faut parer à fond : de cette manière on risque moins de porter atteinte à l'aplomb du pied, on raccourcit d'autant le bras du levier phalangien dont l'action a une si grande influence sur la conservation des tendons, et on assure une poussée de corne plus régulière et plus rapide.

Bourgelat n'a-t-il pas dit, et après lui la plupart de nos maîtres, que la pousse de la corne est en raison inverse de la longueur du sabot ?

N'a-t-on pas répété maintes fois que, dans les pieds trop longs en pince, par exemple, il fallait parer à fond les talons pour y *appeler le fluide et en favoriser le cours*, tandis qu'on devait laisser à la pince toute sa force pour s'opposer à *l'influx des liqueurs sur elle ?*

Mais ces théories ne résistent pas devant les faits. Tout le monde sait avec quelle lenteur désespérante pousse la corne dans un pied trop paré par un ouvrier maladroit, et comment le cheval semble protester contre une pareille méthode par une sensibilité excessive qui le rend indisponible pendant un temps plus ou moins long.

La saine pratique a d'ailleurs déjà fait en partie raison de ces théories dangereuses.

Le *Manuel de Maréchalerie* à l'usage des maréchaux de l'armée dit en propres termes : « Parer le pied à fond

c'est le rendre sensible, douloureux, et favoriser son resserrement..... Le cheval dont le pied est fort attaque
franchement le pavé et la perte d'un fer ne l'empêche pas
de marcher ».

En parant à fond on pare d'aplomb, il est vrai, mais
cette raison est d'autant plus insuffisante que nous connaissons des moyens plus pratiques et moins dangereux
pour apprécier l'aplomb du pied.

Quant au raccourcissement du levier phalangien que
l'on obtiendrait ainsi, il ne constituerait qu'une raison
spécieuse si le fait était vrai ; mais nous croyons avoir
démontré que ce bras de levier est indépendant de la
longueur du sabot.

De toutes ces raisons on a le droit de conclure qu'il
faut *laisser à la sole toute sa force*. Agir autrement ce
serait se priver des avantages de son action protectrice,
qui constitue sa raison d'être, pour des théories absolument chimériques.

On ne risque pas de voir la sole devenir trop épaisse,
car elle s'exfolie naturellement de tout ce qui excède son
épaisseur normale.

**Parer le pied d'aplomb.** — *a.* Dans le sens antéro-postérieur. — L'aplomb du pied dans le sens antéro-postérieur consiste dans la direction de la face plantaire qui
assure la parfaite coaptation des surfaces de l'articulation
du pied et qui s'harmonise le mieux avec les tendons de
la région et les mouvements qu'ils déterminent.

Ces conditions correspondent exactement à celles qui
sont inhérentes à la direction résultant de l'usure naturelle, laquelle n'en est que la conséquence.

En s'inspirant de l'usure naturelle, on doit retrancher
en avant du pied tout le bord de la paroi qui dépasse
la sole et, en arrière, abaisser les talons jusqu'à ce que
la fourchette déborde suffisamment la paroi pour participer largement à l'appui, en tenant compte de l'épaisseur du fer. Mais, si en pince la condition ci-dessus
peut toujours être obtenue, il n'en est malheureusement
pas de même en talons, vu que la fourchette est souvent
atrophiée ou plus ou moins détruite par *la pourriture*
ou autres causes.

Dans ce cas, la pratique enseigne qu'il faut « aller en
talons jusqu'à la bonne corne », *tout en leur laissant une*
*hauteur en rapport avec la conformation du pied.*

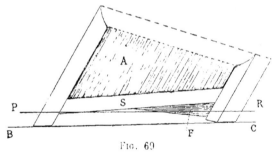

Fig. 60

Pied dont la moitié de la paroi moins le talon a été évulsée (Schématique).
A. Tissu feuilleté du pied. — S. Bord périphérique de la sole. — F. Fourchette.

Il serait aussi absurde, en effet, de laisser les talons
hauts, si la chose était possible, à un pied plat que d'abaisser outre mesure ceux d'un pied où ils sont naturellement
hauts.

Dans les pieds bien conformés, *la hauteur des talons*
*doit avoir, à peu près, la moitié de celle de la pince.*

Soit un pied dont le bord inférieur de la paroi BC (*fig.* 69) déborde sensiblement la sole et la fourchette F.

Le maréchal, pour parer ce pied, devra le couper selon la ligne PR. De cette manière, la pince sera rendue aussi courte que possible, la sole ne sera que légèrement entamée sur son pourtour antérieur, et la fourchette F débordera légèrement les quartiers et les talons.

Au point de vue pratique, le maréchal se guidera sur la soudure de la sole avec la paroi, qui forme la *ligne blanche*.

Lorsque cette ligne apparaît, nettement tracée, le maréchal est averti qu'il est arrivé sur la partie saine de la sole et qu'aller plus profondément serait affaiblir inutilement celle-ci.

La direction générale de la face inférieure du sabot ainsi obtenue, il n'a plus qu'à arrondir fortement la pince. A cet effet, posant son rogne-pied à 2 millimètres de la ligne blanche, il fait sauter l'extrémité de la pince selon la ligne MN (*fig.* 70). Il finit ensuite de l'arrondir à la râpe, de façon à obtenir une incurvation à peu près semblable à celle que donne l'usure naturelle.

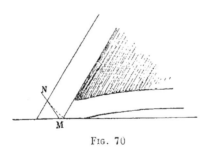

Fig. 70

*b.* Dans le sens latéral. — On a vu dans les notions physiologiques que les membres devaient reposer sur le sol par une surface horizontale. Généralement, les membres étant verticaux, il suffit de mettre la face plan-

taire du pied selon un plan perpendiculaire à la direction
du membre. Cependant, il ne saurait en être ainsi pour les
membres qui, naturellement, *s'écarteraient trop* de la verticale; on obtiendrait alors une déviation anormale des
rayons osseux qui détruirait l'harmonie nécessaire entre
les surfaces articulaires et leurs ligaments de contention.

Cette méthode sort du cadre de la ferrure physiologique
pour rentrer dans celui de la ferrure *orthopédique*. Celle-
ci, comme son nom l'indique, ne convient qu'aux jeunes
animaux.

Les maréchaux anglais ont, paraît-il, toujours paré le
pied selon cette règle, sans se douter du principe qui la
régit. Cela vient de la manière dont ils tiennent le pied
du cheval entre leurs jambes pour le parer. En prenant
le membre par le boulet, le pied tombe toujours à la hauteur de l'œil de l'ouvrier ; celui-ci voit alors naturellement
quel est le côté qui est le plus haut par rapport à la
direction du membre.

C'est à Watrin, ancien vétérinaire militaire, que l'on
doit le principe de la méthode rationnelle pour reconnaître
l'aplomb du pied dans le sens transversal.

La Commission d'Hygiène hippique l'adopta dans le
*Manuel de Maréchalerie*, qui est réglementaire dans
l'armée.

Voici comment s'explique à ce sujet L. Goyau, qui a
été le grand propagateur de la méthode.

« *Pour juger et établir l'aplomb du pied de devant, il
faut :* déterminer le grand axe du paturon et du pied,
autrement dit abaisser, par la pensée, la ligne AB partant, tout en haut, du milieu de la face postérieure du
paturon et coupant le paturon et le pied en deux parties

égales (*fig.* 71) ; puis examiner si la ligne CD, réunissant les deux talons par leur base, coupe à angle droit ou obliquement la première. Si les lignes AB et CD sont perpendiculaires l'une à l'autre, l'aplomb est parfait.

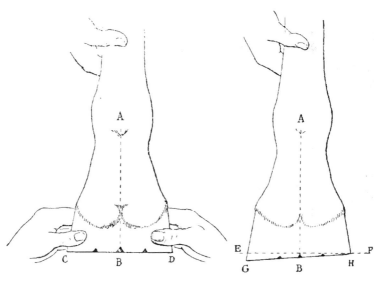

Fig. 71

Si la ligne qui réunit les deux talons est oblique, suivant GH, le pied est de travers, un des talons est plus élevé que l'autre ; il faut immédiatement rétablir l'aplomb en abattant l'excédent de hauteur suivant EF. Les talons étant d'aplomb, la surface d'appui peut être facilement nivelée — autrement dit, mise dans le même plan — soit à l'aide du boutoir, manié en droite ligne de la pince aux talons, soit et mieux avec quelques coups d'une large râpe ».

La méthode est la même pour juger de l'aplomb des
pieds de derrière. « Toujours est vrai ce principe nouveau,
dit encore L. Goyau, de tailler la surface d'appui suivant
un plan coupant à angle droit la direction d'ensemble du
paturon et du pied. C'est vrai, même pour le pied panard,
dont le côté du dehors se trouve ainsi abattu à la mesure
exacte nécessitée pour la régularité de l'aplomb. C'est
vrai, aussi, pour le pied cagneux qui y perd juste sa corne
excédente. Une pratique déjà ancienne démontre l'excel-
lence des résultats obtenus en toutes circonstances. »

Cette assertion, vraie, en effet, pour un pied accidentellement panard ou cagneux, est contraire aux règles qui
régissent l'aplomb s'il s'agit d'un pied panard ou cagneux,
parce que le membre qui le porte est lui-même panard ou
cagneux. Dans ce cas, comme toujours, la section du pied
doit être horizontale.

**Dresser le pied.** — Le maréchal a raccourci le pied au
degré voulu ; il s'est assuré qu'il est dans les conditions
d'aplomb convenables ; il a fait sauter l'extrémité de la
pince ; il ne lui reste plus qu'à *abaisser* la pointe de la
fourchette avec le rogne-pied, si la chose est nécessaire,
à couper le bord tranchant de la paroi et à dresser définitivement le pied au boutoir et à la râpe.

Il se présente quelquefois des pieds dont la pointe de
la fourchette est forte et tellement dure qu'elle peut
déterminer de vraies *foulures de la sole*. On voit, dans ce
cas, tout autour de la pointe, comme une aréole rougeâtre,
trace de sugillations dues à son contact avec le sol dur.
Pour éviter cet inconvénient, on doit abaisser régulièrement la pointe de la fourchette. Cela ne contrarie en rien

l'action physiologique de cet organe, qui agit surtout par le corps et les branches.

Par suite de l'inclinaison de la paroi, son bord inférieur est coupé selon une section oblique qui fait apparaître la coupe d'autant plus large que la région correspondante est plus évasée. Le pied présenterait ainsi un bord tranchant très susceptible de se détériorer si le maréchal ne l'arrondissait légèrement en le coupant avec son rogne-pied. Par cette manœuvre, l'ouvrier ramène le bord inférieur de la paroi à son épaisseur réelle et facilite la détermination du lieu le plus convenable pour l'implantation des clous.

Après avoir nettoyé la sole en faisant sauter les exfoliations qui se détachent naturellement, le maréchal n'a plus qu'à égaliser avec son boutoir et dresser la surface obtenue par la coupe du bord inférieur du sabot. Il se sert également de cet instrument pour *nettoyer* la fourchette en enlevant les parties qui se détachent et dont la présence ne pourrait que nuire à sa conservation.

Enfin, prenant sa râpe, il arrondit la pince, de façon à ce qu'elle puisse s'adapter à l'incurvation du fer, et régularise les bords du sabot en *râpant de court*.

Dans la ferrure ordinaire, le maréchal compte beaucoup sur l'empreinte du fer chaud pour régulariser définitivement la face inférieure du pied. Il ne peut en être de même avec des fers peu épais et plus susceptibles de se déformer à chaud. Ici, le pied doit être paré d'autant plus exactement que le fer à employer est plus mince.

## FERRER LE PIED

**Faire porter le fer.** — Le pied est paré et parfaitement dressé, le maréchal n'a plus qu'à *faire porter le fer* préalablement ajusté et contourné. A cet effet, l'ayant chauffé au rouge sombre, il l'applique franchement sur le pied, en le pressant légèrement avec ses tricoises pour qu'il fasse son empreinte.

Pendant cette manœuvre, l'ouvrier s'assure que la tournure du fer est bien exactement celle du pied, que la branche externe déborde légère ment le sabot depuis le milieu du quartier jusqu'en talon, où elle doit avoir une garniture égale à l'épaisseur du fer ; tandis qu'en dedans, la garniture, tout en étant la même en talon, ne commence que vers la région postérieure du quartier (*fig.* 72).

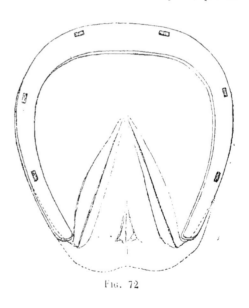

Fig. 72

Si le pied a été mal dressé, de façon à ce que certaines parties trop saillantes viennent seules en contact avec le fer, elles sont aplanies avec le boutoir ou mieux avec la râpe.

Le fer rectifié, s'il y a lieu, et chauffé de nouveau s'il s'est trop refroidi, est réappliqué sur le pied où il produit son siège définitif.

Le maréchal doit bien se garder d'altérer cette empreinte qui représente exactement la surface du fer, en y portant malencontreusement le boutoir sous le prétexte *d'enlever la chaleur*. Le pied dont on n'a pas diminué l'épaisseur de la sole ne sera jamais *chauffé*, si on a soin de faire porter le fer assez chaud pour qu'il puisse faire rapidement son empreinte. Au contraire, on brûle le pied lorsqu'il est paré à fond et que le maréchal, par crainte d'accident, fait porter le fer presque froid. Il est alors obligé de le maintenir plus longtemps pour lui faire faire son siège et le calorique pénètre jusqu'aux tissus vivants qu'il désorganise. On sait combien le charbon est mauvais conducteur de la chaleur, on peut en déduire que la couche de corne carbonisée, loin de brûler le pied, lui servira plutôt d'écran protecteur.

La pratique si générale d'enlever avec le boutoir une certaine épaisseur de corne sur toute la région de la sole venue en contact avec le fer, pour lui éviter toute compression, est *également mauvaise*.

Nous avons vu qu'à l'état de nature le pied s'use, non seulement sur toute l'épaisseur de la paroi, mais encore sur le pourtour de la sole, surtout vers la pince où cette dernière se trouve largement attaquée.

Le pied n'en est pas plus malade pour cela, au contraire. Nous avons également vu que la répartition de la pression, due à la réaction du sol, fatigue d'autant plus la région correspondante du pied que cette surface est moins large.

De là, la nécessité d'imiter la nature en faisant porter le fer sur toute la surface du pied prédestinée à l'usure, sous peine de porter atteinte à l'universelle loi de corrélation entre la structure et la fonction de l'organe.

Cette méthode ne présente aucun danger si on n'a pas aminci la sole « jusqu'à ce qu'elle cède sous la pression du pouce ». Le pied du cheval, en effet, ne peut pas se trouver plus influencé par le contact du fer sur le pourtour de la sole que ne l'est le pied de l'homme par l'effet de la ferrure qui protège quelquefois la semelle de ses sabots ou le talon de ses bottes.

Cela est tellement vrai que plusieurs systèmes de ferrure, et des mieux entendus sous le rapport de la conservation du pied, ont été établis sur ce principe. Il suffira de citer la ferrure arabe et la ferrure Goodwin, en Angleterre, dont l'ajusture en sens inverse a pour but de faire suivre à la face supérieure du fer l'incurvation de la sole.

Dans notre pratique, nous avons toujours recommandé de faire porter le fer en plein, et nous n'avons jamais eu à constater le moindre accident provenant de ce fait.

En somme, faire porter le fer sur la plus grande surface possible est une bonne chose qui n'est contrebalancée par aucun inconvénient.

Ce large contact, qui diminue d'autant la pression supportée par chacun des points du sabot contribuant à l'appui, se perd malheureusement assez vite : la paroi, poussant plus rapidement que la sole, repousse le fer et se trouve, avec le temps, seule en contact avec lui par

son bord inférieur. Mais cela ne se produit pas également
vite sur tout le pourtour du pied et n'est réellement sensible qu'au bout de trois ou quatre semaines. C'est une
condition fatale de la ferrure et un des arguments pour
son renouvellement périodique en des espaces de temps
assez limités.

**Attacher le fer.** — Le fer, bien ajusté et bien contourné selon la forme du pied, a fait son siège ; il est
refroidi pour être définitivement fixé sur le sabot.

Auparavant, le maréchal doit pratiquer les *contre-
perçures*, ou, comme il dit généralement, « déboucher les
étampures ». Quoique l'étampe ait été enfoncée dans toute
l'épaisseur du fer, il reste toujours une pellicule de
métal qui obstrue le fond des étampures. C'est avec
un poinçon, ayant la forme de la lame du clou immédiatement au-dessous du collet, que l'on dégage cette
région.

La manière de pratiquer les contre-perçures a son
importance. En effet, en inclinant plus ou moins le
poinçon on peut faire aboutir la contre-perçure plus ou
moins en dehors ou en dedans et corriger ainsi, jusqu'à
certain point, un défaut de position de l'étampure. Et,
comme c'est la contre-perçure qui détermine le lieu
d'implantation du clou, cette opération mal pratiquée
peut aussi faire perdre le bénéfice d'étampures régulièrement placées.

Les contre-perçures doivent être juste assez grandes
pour permettre le libre passage de la lame du clou.
Quand elles sont trop grandes, le fer se fixe moins solidement et est plus sujet à *clocher*.

Les étampures se débouchent sur un trou de la bigorne ou, mieux, sur un billot à contre-percer.

Le maréchal, ensuite, enlève les bavures produites par le poinçon et lime le bord périphérique du fer. Ce coup de lime doit être donné de biais, par rapport aux faces du fer, et de manière à faire disparaître la trace des coups de marteau. Le pinçon étant rectifié, s'il y a lieu, et les éponges arrondies, l'ouvrier n'a plus qu'à donner le *fil d'argent*.

Le *fil d'argent* est un léger chanfrein qui se pratique à la lime sur la rive externe et supérieure du fer, vis-à-vis la garniture. Il commence donc en dehors, vers le milieu de la branche du fer, jusques et y compris l'éponge, et, en dedans, seulement à 2 ou 3 centimètres de l'extrémité de la branche.

Le fait de limer le pourtour du fer et de donner le fil d'argent n'a aucune importance mécanique, il donne seulement à la ferrure un aspect plus agréable qui fait bien augurer du soin avec lequel l'ouvrier l'a pratiquée.

Le fer est alors replacé sur le pied, bien exactement dans le siège formé par son empreinte à chaud, et le maréchal procède à l'implantation des clous. Il *broche* d'abord les deux clous de pince, pendant que l'aide qui tient le pied maintient le fer en place avec ses deux pouces. Puis il broche les deux clous de talon en commençant par celui du dehors. Le fer étant alors bien fixé par quatre clous, le maréchal s'assure qu'il n'a pas dévié de son siège et, le cas échéant, l'y ramène à coups de brochoir frappés par côté. Il implante ensuite successivement les autres clous.

Le maréchal dans l'opération du *brocher* doit avoir soin d'implanter ses clous toujours perpendiculairement à la face du fer et de les faire sortir sur la paroi tous à égale hauteur et à 2 ou 3 centimètres du bord inférieur, selon la grandeur du pied et la qualité de la corne. Quand, par suite de son inhabileté, l'ouvrier fait sortir la lame des clous à des distances inégales du bord inférieur du pied, on dit qu'il broche *en musique*.

Sitôt que le clou est complètement enfoncé, l'ouvrier en replie immédiatement la partie émergente de la lame sur la paroi. Cette précaution a pour but d'éviter les blessures graves qui pourraient être occasionnées au teneur de pieds par un brusque mouvement de l'animal.

Le maréchal *serre les clous* en appuyant les mors de ses tricoises sur la partie recourbée de la lame et en frappant avec son marteau sur la tête, de manière à bien l'enchâsser dans l'étampure. Cela fait pour chacun des clous, il coupe avec ses tricoises les lames assez près de la paroi ; il dégage le *rivet* en enlevant avec le rogne-pied la partie de corne que la lame a repoussée, replace les tricoises sous chaque extrémité de lame, en frappant sur la tête du clou, et, enfin, incruste le rivet dans la paroi en le frappant à petits coups, tout en appuyant les tricoises sur la tête du clou. Dans ces conditions, étant hors d'atteinte du coup de râpe de la fin, les rivets restent forts, chose essentielle pour la solidité du fer.

Le pied étant posé à terre, on rabat le pinçon sur la paroi à légers coups de brochoir. Le plaçant ensuite sur le chevalet *ad hoc*, le maréchal donne un coup de râpe de façon à enlever les bavures et les aspérités résultant des rivets, ainsi que le bord de la paroi débordant le fer.

Ce coup de râpe doit être limité à la partie inférieure du sabot, depuis les rivets jusqu'au fer, de manière à ne pas atteindre inutilement la couche superficielle de la paroi qui, par sa densité, joue le rôle d'un vernis protecteur.

Après la ferrure, il est d'une bonne pratique de faire trotter le cheval pour voir s'il ne boite pas. Le cheval dont le pied est trop paré, ou qui est *serré* par les clous, marche avec hésitation sur le pavé. Tout cheval qui boite ou qui paraît simplement gêné par la ferrure doit être immédiatement déferré afin qu'on puisse se rendre compte de la cause du mal.

## RENOUVELLEMENT DE LA FERRURE

D'après les principes qui précèdent le renouvellement de la ferrure doit être subordonné à l'excès de longueur qu'acquiert la pince, à l'éloignement du fer de la sole et à l'usure du fer.

La pratique nous montre que, dans la plupart des pieds, la pince croît plus vite que les talons ; cela amène avec le temps une conformation nuisible à la locomotion.

En s'éloignant de la sole, le fer perd une partie de sa surface de contact et aussi le bénéfice de son peu d'épaisseur. La fourchette, en effet, se trouve au bout d'un certain temps trop soulevée pour pouvoir faire son appui en sol ferme.

Enfin, en dehors de ces raisons d'ordre physiologique, l'usure du fer impose aussi son renouvellement périodique.

Les fers en acier, à ajusture et couverture rationnelles, résistent, malgré leur peu d'épaisseur, plus longtemps que les gros fers ordinaires. Il est rare, à moins de circonstances exceptionnelles ou de services spéciaux, que les fers ne puissent pas être replacés encore une fois après la première ferrure. C'est ce que les maréchaux appellent un *relever*. On déferre le pied, on enlève l'excédent de corne, et on repose le même fer.

La ferrure doit être renouvelée en moyenne tous les quarante jours, quelquefois un peu plus tôt; mais on peut rarement aller au-delà sans des inconvénients qui en feraient une économie mal entendue.

On reconnaît qu'un cheval a besoin d'être referré aux caractères suivants.

Les sabots paraissent trop longs; ils sont trop inclinés par suite de la pousse plus rapide de la paroi en pince qu'en talons; le fer, ayant été porté en avant par la pousse de la corne, ne couvre plus complètement les talons et paraît court; la garniture a plus ou moins disparu et, quelquefois, la corne déborde le fer en quartiers. Au lever des pieds, on juge de l'éloignement du fer de la sole, seul indice vraiment exact de l'excès de longueur du sabot. On voit aussi, quelquefois, la fourchette n'être plus sur le même plan que les branches du fer qui la débordent, la sole se fendiller et s'exfolier sur toute l'épaisseur de la corne excédente.

## CONDITIONS DE LA FERRURE PHYSIOLOGIQUE

1° **Au point de vue extérieur.** — Pour juger des conditions de la ferrure au point de vue de l'exécution, on examine le pied ferré au *poser* et au *lever*.

Au POSER, le pied *vu de face* a ses quartiers de même hauteur ; la pince, au lieu d'être régulièrement circulaire, forme une courbe légèrement aplatie. Le fer relève entre les mamelles et ne porte pas sur le sol vis-à-vis la pince : le pinçon, à bords réguliers et symétriques, s'élève juste en face, sur la ligne médiane du pied. Dans les pieds de derrière, le fer ne se relève pas en pince et le pinçon central se présente juste en face de l'observateur placé devant le cheval ; il se trouve, par conséquent, un peu en dedans par rapport à la ligne médiane du pied. Le plus souvent, chez les chevaux à allure rapide, le pinçon central est remplacé par deux pinçons latéraux, symétriques par rapport à la pince. Dans ce cas, la corne du sabot déborde légèrement la pince du fer qui est comme tronquée.

*Par côté*, le pied laisse voir les hauteurs relatives de la pince et des talons. Ceux-ci doivent avoir un peu plus que la moitié de la hauteur de la pince. Celle-ci, dans son profil, est droite du bourrelet à la hauteur des rivets ; elle s'incurve depuis les rivets jusqu'au fer, de manière à former la troncature que nous avons constatée en regardant le pied de face.

Le fer se relève des mamelles à la pince ; mais il reste rectiligne depuis les mamelles jusqu'aux éponges qui débordent légèrement les talons en arrière. On constate que la garniture s'étend, en dehors, du milieu des quartiers jusqu'aux talons où elle est égale à l'épaisseur du fer. En dedans, la garniture commence moins en avant, mais elle est aussi forte en talon que du côté externe. Le fil d'argent s'étend sur toute la rive du fer qui déborde le sabot, tant en dedans qu'en dehors.

Les rivets sont tous à la même distance de terre, également espacés, et bien incrustés dans la paroi.

Dans le pied vu *par derrière*, les éponges du fer ont les angles arrondis; elles débordent à peine les talons en arrière; elles garnissent également en dehors et en dedans. Enfin, étant à égale distance de la lacune médiane, on dit que le fer est *« posé droit »*. Le fer qui ne remplit pas cette dernière condition est dit *« posé de travers »*.

Au LEVER, on constate que l'épaisseur est la même partout au fer de devant et un peu plus forte dans la région de la pince au fer de derrière. La couverture, forte en pince et en mamelles, est aussi faible que possible en branches. L'ajusture s'étend régulièrement selon une ligne un peu oblique en dehors, principalement chez les animaux de trait. L'ensemble des clous est bien régulièrement réparti sur les deux tiers antérieurs du pied; les têtes sont bien enchâssées dans les étampures et les rivets se trouvent situés sur la verticale partant du milieu de la tête du clou. Le fer porte bien par toute sa surface. La sole et la fourchette ont été simplement nettoyées. Le corps de la fourchette se trouve au moins sur le plan des branches du fer. Il serait avantageux qu'il débordât même ce plan.

Le pied sortant des mains du maréchal et qui se présente dans ces conditions est *« bien ferré »*.

**2° Au point de vue physiologique.** — On a vu que, dans la manière de parer le pied comme dans l'adaptation du fer, nous avons recherché avant tout l'imitation de la surface formée par l'usure naturelle du pied non ferré.

C'est le meilleur moyen de laisser le sabot dans les conditions les plus en harmonie avec le rôle physiologique du pied.

A cet effet, les talons restent aussi hauts que le permettent l'état des quartiers et la nature de la fourchette ; la pince est raccourcie autant que la chose est compatible avec la protection des parties vives. Cette méthode assure l'intégrité du pied par la répartition bien entendue des rôles qui incombent à chacune de ses régions : les talons sont forts, la fourchette — dans les pieds bien conformés — porte en plein sur le sol et le relèvement de la pince, dans les pieds de devant, facilite les mouvements de rotation du pied en éloignant d'autant les chances de *butter* dans les allures du pas ou du trot.

Le fer, par sa forme absolument semblable à la surface d'usure, assure au pied une largeur d'appui aussi considérable qu'à l'état de nature. Son peu d'épaisseur n'empêche jamais la fourchette non atrophiée de participer à l'appui. Cela met le pied dans les conditions les plus naturelles possibles au point de vue de la répartition des pressions et au point de vue des mouvements d'expansion du sabot dans la région des talons et des glômes de la fourchette.

L'appui de la fourchette sur le sol a encore l'avantage de donner plus d'adhérence au pied sur les terrains glissants.

La réduction du poids du fer, par rapport aux ferrures généralement usitées, permet l'utilisation d'une quantité de force toujours avantageuse, mais dont l'importance est surtout considérable dans les allures vives.

**3° Au point de vue économique.** — Tout le monde sait que, dans la pratique des choses, il ne suffit pas que les avantages d'un système nouveau soient démontrés pour croire qu'il se substituera tout naturellement aux systèmes anciennement établis. Cela est surtout vrai en économie rurale et particulièrement pour la maréchalerie. Ici, comme dans tous les cas où intervient la physiologie, les effets sont rarement tangibles; ils ne se manifestent qu'à la longue et il faut encore les déduire par le raisonnement.

Mais, en revanche, ce qui tombe immédiatement sous les sens du propriétaire du cheval à ferrer, c'est le prix de revient de la ferrure. Il y a donc beaucoup de chances pour que la question de prix l'emporte à ses yeux sur des avantages qu'il ne comprend pas toujours et qui lui apparaissent plus ou moins problématiques.

De là, la condition presque absolue pour qu'une nouvelle méthode de ferrure soit adoptée est qu'elle soit immédiatement économique, ou, tout au moins, qu'elle ne soit pas plus onéreuse que la pratique à laquelle on veut la substituer.

Voyons donc les conditions économiques de notre ferrure.

L'acier, tel qu'on l'obtient actuellement par les procédés Martin-Siemens, revient moins cher que le fer doux de bonne qualité. Le prix actuel de l'acier coulé est de 25 à 30 francs les 100 kilogrammes ; tandis que le fer de qualité convenable revient de 30 à 35 francs les 100 kilogrammes.

Voici comment on peut calculer le prix de revient d'un fer brut ordinaire de cheval de selle ou de trait léger de taille moyenne :

| | |
|---|---:|
| 400 grammes de fer à 30 fr. 0 0 kilog . . . . . | 0ʳ12 |
| Main d'œuvre . . . . . . . . . . . . . . . . . | 0ʳ07 |
| Charbon . . . . . . . . . . . . . . . . . . . . | 0ʳ04 |
| Total. . . . . . . | 0ʳ23 |

Un fer non ajusté, du poids de 400 grammes, revient donc, au minimum, à 0 fr.23. Le même fer, en acier, exécuté dans les mêmes conditions, ne reviendrait qu'à 0 fr. 21.

Mais, dans notre cas, le fer pesant environ moitié moins, le prix de revient n'est que de 0 fr. 17. Il n'est pas hors de raison d'admettre que ce fer, fait à la mécanique, reviendrait tout au plus de 0 fr. 10 à 0 fr. 12.

Au point de vue de la durée, l'avantage reste probablement encore à notre fer mince en acier. Les expériences que nous avons faites nous permettent d'affirmer, pour ce fer, une durée au moins égale à celle d'un fer ordinaire.

Une fois usés, les fers en acier ne sont plus d'aucun usage, les *déferres* ne peuvent pas se *lopiner ;* il faut qu'elles repassent par le creuset. Au point de vue économique, cela n'a pas d'inconvénient, car le fer brut obtenu d'un lopin revient certainement plus cher que le même en acier, obtenu par les procédés mécaniques.

De ces données, il est permis de conclure qu'au point
de vue pécuniaire il n'y a pas désavantage à se servir
de l'acier pour la confection des fers à cheval avec
la main d'œuvre ordinaire, mais que l'avantage sera
certain le jour où l'on obtiendra les fers bruts à la mécanique.

# B. — FERRURES FRANÇAISES

## LA FERRURE DANS L'ARMÉE

La ferrure, telle qu'elle est pratiquée dans l'armée, peut
être considérée comme le type de la ferrure française pour
les chevaux de selle et de trait léger.

Le régiment est une école par où sont obligés de passer
tous les jeunes maréchaux ; les principes qu'ils y puisent
sont ensuite appliqués par eux dans la pratique des ateliers civils.

La valeur de cet enseignement a déjà porté ses fruits.
Dans beaucoup de mauvais ateliers, on voit la ferrure
tendre à devenir plus rationnelle et l'on ne s'y permet
plus avec autant de désinvolture certaines pratiques
funestes aux pieds des chevaux.

Il arrivera même un moment où, en France, la maréchalerie, encore bien arriérée, sera la profession qui mar-
chera le mieux dans le sens du progrès.

Ici, plus que dans tout autre corps d'état, l'enseignement exclusivement traditionnel était insuffisant. Ne
pouvant se baser sur des règles précises et bien détermi-

nées, la tradition livrée à elle-même devait forcément donner lieu à des pratiques vicieuses.

En Allemagne, l'insuffisance de l'apprentissage en maréchalerie a été si bien comprise qu'on a institué des écoles spéciales pour les ouvriers maréchaux ; et, depuis 1883, nul ne peut exercer la profession de maréchal sans la production d'un certificat d'examen [1].

Des écoles de ce genre existent également en Autriche-Hongrie. en Russie, en Danemark, en Suède et Norvège, et jusque dans la presqu'île des Balkans.

En France, nous n'avons que l'école de maréchalerie annexée à l'école d'application de cavalerie de Saumur. Encore cette école n'est-elle destinée qu'aux maréchaux de l'armée.

Chaque école vétérinaire possède, il est vrai, un atelier de maréchalerie où sont exercés aux premiers principes de la forge et de la ferrure les élèves vétérinaires. Mais cet enseignement, considéré comme un peu accessoire, ne séduit guère les hommes de science du corps enseignant.

Il est permis d'affirmer qu'en France les moyens de se perfectionner dans l'art de la maréchalerie, en dehors de l'apprentissage, manqueraient absolument aux

_____

(1) La loi du 5 mai 1890 réglemente l'exercice de la maréchalerie en Alsace-Lorraine. Conformément à cette loi, une école de maréchalerie a été ouverte, le 1er octobre, à Strasbourg. A partir du 1er octobre 1892, nul ne pourra exercer le métier de maréchal ferrant s'il n'a passé avec succès un examen dans une école créée ou reconnue par le Gouvernement. Les maréchaux exerçant actuellement doivent se mettre en règle pour cette époque en passant des examens devant des commissions spéciales qui leur délivreront le certificat de *maréchal ferrant diplômé.*

ouvriers maréchaux sans l'école du régiment. Celle-ci est devenue obligatoire à peu près pour tous.

De la valeur de l'enseignement donné par les vétérinaires militaires dépendra donc en grande partie l'avenir de la maréchalerie française.

Quant à l'école de maréchalerie de Saumur, elle est malheureusement insuffisante. C'est à peine si un dixième des maréchaux de l'armée peuvent y recevoir, pendant un an, un enseignement d'ailleurs de tous points remarquable.

Cette école n'en étend pas moins son influence sur toute l'armée et, par le fait, sur toute la France.

C'est là, en effet, où se perfectionnent dans la théorie de la ferrure les vétérinaires militaires stagiaires qui seront appelés plus tard à enseigner les maréchaux des régiments. C'est aussi l'école de Saumur qui fournit les *types* des fers qui servent d'étalon dans l'armée pour la ferrure réglementaire.

### FER RÉGLEMENTAIRE DE L'ARMÉE

*a*. **Fer de devant.** — Dans sa *forme,* le fer de devant représente à peu près exactement le pourtour du pied du cheval (*fig.* 73).

La branche externe est un peu plus incurvée que la branche interne.

Dans son ensemble, la longueur du fer est à peu près égale à sa largeur.

La *couverture* est la même de la pince aux éponges. Elle varie selon l'arme entre 0^m,022 (cavalerie de ligne) et 0^m, 018 (cavalerie légère, chevaux arabes).

La couverture des fers de devant des chevaux de trait de l'artillerie et du train est de 0$^m$. 0235.

L'*épaisseur* est la même partout. Elle varie entre 0$^m$,0125 (cavalerie de réserve) et 0$^m$,010 (chevaux arabes). L'épais-seur des fers de devant pour les che-vaux de trait est fixée à 0,014.

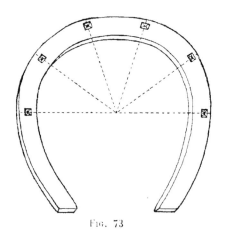

Ces dimensions concernant l'épais-seur peuvent ne pas être atteintes, mais dans aucun cas elles ne doivent être dé-passées.

Les *étampures* sont au nombre de *six* pour les chevaux

de cavalerie légère, de *sept* pour la cavalerie de ligne, de *huit* pour les autres armes. Les deux étampures de pince sont sur la même ligne, à égale distance du bout de l'éponge, et percées à maigre ; les deux dernières coupent le fer en deux parties égales ; les étampures du dehors sont progressivement plus à gras, à partir de la pince ; les étampures du dedans sont à maigre comme celles de la pince. Toutes les étampures sont également espacées, car-rées, nettes, percées à fond et bien d'aplomb.

Le *pinçon*, de grandeur moyenne, se termine en pointe et est placé bien au centre de la pince.

L'*ajusture* du fer de devant est une incurvation régu-lière et calculée de sa face supérieure. Elle commence vers le milieu du fer et va en augmentant vers la pince. Cette incurvation a pour but d'empêcher la compression de la sole par la rive interne du fer.

« Pour donner l'ajusture, le maréchal prend le fer par l'éponge la plus rapprochée de lui, lève les tenailles de manière à faire porter la pince à faux sur l'enclume, relève la pince de 4 millimètres environ, en trois ou quatre coups de marteau, continue ses coups sur la branche restée libre, en les donnant bien à la suite l'un de l'autre, change aussitôt d'éponge et ajuste l'autre branche.

« L'incurvation débutant par 4 millimètres doit progressivement diminuer et être nulle à la dernière étampure.

« Si le maréchal est habile, chaque coup de marteau porte : il ne frappe jamais deux coups au même endroit.

« Le maréchal retourne le fer en le tenant par la pince, le pose à plat sur l'enclume, les étampures en dessus ; fait rentrer l'ajusture, si elle paraît trop relevée, par une battue légère donnée sur la rive interne ; frappe les branches du fer de trois ou quatre coups de marteau, à partir de la dernière étampure jusqu'à l'éponge, pour les mettre bien à plat.

« Le maréchal examine ensuite le fer de champ, en le tenant par la pince, pour s'assurer que les branches sont dans le même plan et que la pince est assez relevée » (*Manuel de Maréchalerie*).

La *garniture* commence après la mamelle du dehors et augmente progressivement, pour être de 5 à 7 millimètres en éponges. En dedans, elle commence vers le milieu du quartier.

Le *fil d'argent* est donné du pinçon à l'éponge externe.

Les *éponges* sont coupées carrément sur la même ligne.

*b.* **Fer de derrière.** — Le fer de derrière est un peu plus allongé que le fer de devant ; comme celui-ci, il a la forme du pied sur lequel il doit être appliqué (*fig.* 74).

La *couverture* est sensiblement plus forte en pince qu'en éponges ; la branche du dedans est plus dégagée et plus droite que celle du dehors. La couverture en pince varie entre 0<sup>m</sup>,025 et 0<sup>m</sup>,021 ; elle est de 0<sup>m</sup>,027 pour les chevaux de trait.

L'*épaisseur* est également un peu plus forte en pince qu'en éponges, vers lesquelles elle va en diminuant. Elle est de 0<sup>m</sup>,0125 en pince pour la cavalerie de réserve, de 0<sup>m</sup>,010 pour les chevaux arabes et de 0<sup>m</sup>,014 pour les chevaux de trait.

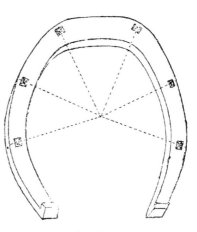

Fig. 74

Les *étampures* sont au même nombre qu'au fer de devant. Les deux dernières sont bien plus rapprochées des talons que dans le fer de devant. La région de la pince est toujours dépourvue d'étampures.

Le *pinçon*, au lieu d'être levé au centre même de la pince, est toujours placé un peu en dedans.

L'*ajusture* du fer de derrière est moins prononcée que pour le fer de devant ; 2 à 3 millimètres de relèvement en pince suffisent.

La *garniture* est la même qu'au fer du devant.

Les *crampons* étaient autrefois réglementaires aux fers de derrière, même pour la ferrure d'été. La circulaire ministérielle du 16 juillet 1881 les rend facultatifs en été. Les crampons doivent être levés carrément et avoir une hauteur égale à l'épaisseur du fer.

**Parer le pied.** — Les principes sur lesquels on se base pour parer les pieds sont à peu près les mêmes que ceux indiqués à propos de la ferrure physiologique. Ils sont les mêmes pour la constatation de l'aplomb du pied.

Nous croyons, cependant, devoir citer le manuel opératoire pour parer le pied. tel qu'il est donné par la théorie des élèves maréchaux.

« Pour parer le pied une règle uniforme doit être adoptée :

« 1° Juger du premier coup d'œil la quantité de corne à retrancher.

« Toute la paroi qui dépasse la sole est de trop ; si rien ne dépasse, il y a peu de chose à faire ;

« 2° Retrancher l'excédent de la paroi, en commençant par les talons.

« A cet effet, le rogne-pied, *tenu parallèlement à la surface d'appui du pied*, entre en talon externe dans l'épaisseur de la corne ; il est chassé à coups de brochoir et s'arrête au centre de la pince ; il est alors retiré sans faire sauter la portion de corne retranchée.

« La même opération recommence à partir du talon interne.

« La corne excédente tombe donc d'une seule pièce, en laissant sur le même plan la paroi et la sole ;

« 3° Recommencer à petits coups de rogne-pied, à partir du centre des quartiers, pour terminer le raccourcissement de la pince et du pourtour antérieur de la sole, et s'arrêter dès que le cordon circulaire apparaît nettement tracé ;

« 4° Poser le tranchant du rogne-pied transversalement et d'aplomb sur le sommet de la pince, à 2 millimètres du cordon circulaire, et faire sauter ce sommet en deux coups de brochoir donnés l'un en levant la main qui tient le rogne-pied, l'autre en la baissant ;

« 5° Retrancher avec le rogne-pied le bord tranchant de la paroi à partir du centre des quartiers, particulièrement en dehors, de manière à donner à la paroi une égale épaisseur à tout son pourtour et à rendre la pince courte et ronde ;

« 6° Ouvrir légèrement les lacunes latérales de la fourchette en arrière ; en faire sauter la pointe avec le rogne-pied, si elle est dure ;

« 7° Regarder si le pied est d'aplomb ;

« 8° Prendre le boutoir, régulariser l'aplomb en mettant les deux talons sur la même ligne.

« Niveler la surface d'appui du pied en promenant le boutoir à plat de la pince aux talons.

« Nettoyer la fourchette, régulariser les branches, mettre la pointe au centre de la sole, ouvrir légèrement la lacune médiane, enlever à fond toutes les parties décollées, traiter la fourchette malade par la liqueur de Villate ou de la suie délayée dans le vinaigre en cas de plaies suppurantes, par le goudron quand il n'y a pas de suppuration ;

« 9° Arrondir légèrement le bord inférieur de la paroi avec la râpe et en *râpant de court*.

« En résumé, le pied doit être entièrement paré avec le rogne-pied, et finalement dressé avec le boutoir.

« Ces instruments sont maniés parallèlement à la surface d'appui. Le pied est ainsi paré d'aplomb et l'on évite d'*entrer en quartier*, autrement dit de creuser cette région.

« Entrer en quartier est une faute qui met l'ouvrier dans la nécessité d'abattre la pince et les talons pour niveler le pied, c'est-à-dire de *parer à fond*.

« Le maréchal doit se tenir en garde contre la facilité plus grande qu'il a d'enlever de la corne en dedans du pied gauche et en dehors du pied droit.

« Voilà comment, dans la pratique raisonnée, le pied doit être paré.

« Le pied méthodiquement paré est ramené à sa forme naturelle et conserve toute sa force ; la surface d'appui est horizontale ; les mamelles sont arrondies ; la sole a toute son épaisseur et les barres toute leur force ; la fourchette est ramenée à sa forme, à son volume ordinaires ».

### CONSIDÉRATIONS SUR CETTE FERRURE

Comme on le voit d'après cette esquisse, la ferrure normale, dans l'armée française, qui est, à vrai dire, la ferrure nationale, est basée sur des principes bien définis et parfaitement rationnels.

La méthode pour déterminer l'aplomb du pied et la manière de parer le pied, par exemple, est remarquable par sa simplicité et son exactitude.

Malheureusement, tout n'est pas également parfait.

Voici ce que l'on doit reprocher à cette ferrure et le sens dans lequel elle doit être perfectionnée.

*A.* Du côté du fer.

1° Le fer français est lourd ; c'est en partie la conséquence du défaut de résistance à l'usure de la matière première dont on se sert dans sa fabrication ;

2° Sa couverture égale partout augmente son poids sans lui assurer plus de résistance à l'usure. Il vaudrait mieux qu'il fût moins couvert en branches et davantage en pince, là où l'usure atteint son maximum d'intensité ;

3° Il est trop épais. Cette épaisseur le rend lourd et éloigne la fourchette du sol où elle doit normalement faire son appui ;

4° Ses étampures carrées diminuent sa résistance, car chacune d'elles produit une section transversale plus grande que si elle était de forme rectangulaire. Dans l'étampage, le fer risque davantage de *s'étoiler* sous la pression latérale plus forte de l'étampe.

La répartition des étampures sur la moitié antérieure du fer seulement, n'est pas rationnelle ; cette manière de faire est basée sur la fausse interprétation d'un phénomène physiologique qu'on a exagéré. Réparties sur une plus grande étendue, elles pourraient être plus éloignées les unes des autres, circonstance favorable à l'intégrité de la paroi ; la solidité du fer serait augmentée par suite de la diminution de l'amplitude des vibrations dans les branches ;

5° L'ajusture, telle qu'elle est donnée, diminue la surface de contact du sabot sur le fer, ce qui fatigue d'autant les parties qui participent à l'appui.

Dans cette ajusture, la pince ne relève pas suffisamment : le cheval est exposé à butter quand la ferrure est neuve, les allures du pas et du trot sont ralenties, les mouvements du pied sont plus pénibles et le fer s'use trop vite en pince. La plupart des vieux fers sont, en effet, coupés en pince par l'usure, tandis que les branches sont encore épaisses.

*B*. Dans la manière de parer le pied et dans l'application du fer.

Dans le cinquième temps du *Manuel opératoire* pour parer le pied est indiquée au maréchal une certaine manœuvre du rogne-pied qui doit rendre la pince courte et *ronde*. Cette dernière prescription est généralement trop souvent exagérée. On semble oublier que, dans l'état de nature, la pince a une tendance à s'aplatir. Cette disposition implique certains avantages cinématiques dont il est bon de tenir compte dans la ferrure.

Dans l'application du fer, on exagère la garniture et, en arrière, le débordement du talon par l'éponge du fer.

## FERRURE CHARLIER

La *ferrure Charlier* est ainsi appelée du nom de son inventeur, Charlier, vétérinaire français. Celui-ci l'avait d'abord désignée sous le nom de *ferrure péripiantaire*, comme on la nomme encore quelquefois.

Protéger le bord périphérique du pied contre une usure trop rapide et surtout contre les éclatements de corne qui se produiraient infailliblement sur les pieds de chevaux travaillant non ferrés, tel a été le but de l'inventeur.

Par son procédé, il met le pied dans des conditions essentiellement physiologiques, car il diminue considérablement le poids du fer, et la sole et la fourchette participent
à l'appui comme à l'état de nature.

Le *fer Charlier* (*fig.* 73) a, comme tournure, exactement la forme du bord inférieur du pied. Il est plus épais

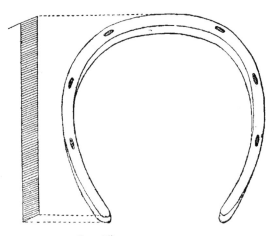

FIG. 73. — FER CHARLIER.

que large et un peu moins couvert à la branche interne.
Ce fer est bigorné obliquement, de manière à ce que son
bord extérieur suive exactement l'obliquité de la paroi.
Cela rend sa face supérieure un peu plus étroite que la
face inférieure.

La rive supérieure interne est arrondie à la lime. Les
éponges sont arrondies et coupées obliquement selon la
direction des talons.

On lève généralement un pinçon au fer Charlier, comme
au fer français. Les étampures sont ovales et contre-percées

à gras sur la face supérieure du fer. Leur nombre et leur distribution sont les mêmes que dans les fers ordinaires, sauf pour les deux étampures de pince qui sont toujours plus écartées.

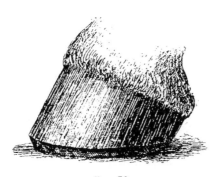

Pour parer le pied, dans la ferrure Charlier, on enlève avec le rogne-pied l'arête du bord inférieur de la muraille dans tout son pourtour. On forme ainsi une sorte de biseau d'environ 15 millimètres de hauteur et comprenant les deux tiers de l'épaisseur de la paroi (*fig.* 76).

FIG. 76

Ce biseau facilite l'action d'un boutoir spécial avec lequel on forme une feuillure où s'engagera le fer (*fig.* 77).

La profondeur de cette feuillure dépend de l'excès de longueur du pied. Dans tous les cas,

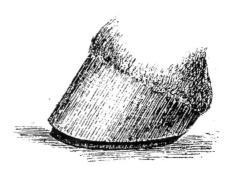

FIG. 77

elle ne doit pas dépasser la moitié de l'épaisseur de la sole.

On reste même généralement, en pince, dans la limite du pied paré à la manière ordinaire; on l'approfondit davantage en talons, de façon à ce que le fer bien incrusté laisse la fourchette porter sur le sol. Cette rainure doit rester un peu moins large que la muraille n'est épaisse. On se guide en cela sur la ligne de soudure de la sole avec la paroi.

Le boutoir spé-
cial dont on se sert
pour cette opération
porte le nom de *bou-*
*toir à guide*. Il est,
en effet, muni en

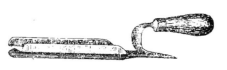

dessous d'une arête qui limite son action dans le sens transversal (*fig.* 78).

On parfait quelquefois la rainure avec une *rénette*
à guide (*fig.* 79).

FIG. 79

Enfin, c'est le fer
chaud qui complète
son siège définitif.
On a soin de
l'appuyer perpen-
diculairement sur la muraille, en le tenant bien droit par le bout effilé des tricoises introduit dans les étampures.

Il ne faut le laisser séjourner que quelques secondes sur le pied pour ne pas chauffer les parties sensibles toujours peu éloignées.

Il ne faut jamais toucher à la sole, ni aux arcs-boutants, ni à la fourchette, à moins qu'il n'existe à leur surface des parties exubérantes ou écailleuses, mortes et dures, faisant corps étranger.

Le fer est attaché à la manière ordinaire, avec des clous dont la tête a la forme de l'étampure.

Telle est la ferrure Charlier. D'après son inventeur, elle est éminemment propre à permettre l'élasticité du pied, ce qui fait qu'elle rend assez rapidement leur forme normale aux pieds resserrés ; elle développe la fourchette atrophiée, guérit les bleimes, les seimes, etc... Enfin, par suite de l'étroitesse du fer et du frottement de la fourchette, elle a l'incontestable avantage d'éviter les glissades sur le pavé gras et plombé des villes.

Malgré tous ces avantages, la ferrure Charlier, quoique très connue, est peu employée. Elle ne dépasse guère le cadre des ferrures exceptionnelles.

Ce n'est pas une ferrure de service. Les branches, trop faibles, se cassent vis-à-vis l'étampure du talon ou s'écartent trop facilement en sortant de leur feuillure. On doit également lui reprocher de limiter les pressions sur une surface trop restreinte, car, la sole s'usant plus rapidement que le fer, celui-ci reste en relief et supporte seul les chocs de la réaction du sol.

Le manque d'incurvation du fer en pince amène son usure prématurée dans cette région avec tous les inconvénients inhérents à ce défaut.

Cette ferrure, demandant pour être bien exécutée une certaine habileté de la part de l'ouvrier, n'est pas à la portée de tous les maréchaux.

Cependant, la plupart de ces défauts peuvent être palliés. Ainsi, le colonel Gillon, en Angleterre, a employé avec avantage l'acier Bessemer pour la fabrication des fers Charlier. Il a pu ainsi atténuer par la dureté du métal une usure trop rapide.

En substituant l'acier au fer dans la ferrure Charlier,

et en donnant une certaine ajusture qui amène le relèvement de la pince, on peut obtenir une ferrure très convenable pour les chevaux de luxe.

Ainsi modifiée, cette ferrure peut aussi être avantageusement employée dans certaines affections du pied,
comme nous le verrons dans la *ferrure thérapeutique*.

## FERRURE LAFOSSE

**Principe et description.** — Lafosse père, maréchal des
Petites-Écuries du roi Louis XV, fit paraître, en 1756,
la *Nouvelle pratique de ferrer les chevaux de selle et de
carrosse*.

Lafosse fils travailla avec son père et partagea ses
idées. Il chercha, plus tard, à les perfectionner et à les
propager dans le *Guide du maréchal*. Ces auteurs en
maréchalerie se montrent bien supérieurs à leurs devan-
ciers et même au célèbre Bourgelat, qui fut leur contem-
porain et dont les idées eurent cours par la suite.

Lafosse père trouve, entre autres nombreux défauts,
que les fers que l'on fabrique de son temps sont lourds et
qu'ils empêchent la sole et la fourchette de porter sur le
sol. Aussi, dit-il, « il ne faut jamais parer la sole, ni la
fourchette ; on doit se contenter d'abattre seulement la
muraille, si on la juge trop longue ».

« Pour empêcher les chevaux de glisser sur le pavé
sec et plombé, il faut mettre un fer en croissant, c'est-à-
dire un fer qui n'occupe que le pourtour de la pince et
dont les éponges viennent, en s'amincissant, se terminer
au milieu des quartiers ; en sorte que la fourchette et le

talon portent d'aplomb sur le terrain, tant du devant que
du derrière, mais surtout du devant, parce que le poids du
corps du cheval y est plus
porté; et plus le fer est
court moins le cheval
glisse, la fourchette faisant pour lors le même
effet que ferait sur la glace
un vieux chapeau que
nous aurions sous nos
souliers (*fig.* 80) ».

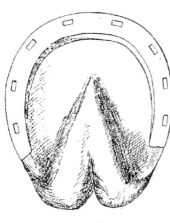

Fig. 80

Lafosse fils ne s'en tint
pas au fer à croissant
de son père ; il imagina,
pour empêcher les che-
vaux de glisser, le fer à
*demi-cercle*.

« Le demi-cercle doit être de deux ou trois lignes de
largeur sur une d'épaisseur; il doit avoir dix étampures
également semées et
contre-percées ; les clous
doivent être très petits.
Le cheval, ainsi ferré, est
plus léger ; ses mouve-
ments sont plus liants,
plus fermes sur le pavé
sec et plombé (*fig.* 81) ».

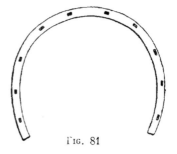

Fig. 81

Afin d'arriver plus sû-
rement encore à empê-
cher les glissades chez les chevaux de carosse, Lafosse
imagina de placer son fer à demi-cercle sur la ligne

blanche et la moitié interne du bord inférieur de la muraille, de manière à ce que la paroi débordât le fer sur tout le pourtour du pied.

Ce furent, sans doute, ces exagérations qui discréditèrent cette ferrure. Il est certain que, dans ces conditions, le fer ne pouvait pas avoir une durée suffisante.

Aujourd'hui, on a une tendance à revenir à la ferrure Lafosse légèrement modifiée. On l'applique principalement sur les pieds serrés à talons hauts, ce qui en fait plutôt une ferrure *thérapeutique* (nous aurons occasion d'en parler plus loin) qu'une ferrure *normale*. Mais comme, dans certains cas, elle peut présenter de réels avantages, même sur les pieds bien conformés, nous allons l'étudier à ce dernier point de vue.

Le fer de Lafosse, appelé *fer à lunette* et, plus souvent, *fer à croissant*, constitue, aujourd'hui, un demi-fer peu épais, à quatre ou cinq étampures, dont les extrémités sont disposées en biseau pour être incrustées dans le pied (*fig.* 82.)

Ce fer étant placé sur le pied, la corne en talons se trouve au niveau de sa face inférieure.

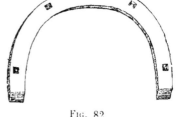

Fig. 82

FER A CROISSANT.

La ferrure Lafosse, bien comprise, joint à la légèreté du fer l'avantage de laisser au pied l'intégrité de ses fonctions.

Malheureusement, sa durée n'est pas suffisante. Comme pour la ferrure Charlier, on peut dire que la ferrure La-

fosse est plutôt une ferrure de luxe qu'une vraie ferrure
de service. D'autre part, le fer à croissant ne protégeant
pas les talons, la corne, dans ces régions, s'use trop vite
sur les routes empierrées.

Il serait facile de remédier à une partie de ces inconvénients en fabricant le fer avec un métal plus résistant —
l'acier, par exemple — et surtout en le faisant relever légèrement de la pince et en le laissant un peu plus couvert dans
cette région. On lui donnerait ainsi une résistance à l'usure
bien plus grande et on mettrait le pied dans de bonnes
conditions physiologiques par rapport à la locomotion.
Il pourrait alors être appliqué avec un sérieux avantage
sur les pieds à talons forts.

**Fer Poret.** — Poret, vétérinaire de la Compagnie des
Omnibus de Paris, s'inspirant des idées de Lafosse, applique
une ferrure spéciale, qui porte son nom, aux chevaux de
service de la Compagnie. Voici comment le vétérinaire
Lavalard, instigateur de la méthode Poret, s'exprime au
sujet de cette ferrure.

« Examinons d'abord rapidement le fer et ensuite la
manière de l'appliquer sous le pied, laquelle diffère un
peu de la manière ordinaire.

« La figure 83, représentant les deux modèles de fers en
usage à la Compagnie des Omnibus depuis quinze ans,
nous dispense d'entrer dans de grands détails de description. Le fer mécanique à devant (modèle n° 3) a $0^m,023$ de
largeur en pince et $0^m,015$ d'épaisseur. Ces deux dimensions vont en diminuant progressivement pour n'être plus
en éponge que de $0^m,01$ en largeur et de $0^m,005$ en épaisseur,
soit une différence de $0^m,013$ et de $0^m,01$. Il est important

que le plan incliné formé par les branches commence en quartiers.

« La longueur du fer, mesurée de la pince à l'éponge, varie entre 0ᵐ,14 et 0ᵐ,17.

« Quelle que soit la dimension, le nouveau fer n'a que dix étampures. Son poids varie entre 700 et 900 grammes.

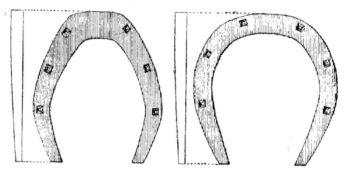

Fɪɢ. 83                    Fɪɢ. 83 (bis)

Fers Poret, de la Compagnie des Omnibus.

« Le fer à derrière a 0ᵐ.03 de largeur en pince et en mamelles et 0ᵐ,015 en talons; 0ᵐ,018 d'épaisseur en pince et 0ᵐ,007 en éponge.

« Il pèse de 800 à 1,000 grammes, a les mêmes dimensions en longueur que le fer à devant et six ou sept étampures : six pour les petits fers et sept pour les grands.

« La garniture est supprimée aux pieds de devant et aux pieds de derrière, ce qui nous a permis de n'avoir plus qu'un seul modèle de fer pour les pieds de devant et un seul pour ceux de derrière.

« Les étampures placées à la même distance de la rive externe sont réparties également sur les deux branches exactement semblables. En un mot, nous avons supprimé, par cette uniformité, la distinction en fers du pied droit et en fers du pied gauche : les deux fers s'appliquent indifféremment aux deux pieds. C'est une simplification dans la confection des fers mécaniques, il suffit de deux matrices au lieu de quatre. Cette diminution de matériel permet de réaliser une économie sur le prix de revient.

« L'ajusture est faite à l'anglaise par l'ouvrier au moment de poser le fer. Cette ajusture, qui laisse la face inférieure du fer plane, ne fausse pas l'aplomb comme l'ajusture française, surtout l'ajusture exagérée que l'on pratique sur les fers un peu larges comme ceux que nous employons.

« En résumé, nous nous sommes attachés à ramener la pratique de la ferrure à son véritable rôle : placer sous le pied une bande métallique qui s'adapte exactement au bord plantaire de la paroi, la protège contre l'usure et permette au pied de conserver son aplomb régulier en donnant à cette bande des épaisseurs différentes en rapport avec le mode naturel d'user du cheval sauvage ou non ferré.

« Nous arrivons maintenant à la manière de préparer le pied pour recevoir la ferrure Lafosse.

« Le maréchal, après avoir enlevé le vieux fer, suivant les règles ordinaires, place le fer neuf sous le pied, puis il applique le dos de son rogne-pied en travers des branches de la fourchette et coupe le bord plantaire de la paroi en talons, jusqu'à ce que les deux branches de fer soient exactement sur le même plan que la fourchette ; de cette manière, il est sûr que le pied est d'aplomb transversalement.

« L'aplomb antéro-postérieur est la conséquence forcée
du précédent. En effet, après avoir paré les talons, le
maréchal peut se rendre compte de la quantité de corne
qu'il a enlevée en quartiers et en pince, place à plusieurs
reprises le fer froid sous le pied, et abat la paroi jusqu'à
ce que le fer porte sur toute sa longueur, ce qui n'a lieu
que lorsque la pince a la longueur voulue; tant que cette
partie est trop longue, le fer ne porte pas en talons.

... « Dans l'action de parer le pied. l'ouvrier ne doit
jamais couper ni la sole, ni les arcs-boutants, ni la fourchette.

... « Le pied étant paré d'aplomb, le fer chaud ne doit
être appliqué qu'une ou deux fois pour niveler le bord
plantaire et former dans la corne la place du pinçon qui
ne doit jamais être faite d'avance avec le rogne-pied.
C'est là une des pratiques vicieuses des maréchaux, car
avec le rogne-pied l'entaille faite pour le pinçon est
toujours plus grande qu'il ne convient et oblige l'ouvrier,
une fois le fer posé, à couper la forme des mamelles qui
débordent le fer ou à la râper outre mesure et, en faisant
reculer le fer, à le rendre trop long [1] ».

Tels sont les principes essentiels de la ferrure Lafosse,
modifiée par Poret et Lavalard, que nous avons tenu à
citer textuellement afin de mettre tout le monde à même
d'être juge impartial sur la valeur du procédé.

La haute valeur des promoteurs de cette ferrure,
l'approbation que la Société centrale de Médecine vétérinaire n'a pas hésité à lui donner, l'extension qu'elle a

---

[1] Lavalard. *Le cheval dans ses rapports avec l'économie rurale
et les industries de transport.*

prise, tant par le fait d'être la ferrure exclusive de la nombreuse cavalerie des Omnibus de Paris que par la tendance qu'ont les diverses Compagnies d'omnibus et de tramways de province à l'adopter pour leurs chevaux, nous ont paru raisons suffisantes pour nous y arrêter plus longuement.

Il est incontestable que cette ferrure est économique par rapport à la ferrure ordinaire. Les fers pesant moins coûtent moins cher. Il y a aussi économie par suite de leur fabrication mécanique, et la répartition mieux entendue de la matière première leur assure une durée plus grande.

L'emploi de l'acier pour la fabrication de ces fers a encore permis d'en réduire le poids, qui n'est plus que de 5 à 700 grammes. De là encore, réduction dans le prix de revient sur l'ensemble de la ferrure.

L'appui en plein de la fourchette sur le sol a donné aux chevaux une stabilité bien plus grande sur le pavé glissant des rues. De là, moins de chutes, moins d'écarts et de blessures, et moins de timons brisés. De là aussi, plus de confiance chez l'animal, ce qui lui permet de déployer utilement, avec moins de fatigue, la force nécessaire pour traîner la charge.

Si l'on ajoute que l'appareil élastique du pied se trouve dans de bonnes conditions physiologiques de fonctionnement qui lui assurent la conservation de sa forme normale, on aura l'ensemble des avantages que l'on doit reconnaître au système de ferrure Poret.

Voyons maintenant les défauts et les inconvénients, d'abord dans la construction du fer, puis dans son mode d'application.

La *tournure* des fers est uniforme, c'est-à-dire qu'ils peuvent être placés indifféremment soit au pied droit, soit au pied gauche. C'est la machine qui les donne ainsi. Il est probable que le maréchal, après les avoir chauffés pour les faire porter, leur donne la tournure convenable pour le pied auquel il les destine ; car, sans cela, les pieds étant inversement symétriques, le fer ne pourrait bien aller ni à l'un ni à l'autre. Les fers sont contournés de façon à ne pas avoir de garniture. Ceci, à notre avis, est un tort pour toutes les raisons déjà invoquées. On a voulu ainsi n'avoir pas à placer des étampures plus à gras les unes que les autres ; mais ne serait-ce qu'à partir de la dernière étampure, un peu de garniture serait avantageux.

La *couverture* du fer de derrière est bonne. Cependant, elle serait encore meilleure si elle était un peu plus prononcée en pince et mamelles. Au fer de devant, elle est trop forte en quartiers, mais surtout trop faible en pince et mamelles.

Avec cette modification on pourrait, tout en assurant au fer une durée égale, réduire son épaisseur dans ces régions.

L'*épaisseur* est trop forte dans les régions antérieures du fer de devant. Elle augmente le levier de la résistance dans les mouvements du pied autour de la pince (V. *fig*. 68) et surcharge le fléchisseur profond (V. *les conditions mécaniques du pied dans les mouvements*). On pourrait la réduire, grâce à une meilleure répartition de la couverture, sans diminuer la force de résistance du fer.

L'*ajusture* est mauvaise. La surface inférieure du fer étant absolument plane, le bras de la résistance, dans

le levier ci-dessus, a tout son développement ; l'usure du
fer en pince est beaucoup plus rapide ; l'animal a les allures
moins franches et risque de butter. Tous inconvénients
déjà examinés à propos d'autres genres de ferrure.

Seul, le fer de derrière peut avoir la pince à plat, à la
condition qu'elle soit un peu tronquée par rapport à la
pince du sabot. L'ajusture à *talus* sur la face supérieure,
comme dans le fer anglais, a l'avantage de diminuer, à
couverture égale, le poids du fer, mais elle a l'inconvénient de réduire la surface d'appui du pied sur le fer.
Mieux vaudrait que le *talus* fût pratiqué sur la face inférieure du fer.

Dans la *manière de parer le pied* on n'affaiblit, avec
raison, ni la sole ni la fourchette. Mais, en se basant sur
la fourchette pour rectifier l'aplomb du pied, on choisit
un point de repère bien peu précis et qui ne peut être mis
en œuvre que dans les pieds bien conformés. La rectification mathématique du pied, déjà décrite, est la seule qui
soit précise et applicable même à des pieds déformés.

La base sur laquelle on se guide pour parer le pied dans
ses régions antérieures manque également de précision.

Ne pas faire la place du pinçon pour n'avoir pas à
râper le bord de la paroi en pince est aussi une faute,
car on laisse alors cette région trop proéminente. Cet inconvénient, qui n'est compensé par aucun avantage, vient
encore aggraver le manque d'ajusture du fer en pince.

Comme on vient de le voir, si la ferrure Poret a des
avantages, elle n'est pas sans avoir des inconvénients. Il
serait cependant possible de réduire ceux-ci et, alors,
elle se rapprocherait sensiblement de notre ferrure physiologique.

# C. — FERRURE ANGLAISE

**Fers anglais.** — Le fer anglais *de devant* est plus épais et moins couvert que le fer français. Épaisseur et couverture sont égales partout, excepté en éponges où l'épaisseur est plus forte et la couverture moindre.

La face inférieure présente une *rainure* profonde, dans laquelle sont pratiquées les étampures, à égale distance de la rive externe sur les deux branches (*fig.* 84).

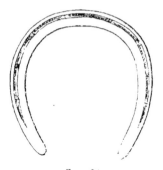
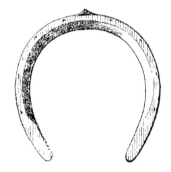

FIG. 84
FER ANGLAIS DE DEVANT
(Face inférieure).

FIG. 85
FER ANGLAIS DE DEVANT
(Face supérieure).

La face supérieure du fer anglais est divisée en deux parties par l'ajusture qui est prise aux dépens de l'épaisseur du fer :

1° Une surface plane extérieure, appelée *siège*, sur laquelle doit s'appuyer la paroi ;

2° Un *talus* intérieur qui correspond à la sole (*fig.* 85).

Les éponges sont arrondies et disposées en biseau selon la direction d'inclinaison des talons.

« Le fer *de derrière*, couvert et épais en pince, est très dégagé et plus mince en branches.

« La branche du dehors, notablement plus couverte et un peu plus longue que celle du dedans, porte un crampon.

« La branche du dedans est très étroite, surtout en arrière, où elle se termine par un épaississement considérable et progressif de l'éponge. Cet épaississement donne à l'éponge du dedans une hauteur égale à celle de l'éponge du dehors munie de son crampon.

« L'éponge du dedans est, en outre, arrondie en biseau à son extrémité et un peu inclinée sous le pied.

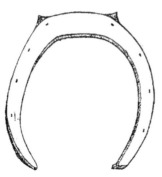 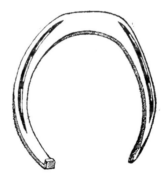

Fig. 86                          Fig. 87
Fer anglais de derrière           Fer anglais de derrière
(Face supérieure).                (Face inférieure).

« Le fer anglais de derrière est rainé seulement en mamelles et en branches. Il porte généralement un pinçon à chaque mamelle, et plus rarement un seul pinçon en pince (*fig.* 86 et 87).

« **Instruments de ferrure.** — Le maréchal anglais tient
le pied et ferre tout à la fois, sans le secours d'un aide.

« Les instruments sont : le brochoir, un petit rogne-pied,
le couteau an-
glais (*fig.* 88),
et une forte
râpe.

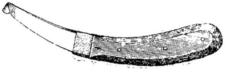

« **Ferrure**
du pied de de-

Fig. 88

**vant.** — Le maréchal lève le pied du cheval, le droit
par exemple. Il passe sa jambe droite en dedans du
membre du cheval, de manière à tenir le boulet et le
canon entre ses cuisses, en faisant appuyer le pied sur
ses genoux, sans trop tirer en dehors.

« Déferrer. — Pour déferrer, prenant le brochoir de la
main droite et le rogne-pied de la main gauche, il casse
les rivets du dehors, puis il change de main pour casser
les rivets du dedans.

« À l'aide de tricoises il soulève le fer avec précaution
et l'enlève.

« Parer le pied. — Le maréchal enlève d'abord la corne
dure avec la râpe. Il pare ensuite le pied avec la rénette,
en commençant par le talon externe dans les pieds droits,
et par le talon interne dans les pieds gauches.

« La rénette est tenue avec la main droite, les doigts
en dessus, la lame bien parallèlement à la surface inférieure du pied, le tranchant tourné du côté droit de
l'homme, les quatre doigts de la main gauche placés sur
la paroi pour soutenir le pied ; le pouce de la même main

appuyé sur le dos de la rénette pour la pousser toujours
de gauche à droite du maréchal et lui servir de régulateur.

« Le pied, étant suffisamment paré, est ensuite égalisé
à la râpe.

« Le maréchal prépare alors le fer et lui donne la
tournure.

« Il l'essaye, le lime avec un soin extrême et le fixe
sous le pied à l'aide de clous. La tête des clous disparaît
assez complètement dans la rainure pour ne pas dépasser
la surface du fer ; le collet est forcé dans l'étampure, de
telle manière que le clou fait en quelque sorte partie du
fer.

« BROCHER ET RIVER. — Pour brocher et river sur le
quartier du dehors, il place sa jambe droite en avant de
la gauche ; pour le quartier du dedans, c'est la jambe
gauche qui doit être en avant.

« **Ferrure du pied de derrière.** — Pour lever et tenir
le pied de derrière, le droit, par exemple, et agir sur le
quartier du dehors, le maréchal place sa jambe gauche
en arrière de la droite, sa cuisse droite dans une direction
oblique et bien allongée, le genou fléchi pour servir
d'appui au boulet ainsi qu'au pied.

« Pour opérer sur le quartier du dedans, la jambe
gauche est placée en avant de la jambe droite : la première
sert d'appui au pied et l'autre au boulet. Le bras droit du
maréchal doit être appuyé au tendon, afin de tenir plus
facilement le pied et de parer avec plus d'aisance.

« Pour parer, brocher et river, le manuel opératoire
est le même que pour le fer de devant.

« La ferrure des pieds gauches s'exécute en inversant les positions, de la même manière que celle des pieds droits [1] ».

Nous avons tenu à donner au complet le *manuel opératoire de la ferrure anglaise*, d'après la théorie des maréchaux de l'armée — qui est parfaite dans sa concision — parce que cette ferrure, considérée en France comme ferrure de luxe, est assez pratiquée. Il peut aussi y avoir avantage quelquefois à savoir déferrer et ferrer un pied sans le concours d'un aide.

**Considérations sur cette ferrure.** — Les principaux défauts qui s'attachent au fer anglais ont déjà été signalés à propos de plusieurs autres ferrures. Ils découlent :

1° De l'uniformité de la couverture dans le fer de devant, qui entraîne son usure prématurée en pince ;

2° De l'épaisseur et du poids du fer ;

3° De la rainure qui, d'après le vétérinaire anglais Fleming, est une faute : « Elle nécessite beaucoup de travail, affaiblit le fer et ne rend aucun service ; les étampures sont préférables, on peut les rapprocher et les éloigner du bord du fer » ;

4° Du manque d'incurvation en pince ;

5° Du siège trop étroit pour le contact du pied avec le fer.

En somme, la ferrure anglaise n'est pas rationnelle. Elle est inférieure à la ferrure française telle qu'elle est pratiquée dans l'armée.

---

[1] *Manuel de maréchalerie à l'usage des maréchaux ferrants de l'armée.*

## D. — FERRURE DES CHEVAUX DE GROS TRAIT

Les principes de la ferrure physiologique ne subissent pas d'exception dans leur application à la ferrure des chevaux de gros trait.

Ils n'ont cependant pas une égale importance, considérés chez le cheval faisant un service de selle ou de trait léger et chez le cheval destiné à faire un service de charrette ou de camion.

Dans le premier cas, devant considérer avant tout ce qui favorise la vitesse du cheval, le poids du fer devient un des principaux facteurs.

Dans le deuxième, au contraire, c'est l'usure du fer qui a le plus d'importance : elle est, en effet, en raison du poids de l'animal et de ses efforts de traction.

Si dans la ferrure du cheval de vitesse nous recherchions avant tout la légèreté du fer, ici nous rechercherons surtout sa résistance à l'usure.

**Fer de devant.** — Il est avantageux de donner au fer de devant un peu plus d'épaisseur en pince et en mamelles que dans ses autres parties (voir *le diagramme* n° 5 *de la figure* 53); mais c'est surtout par la couverture et l'ajusture du fer que l'on contrebalancera la différence d'action de l'usure selon les régions.

Le cheval de trait ayant ses membres antérieurs dans de bonnes conditions d'aplomb use ses fers surtout vis-à-vis la pince et la mamelle externe (*fig.* 89).

Seuls, les chevaux un peu panards usent droit, c'est-à-dire selon une direction normale à la ligne médiane de la face plantaire.

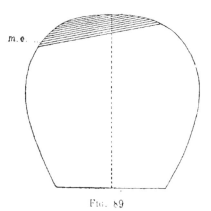

Fig. 89

DIRECTION DU PLAN D'USURE DE LA PINCE DU PIED
ANTÉRIEUR DROIT CHEZ UN CHEVAL DE GROS TRAIT
AYANT DE BONS APLOMBS.

*m.e.* Mamelle externe.

Dans la pratique, on devra avant tout se guider sur l'usure du vieux fer. Ici, on n'a généralement affaire qu'à des animaux faits ; il n'est plus temps de chercher à recti-

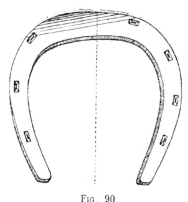

Fig. 90

FER ANTÉRIEUR DROIT POUR CHEVAL DE GROS TRAIT.

fier la nature : il faut que la ferrure subisse l'impression des mouvements au lieu de les contrarier.

Le fer de devant aura donc la plus grande couverture selon le sens de l'usure. Elle pourra varier dans cette région entre 30 et 50 millimètres selon la grandeur du fer et son usure plus ou moins rapide (*fig.* 90).

Les *étampures* devront être dispersées de manière à ne pas diminuer la résistance du fer. C'est pour cela qu'il ne doit point en être pratiqué là où le fer est appelé à subir le plus fort frottement, vis-à-vis la pince et la mamelle externe, par exemple.

L'*ajusture* se donnera selon les principes déjà émis sur ce sujet. Elle suivra le sens et sera en rapport de l'usure produite sur le vieux fer.

« Quand la pince est relevée, dit avec raison Goyau, dans son *Traité de maréchalerie*, le cheval jette et maintient son poids dans le collier d'une manière continue, pendant tout le temps que dure l'oscillation de l'un et l'autre pied; ainsi est produite une impulsion lente, progressive et soutenue, favorable à la traction ».

Le fer de devant ainsi compris a l'avantage, tout en laissant le pied dans les meilleures conditions physiologiques, d'utiliser aussi parfaitement que possible toute sa force de résistance. Autrement dit, avec le minimum de poids du fer on obtient le maximum de durée.

**Fer de derrière.** — Le fer de derrière doit être dans toutes ses parties un peu plus épais que le fer de devant. Il doit être plus épais en pince, parce qu'il s'use plus vite dans cette région, et plus épais en branches pour permettre de lever des crampons solides.

Les crampons sont utiles aux fers de derrière des chevaux de trait. Ils donnent plus de stabilité au pied sur les terrains glissants, ils aident puissamment le cheval dans ses efforts pour retenir la charge dans les descentes et favorisent l'action des tendons dans le mouvement de traction.

Le fer de derrière des chevaux de gros trait pourra donc avoir jusqu'à 15 millimètres d'épaisseur en pince et 10 millimètres en branches.

La *couverture* aura sa plus grande largeur en pince et mamelles. Ici, l'usure est plus souvent régulière qu'au fer de devant. Aussi, faut-il moins fréquemment reporter la couverture plutôt sur une mamelle que sur l'autre.

Un peu plus forte en pince qu'au fer de devant, la couverture diminuera rapidement pour rester d'une largeur convenable en branches et en éponges (*fig.* 91).

Les *étampures* seront réparties selon le principe qui a guidé leur distribution au fer de devant.

Les *crampons* devront être levés carrément et de manière que le fer, reposant sur une surface plane par la pince et ses deux appendices, ceux-ci tombent verticalement.

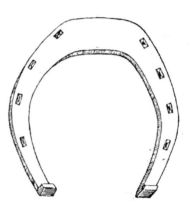

Fig. 91

Fer droit de derrière (gros trait).

Les branches du fer ayant un centimètre d'épaisseur, les crampons ne devront pas avoir plus d'un centimètre et demi de hauteur.

On peut augmenter l'effet des crampons en raccourcissant le fer de manière à les porter plus avant sous le pied.

Le crampon interne doit toujours avoir son angle externe fortement arrondi, de manière à diminuer la gravité des chocs dans le cas où il viendrait à frapper le membre à l'appui.

Le fer de derrière n'a pas d'ajusture. Il est posé à plat.

**Acier pour fer à chevaux de gros trait.** — La dureté de l'acier choisi pour la confection des fers doit toujours être en raison du service de l'animal.

Pour les chevaux de gros trait, destinés à traîner au pas de lourdes charges sur le macadam des routes ou le pavé de nos villes, la matière première peut être plus dure sans que le fer coure les risques de se casser, comme cela arriverait infailliblement par les percussions produites par un cheval lancé à toute vitesse.

La couverture et l'épaisseur, plus grandes dans les fers des chevaux de trait, sont aussi une condition de plus grande résistance.

Cela fait que l'on peut, avec avantage, employer ici des aciers assez durs, susceptibles, même, de prendre la trempe. On peut, dans ce cas, augmenter considérablement la durée des fers des chevaux destinés plus spécialement à aller sur les routes, en trempant la pince et l'extrémité des crampons des fers de derrière.

La trempe des fers ne peut pas être conseillée pour les animaux qui ont à traîner sur le pavé des villes, car elle rend les fers plus fragiles et surtout plus glissants.

# E. — FERRURE DU MULET

**Pied du mulet.** — Le pied du mulet est relativement petit, mais anatomiquement semblable à celui du cheval. Dans sa conformation, il est plus étroit et moins incliné. Ses quartiers sont plus hauts et la corne est plus mince.

La différence, dans la forme, qui existe entre le pied de devant et le pied de derrière du cheval est moins grande chez le mulet.

La corne du mulet est plus dure que celle du cheval.

**Ferrure des mulets de bât et de trait léger.** — La ferrure des mulets destinés à ces deux services a suffisamment de caractères communs pour être traitée comme ne formant qu'un seul et même genre. Il suffira d'indiquer les quelques différences de détail nécessitées par le genre de service.

Le pied du mulet étant plus petit, par rapport à la masse de l'animal, que le pied de cheval, le fer à mulet devra être un peu plus épais et plus couvert

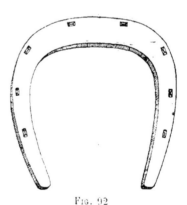

FIG. 92

FER À MULET, DE DEVANT.

que le fer à cheval. Cette condition est nécessaire pour qu'il offre une résistance convenable à l'usure.

Le *fer à mulet* (*fig.* 92) est contourné selon la forme du pied. Il est également épais dans toutes ses régions.

La *couverture*, assez forte en pince et en mamelles, diminue rapidement à l'origine des branches, pour rester égale jusqu'en éponge.

Les *étampures* sont disposées exactement comme dans le fer à cheval. Les deux étampures extrêmes sont un peu plus à gras, pour permettre un peu de garniture en quartiers.

L'*ajusture* se donne selon les principes qui régissent l'incurvation du fer à cheval.

La *garniture* doit être à peu près la même que celle qui a été indiquée pour la ferrure du cheval. Cependant, elle pourra débuter un peu plus en avant quand les quartiers seront droits et iront en se resserrant vers les talons, comme cela se voit fréquemment sur les pieds de mulet.

Chez le mulet de *trait léger* la garniture, comme pour le cheval, doit être égale en talons à l'épaisseur du fer ; mais les éponges ne doivent pas déborder les talons.

Chez le mulet de *bât*, la garniture doit être un peu plus forte que chez l'autre et les éponges doivent déborder les talons d'environ *un centimètre*.

Cette particularité est exigée par le genre de service des mulets de bât qui sont surtout employés en pays de montagne. La garniture des éponges protège dans les descentes les talons et les glômes de la fourchette. Sans cela, les glômes et le bourrelet en talons frottent, s'usent, se crevassent, deviennent très sensibles et font boiter l'animal.

Le débordement du fer en talons est aussi nécessaire chez les chevaux ayant à parcourir les sentiers des montagnes. L'inconvénient de cette pratique disparaît lorsque les animaux, par leur genre de service où par suite de la nature du terrain, ne doivent aller qu'au pas.

Le *pinçon*, qui n'est généralement pas levé dans le fer à mulet, doit être employé dans la ferrure du mulet de bât et de trait léger ; il consolide le fer et protège la pince du sabot

Les *fers de derrière* des mulets de *bât* doivent avoir des crampons. Ces appendices sont nécessaires pour éviter les glissades et les chutes dans les descentes.

Chez les mulets *pinçards* de derrière, défaut qui est très commun dans l'espèce, le pinçon est remplacé par un avancement du fer en pince ; on fait garnir légèrement la pince et les mamelles. Dans ce cas, le fer est ajusté comme celui de devant.

Le *pied se pare* exactement comme celui du cheval. La pratique, généralement usitée, de couper carrément la pince n'a pas sa raison ; elle doit être abandonnée.

Le fer à mulet s'attache aussi comme le fer à cheval ; mais, la corne étant plus dure et les quartiers plus minces, il faut faire usage de clous à lame peu épaisse et agir avec précaution pour éviter tout accident.

**Ferrure du mulet de gros trait.** — La ferrure du mulet de gros trait diffère sensiblement de la ferrure du mulet de bât et de trait léger.

Ici, en effet, comme pour le cheval qui traîne au pas de lourdes charges, l'usure des fers devient un des facteurs les plus importants de a ferrure.

Mais chez le cheval, quand on le considère plus gros et plus lourd, on voit le pied devenir plus grand et souvent plus évasé. Il n'en est pas de même chez le mulet où le pied ne grandit pas en proportion de la masse de l'animal.

Voilà, sans doute, pourquoi, dans la pratique, le maréchal s'est vu obligé de faire déborder le pied du mulet par le fer pour que ce dernier offrît une résistance suffisante.

De là, la ferrure dite *à la provençale*, qui est nécessaire, mais qu'on exagère quelquefois.

Le *fer* du mulet de gros trait est fait selon les principes émis pour le fer du cheval de charrette : couvert en pince et en mamelles, là où il s'use le plus, il se rétrécit en branches et en éponges.

Avec une couverture maximum de 50 millimètres, le fer ne doit pas déborder de plus de 15 millimètres le pied en pince et en mamelles. Cette garniture va en diminuant vers les talons où elle ne doit jamais être plus forte que l'épaisseur même du fer.

Ce prolongement de la pince par suite du débordement du fer aurait pour conséquence d'augmenter le bras de la résistance, si on n'incurvait pas convenablement cette région du fer. L'*ajusture* du fer acquiert donc ici une importance toute particulière, tant pour la direction que pour la forme de l'incurvation.

En raison de son prolongement, le fer de derrière doit être ajusté comme le fer de devant.

Quoique les talons du pied de derrière soient généralement hauts, on les abat suffisamment pour pouvoir lever, sans inconvénient pour l'aplomb des membres, des crampons aux éponges du fer.

La pratique de couper carrément dans l'épaisseur de la paroi en pince, tant au pied de devant qu'au pied de derrière, doit être considérée comme nuisible.

# F. — FERRURES EXCEPTIONNELLES

## FERRURE DES CHEVAUX DE COURSE

Pour le *cheval de course* on n'a à considérer dans la ferrure ni le prix de revient ni la durée du fer. Avant tout, il faut un fer assez résistant pour supporter sans rupture ni déformation les chocs imposés par l'allure rapide ou les sauts d'obstacle, aussi léger que possible et ne gênant en rien le développement de l'appareil locomoteur.

Dans ces conditions, l'acier doux est le métal qui convient le mieux.

Doué d'une cohésion moléculaire très grande, l'acier doux étiré en barrettes peut être replié sur lui-même, à froid, quatre fois de suite sans se casser ; plus ductile que le fer, il supporte mieux l'étampage sans s'étoiler. Tout en étant plus doux que le fer de bonne qualité, cet acier est plus résistant à l'usure, étant par sa nature toujours parfaitement homogène, exempt de pailles, de soufflures et autres défauts de ce genre.

Un centimètre et demi de couverture en pince et mamelle du fer de devant, constitue une largeur suffisante pour le fer de course. Il va en se rétrécissant insensiblement vers les éponges où la couverture ne doit pas dépasser 1 centimètre. L'épaisseur, égale partout, est de 3 à 4 millimètres (*fig.* 93).

Les étampures, au nombre de six ou de huit, sont pratiquées bien sur le milieu de la branche du fer. Celles

de pince sont plus écartées que les autres pour ne pas
nuire à la résistance du fer en cette région et pour ne
pas gêner l'incurvation résultant de l'ajusture.

Un pinçon assez épais est utile ; il augmente la solidité de la ferrure et donne de la rigidité à la lame
du fer sans augmen-
ter de beaucoup son
poids.

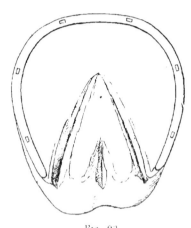

Fig. 93

FERRURE DE COURSE.

Les éponges arron-
dies ne doivent pas dé-
passer l'extrémité des
talons.

Le fer est ajusté
selon la méthode ordi-
naire, c'est-à-dire à
plat des mamelles aux
éponges et relevant
convenablement en
pince.

Le pied se pare
d'après les principes
déjà émis ; il conserve la sole forte et la fourchette
intacte.

Le fer faisant son siège à chaud porte par toute sa surface et s'incruste légèrement dans la corne. Il est exactement ajusté au contour du pied sans garniture.

Le pied de derrière est toujours ferré avec un fer à *pince
tronquée* et à double pinçon. A part la largeur et l'épaisseur moindre du fer, la ferrure de course du pied de derrière est de tous points semblable à la ferrure ordinaire
du cheval de selle.

Le poids des quatre fers de course d'un cheval varie entre 400 et 600 grammes.

## FERRURE DES CHEVAUX DE CHASSE

Pour le *cheval de chasse* la question de poids des fers ne prime pas les autres. Il faut surtout ici une ferrure solide, assez résistante à l'usure et protégeant efficacement la face plantaire du pied.

Nous emploierons donc un fer convenablement ajusté, pas trop épais, mais couvert.

La protection de la sole et de la fourchette peut encore être rendue plus complète, contre les accidents si fréquents à la chasse, par l'adjonction d'une plaque de cuir ou de métal interposée entre le fer et le pied.

La plaque en cuivre doit être préférée à la plaque en cuir par sa solidité et sa plus grande durée ; elle est préférable aussi à la plaque en tôle en ce qu'elle est moins cassante, se moule mieux sur la sole et la fourchette, et est moins sujette aux vibrations.

Avant l'application du fer à plaque la surface plantaire doit être goudronnée et les lacunes bien garnies avec des étoupes tassées, de façon à empêcher la terre et le sable de venir s'interposer entre la plaque et le pied.

## FERRURE A GLACE

La ferrure à glace peut, au point de vue pratique, se diviser en *ferrure contre les glissades* sur le pavé des villes

ou le verglas des promenades, et en *ferrure à glace proprement dite*, nécessaire dans les pays froids et, chez nous,
en hiver, par les temps de neige et de glace.

*a.* **Ferrures contre les glissades.** — Cette ferrure doit
être employée aussi bien en été qu'en hiver pour les
chevaux qui vont sur le pavé gras ou plombé de certaines
villes. Cela indique la nécessité de ne pas sortir des principes généraux de la ferrure normale.

On a proposé un grand nombre de moyens qui arrivent
plus ou moins complètement au résultat cherché. Voici
l'énumération des principaux systèmes, d'après le cata-
logue de la collection de l'École de Maréchalerie de
Saumur dressé par le vétérinaire professeur Dangel.

1° Fers en substance molle. — Fers en corne fondue,
*Guizot, Marseille ;* — en corne, *Auphelle* et *Dominik ;* —
en corne avec chevilles en acier, *Auphelle ;* — en gutta-
percha durcie ; — en cuir de buffle pressé, *Yatles, Man-
chester* et *Geler Sachs;* — en papier: — en carton pâte,
*Forbach ;* — avec plaque de liège de *Siévert* et *Dominik*,
de *Berlin ;* — fer à cheval allemand fabriqué avec une matière où le papier entre pour une grande partie (*Revue
scientifique* de 1889).

2° Appareils en substance molle adaptés au fer. —Patin
anglais cloué ; — patins mobiles en caoutchouc hanovrien,
*Hartmann*, vétérinaire, *frères Sachs, Berlin*, se plaçant
avec une pince ; — *Kenny, Harris* et *Downie, de Londres*,
sole en caoutchouc; — *Philips Nerr, Herz, Sivert, Weh-
ler, Kastner* (Allemands), appliques en caoutchouc. Patin
*Hédouin* et *Chéreau, Paris;* — *Robert;* — *Beucler, Paris*
(ne couvrant pas la fourchette) ; — *Vincent* (*Farges*),

*Paris* (mobile, faisant ressort); — *Engelhardt* (*Allemagne*); — *Decoulner*, *Belgique*; — *Pellegrini* (Italie).

Fer *Duluc* (*Adam*), plaque liège (*Bordeaux*); — à espadrille, *Aguerre* (*Duluc*), *Bordeaux*; — à espadrille, *Beckmann* (*Allemagne*); — à espadrille en paille de *Gronenfeld* et *Reishnich* (*Allemagne*); — à coussinet en corde, *Baak*, *Arnstein* et *Martin* (*Berlin*), etc...

3° Substance molle dans la rainure du fer. — Fers avec gorge large et caoutchouc, gutta-percha, corde et bois durci (les clous traversent la substance molle, les étampures étant au fond de la gorge).

Fers à gorge étroite, en dedans des étampures, recevant, selon le cas, les substances ci-dessus.

4° Fers a évidements et a saillies. — Fers à gorges, rainures simples ou multiples et à formes diverses. Fers à crampons circulaires externes ou internes, interrompus, dentés, etc. Fers ondulés, dentés, etc...

Tel est, à peu près complet, l'ensemble des fers et systèmes qui peuvent être classés dans cette première catégorie de la ferrure à glace.

Les fers en substance molle arrivent parfaitement au résultat désiré, c'est-à-dire à empêcher les chevaux de glisser sur le pavé; mais, par le fait que la substance est molle, l'usure de ces fers est rapide. De là, l'obligation de leur donner une certaine épaisseur peu compatible avec l'appui de la fourchette sur le sol.

Leur prix de revient, assez variable, est généralement élevé.

Pour ces raisons, ces fers ne seront probablement jamais qu'exceptionnellement employés dans certains cas spéciaux.

Les appareils en substance molle, adaptés au fer, ne
sont admissibles qu'autant qu'ils sont placés en même
temps que le fer et fixés par les mêmes clous. Les appareils que l'on met après coup avec une pince spéciale
impliquent un fer ne portant pas par sa rive interne et
une certaine partie de sa surface. Ceci, avons-nous vu,
constitue un vice de ferrure, et ce vice est loin d'être
compensé par la possibilité d'adaptation temporaire de
patins.

En dehors de ces considérations, il est certain que les
patins en caoutchouc bien appliqués assurent la stabilité
de l'animal sur les sols les plus glissants. Ils peuvent
rendre de bons services dans les villes pour les chevaux
de luxe, pour ceux dont la fourchette est atrophiée ou
qui nécessitent une ferrure à planche. En même temps
qu'ils empêchent les glissades, les patins en caoutchouc
amortissent les chocs du pied sur le sol, ce qui les rend
précieux dans le cas de bleimes et de sensibilité des pieds.
Mais le prix de revient de ces ferrures et, en général, le
peu de durée des patins limiteront toujours leur emploi.

Les *espadrilles* et les *coussinets* en corde ou en tresse
de paille sont des en-cas qui peuvent rendre de très
grands services en quelques circonstances, mais ils ne
constituent pas une ferrure proprement dite.

Les *fers à rainure* ou *gorge* pour recevoir une substance molle débordant le métal sont peu pratiques par
suite de la difficulté de leur fabrication et de l'épaisseur
qu'il faut leur donner. En outre, la substance à incruster,
caoutchouc, gutta-percha, bois, etc., est difficile à maintenir solidement en place autrement que par les clous
mêmes du fer et, dans ce cas, l'usure toujours rapide de

ce pseudo-patin exige un renouvellement trop fréquent de la ferrure.

Les *fers à évidements* et à *saillies* sont généralement faits à la machine. Ils ne remplissent qu'imparfaitement leur but : les évidements s'obstruent trop facilement de terre ou de sable et les saillies, en s'usant, s'arrondissent rapidement et deviennent inefficaces. Ces fers ont aussi le grave inconvénient d'élever la face plantaire du pied trop au-dessus du sol pour permettre son appui.

On voit, en somme, par cette rapide critique, que le meilleur, parmi les nombreux systèmes de ferrure, pour

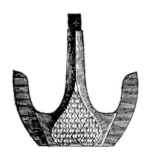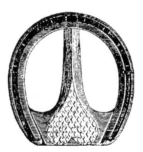

FIG. 94

PATIN EN CAOUTCHOUC SYSTÈME LACOMBE.

empêcher les chevaux de glisser, n'est pas tout à fait sans inconvénient. Ainsi, les patins en caoutchouc, qui sont de ceux qui remplissent le mieux leur but, ont surtout contre eux leur prix de revient (*fig* 94).

Ils n'en sont pas moins réellement pratiques et fort recommandables surtout dans leur adaptation avec le fer à planche (*fig.* 94 *bis*).

Heureusement que ces divers moyens, pour si ingénieux qu'ils soient, ne nous paraissent pas si indispensables qu'il faille les considérer comme *un mal* nécessaire pour pallier un mal plus grand.

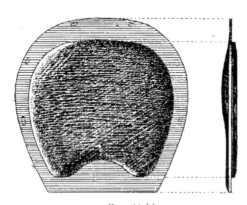

FIG. 94 *bis*

FERRURE A PLANCHE AVEC PATIN EN CAOUTCHOUC.

Chez les chevaux aux pieds bien conformés leur emploi n'a pas sa raison d'être. Ici, en effet, il est bien inutile de mettre un patin puisque la fourchette en remplit le rôle par la nature même de ses fonctions.

La ferrure qui permet à la fourchette de faire largement son appui sur le sol, met, comme nous le savons déjà, le pied dans les meilleures conditions physiologiques. C'est le cas de dire que par ce moyen on obtient tous les avantages de la ferrure sans les inconvénients.

Cela avait été bien compris par les Lafosse, père et fils, quand, il y a plus d'un siècle, ils imaginèrent leur système de ferrure. Ce fait, tombé depuis dans l'oubli, a cependant été constaté par un grand nombre de vétérinaires tant français qu'étrangers. Actuellement, Weber, Souvigny, Distor, Lavalard, Aureggio, Poret et autres ne préconisent pas d'autres moyens pour assurer la stabilité des chevaux employés aux divers services dans les villes.

Le fer mince en acier se présente mieux que tout autre pour assurer à la fourchette ses meilleures conditions physiologiques. Convenablement appliqué, il doit donner toute confiance aux conducteurs comme aux cavaliers.

*b.* **Ferrure à glace proprement dite.** — En dehors du pavé glissant des grandes villes, nous avons la neige et la glace en hiver, qui rendraient souvent les chemins impraticables aux chevaux sans une ferrure spéciale à *crampons*, la ferrure à glace proprement dite.

Delpérier, qui a fait une monographie des ferrures à glace, divise la ferrure à crampons en deux classes: les ferrures à *crampons médials* et les ferrures à *crampons immédiats.*

La ferrure à *crampons médials* consiste dans l'adjonction au fer du cheval d'une espèce de fer mobile porteur de crampons. Ce fer mobile peut se retirer et se changer à volonté.

Ce système, toujours très variable dans son adaptation, constitue un appareil très lourd, très compliqué et, par conséquent, très défectueux et très peu pratique.

Les ferrures à *crampons immédiats* sont celles où ces appendices sont directement placés sur le fer. Ici, nous pouvons encore faire deux groupes: les ferrures à *crampons fixes* et les ferrures à *crampons mobiles.*

*a.* CRAMPONS FIXES. — Les *crampons fixes* comprennent: les *crampons proprement dits,* formés par les éponges coudées en équerre ; les *mouches,* crampons dont les angles sont repliés sur eux-mêmes ; les *grappes,* sorte de

crampons, généralement en acier, soudés à la face inférieure du fer en pince ; et les *oreilles de chat* ou crampons
à la florentine de Fiaschi, formés en relevant l'angle
interne des éponges du fer.

Les crampons avec une grappe constituent une sorte de
trépied sur lequel le pied peut se maintenir d'aplomb. Ce
système est fort en usage dans les pays du Nord où la
neige et la glace règnent pendant la plus grande partie
de l'année. On l'emploie quelquefois en France pour les
chevaux de gros trait. Mais, ici, le verglas ne persistant
généralement que pendant quelques heures de la jour-
née, il était nécessaire d'avoir recours à des crampons
mobiles, suscep-
tibles d'être en-
levés du fer sitôt
que leur besoin
ne se fait plus
sentir.

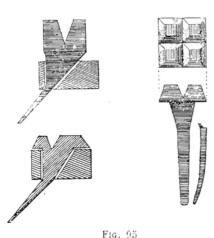

FIG. 95

CLOUS DELPÉRIER A TÊTE CRÉNELÉE.

*b.* CRAMPONS
MOBILES. — Les
*crampons mobi-
les* sont exces-
sivement nom-
breux. Pour s'y
reconnaître, on
est aussi obligé
de les classer en
plusieurs catégo-
ries dont nous allons indiquer succinctement les principales.

1° *Clous à glace brochés*, c'est-à-dire mis en place d'un
autre clou. Généralement, on emploie un fer à crampons

et l'on place un clou à glace aux étampures de mamelle.
Ces clous ont la tête carrée, rectangulaire ou pyramidale.
On les change quand ils sont usés. Leur inconvénient est
d'être vite usés (étant en métal doux), de fatiguer la paroi sur laquelle ils se rivent et de manquer de solidité.

2° *Clous à glace rabattus sur le fer* (système Delpérier).
— Ces clous nécessitent des étampures supplémentaires
qui, au lieu d'être perpendiculaires, comme les étampures ordinaires, sont obliques en dehors, de manière à
s'ouvrir sur le bord supérieur externe du fer *(fig.* 95). On
introduit dans ces étampures un clou spécial ; son collet
les remplit exactement, sa tige, très courte et déliée, se
replie sur l'angle du fer.

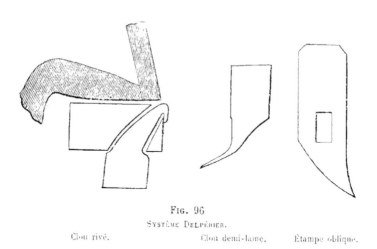

Fig. 96
Système Delpérier.

Clou rivé.                    Clou demi-lune.        Étampe oblique.

Les étampures supplémentaires se pratiquent avec une
étampe oblique *(fig.* 96). On les place en éponge et entre
les deux étampures de mamelle. Le débouchage des étam-

pures supplémentaires se fait en obliquant un peu le poinçon. Dans cette manœuvre, l'ouvrier cherche à faire ouvrir
l'étampure oblique aussi près que possible du bord du fer.

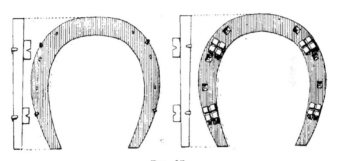

FIG. 97
FER MUNI DES CLOUS A GLACE DELPÉRIER.

La tête du clou Delpérier est variable dans sa forme :
elle peut être carrée, pyramidale ou crénelée, comme celles
représentées dans la figure 95.

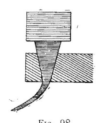

Ce clou, que son inventeur a appelé
*clou rivé*, est généralement connu
dans les ateliers de maréchalerie
sous le nom de clou à *demi-lame*.

Depuis son invention, en 1865, le
système Delpérier a subi de nombreuses modifications de détail ou
d'application. Ainsi, depuis 1881 seulement, on ne compte pas moins de

FIG. 98
CLOU A GLACE LEPINTE.

vingt-six variétés de clous *demi-lame* se rabattant sur le fer.
Nous nous contenterons de décrire la modification
apportée à cette ferrure à glace par le vétérinaire militaire Lepinte, dont le système (*fig.* 98) a été réglementaire

dans l'armée, de novembre 1885 au mois d'octobre 1889. Voici comment s'exprime à ce sujet la note ministérielle donnant instruction pour l'exécution de ce nouveau système de ferrure à glace.

« Le clou à glace Lepinte s'applique sur les ferrures ordinaires ; il suffit, en forgeant le fer, de pratiquer à maigre quatre étampures droites, normales (jamais obliques), deux en mamelles entre les deux premières étampures, et deux en éponges, à 2 centimètres de l'extrémité du fer. Pour les chevaux de selle, on ne placera que très exceptionnellement les deux clous à glace en mamelle ; pour les chevaux de trait, les quatre clous à glace seront habituellement employés. Les étampures peuvent être pratiquées, ou bien avec le poinçon à contre-percer, qui est employé habituellement à la forge et dont les formes sont exactement celles du collet du clou, ou bien encore avec l'étampe. Dans ce dernier cas, l'étampe doit faire la moitié de l'étampure environ ; l'autre moitié, ainsi que l'ajustage, sont faits avec le poinçon.

« Si, au moment d'ajuster le fer, les manœuvres exécutées pour donner la tournure déformaient les étampures d'attente, il suffirait de repasser le poinçon : cette opération devrait être faite aux autres étampures, qui pourront au besoin recevoir le clou à glace ; les contre-perçures doivent être très à maigre et bien débouchées.

« *Confection du clou*. — La tête est à section carrée et doit être suffisamment distante de la partie du collet qui doit se loger dans l'étampure afin de ne pas gêner la pénétration ; elle ne doit jamais servir d'épaulement. Le collet est droit ; il a la forme d'un coin régulièrement aplati d'un côté à l'autre.

« Il est plus long que l'étampure destinée à le recevoir, pour pouvoir s'enchâsser de plus en plus profondément en coinçant, sans jamais permettre à la tête d'appuyer sur le fer. C'est là une des principales conditions de solidité. Le collet se raccorde progressivement et insensiblement avec la lame.

« La lame, cintrée d'avance suivant une courbe déterminée, est munie d'une affilure aplatie, tranchante et tout à fait en biseau, qui permet au clou de sortir sans entamer la corne. Elle est courte, afin qu'on ne soit jamais obligé de la couper avant de la river, épaisse pour permettre l'adhérence intime avec le fer sur lequel elle est rebattue et pour éviter les blessures qu'occasionne le redressement assez fréquent des lames minces ».

3° *Crampons à vis.* — Ils sont de forme variable, à extrémité filetée se vissant dans des trous taraudés et pratiqués à l'avance dans la lame du fer. Ces crampons sont très nombreux. Ils offrent au moins autant de variétés dans leur forme et leur adaptation que les clous dits *demi-lame*. Cependant, on peut les ranger à peu près tous dans deux groupes : les crampons à *vis cylindrique* et les crampons à *vis tronconique*.

Nous ne discuterons pas la valeur relative de chacun de ces systèmes.

Après de nombreuses et laborieuses expériences, le Ministre de la guerre a adopté pour l'armée un *crampon à vis tronconique, à tête carrée, sans épaulement.* C'est certainement, le meilleur système. Voici, sommairement, en quoi il consiste.

Deux ou quatre trous sont pratiqués sur le fer chaud, bien au centre de la couverture, avec un poinçon tron-

conique de dimension donnée. Deux trous seulement
sont pratiqués en éponges du fer dans la cavalerie. Le fer
étant fini, ces trous sont taraudés à l'aide d'un taraud *ad
hoc* qui conserve leur forme.

Le crampon est pris sur une tige d'acier carrée, dont
la diagonale du carré présente quelques millimètres de
plus que le trou taraudé du fer.

L'ouvrier abat les quatre angles à petits coups, sur une
longueur de 10 millimètres, et coupe le crampon à la
longueur voulue (*fig.* 99). Il ne reste plus qu'à fileter la

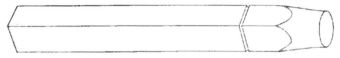

Fig. 99

partie arrondie. Ces crampons sont vissés au fer, au moment même du besoin, à l'aide d'une clé, ou avec la
semelle de l'étrier dont l'évidement a été spécialement
modifié.

Les chevilles à vis tronconique sont supérieures aux
chevilles à vis cylindrique, et surtout aux crampons à
épaulement à vis cylindrique, en ce que la bavure résultant de l'usure du fer n'empêche pas la vis de mordre
dans l'écrou. Il n'en est pas de même des vis cylindriques,
où le moindre accident et la moindre mal façon empêche
le vissage.

4° *Crampons à chevilles ou maintenus à l'aide d'une
clavette* comprenant des chevilles qui s'enfoncent en forçant
dans un trou tronconique du fer. Nous avons, dans cette

série, la cheville carrée dans trou carré, cheville ronde
dans trou rond, cheville carrée dans trou rond, cheville
triangulaire dans trou triangulaire, etc. Le principe de
ce système consiste dans le maintien de la cheville par
l'effet du coinçage. Le procédé est simple et pratique ;
malheureusement, les chevilles quelquefois se détachent,
ou, quand elles sont ancrées, se laissent difficilement
arracher. C'est pour obvier à ces inconvénients qu'on a
imaginé de les fixer à l'aide d'une clavette. Dans ce sens,
des systèmes très ingénieux ont été préconisés. Ils sont peu
pratiques en raison des difficultés d'exécution et du prix
de revient.

*En résumé*, la meilleure ferrure contre les glissades sur
le pavé des villes, est la ferrure physiologique bien comprise. Les patins en caoutchouc doivent être préférés à
tout autre système quand la fourchette est atrophiée ou
que le pied est sensible.

Le meilleur système de ferrure à glace, pour les chevaux de selle et de trait léger, consiste dans l'emploi des
clous *demi-lame*, quelle qu'en soit la variété. Pour les
chevaux de trait qui ont à faire de grands efforts de traction, la tête du clou à glace Delpérier ou autres n'offri-
rait pas une résistance suffisante. Le crampon en acier
vissé au fer devient préférable. Nous faisons choix du
crampon à vis tronconique et sans épaulement, comme
étant de fabrication très simple et d'application facile.

---

# FERRURE THÉRAPEUTIQUE

---

Le cadre de la *ferrure thérapeutique* comprend toutes les ferrures destinées à corriger ou à modifier les déformations ou altérations du sabot.

Ces déformations ou altérations sont le plus souvent de nature pathologique et par conséquent du ressort du thérapeutiste.

Avant de chercher le traitement qui convient à une affection, il est de toute nécessité de connaître les causes du mal, les désordres et les conséquences qui peuvent en être la suite. De là, le devoir pour le praticien d'étudier les affections du pied, ce qui, au premier abord, peut paraître déplacé dans un traité de maréchalerie, mais qui est absolument nécessaire à l'établissement d'une pratique rationnelle.

Ici, le vétérinaire et le maréchal doivent agir de concert. Le maréchal est obligé d'avoir recours aux connaissances du vétérinaire et celui-ci a toujours besoin du concours du maréchal pour déferrer et rogner le pied, pour préparer et appliquer la ferrure qui lui convient. Il n'est donc pas surprenant que cette partie de la ferrure s'adresse autant à l'homme de science qu'à l'homme de l'art.

# CLASSIFICATION DES DÉFECTUOSITÉS DU PIED

La classification rationnelle des défectuosités du pied était encore à faire. Celle que nous présentons joint l'avantage de ranger les nombreux cas dans un petit nombre de catégories à celui de montrer immédiatement l'ensemble de la question.

Les pieds peuvent être défectueux par suite :

1° *D'atrophie* . . . . *Encastelure.* Pieds à quartiers resserrés, à talons serrés, à talons chevauchés, à talons serrés par en haut, etc.

2° *De traumatisme dû à l'inhabileté du maréchal* . . Pieds trop parés, parés de travers, à pince trop raccourcie, à talons trop hauts, à talons trop abaissés, à paroi râpée, brûlés, piqués, dérobés.

3° *De mauvaise conformation* . . . Pieds plats (pleins, à oignons, etc.), grands, petits.

4° *Mauvais aplombs* Pieds panards, cagneux, trop inclinés (à talons fuyants), trop droits (rampins).

5° *D'altération in-* { Pieds fourbus, comblés, cerclés, blei-
*flammatoire..*     meux, seimeux, à kéraphyllocèle, à
                    faux quartiers, à fourmilière, à
                    foulure de la sole, serrés du bas, pin-
                    çards, eczémateux (crapaudine, four-
                    chette échauffée, crapaud).

# DÉFECTUOSITÉS DU PIED PAR ATROPHIE

## ENCASTELURE

D'après le professeur Léon Lafosse, l'encastelure est une altération du pied fréquente chez les chevaux de sang, caractérisée par son étroitesse, coïncidant avec une concavité très prononcée de la sole, en sorte que les tissus vivants semblent renfermés dans le sabot comme dans un fort (*in castellum*). Une claudication opiniâtre accompagne cette maladie qui, négligée, finit assez souvent par mettre hors de service les animaux qu'elle affecte.

Cette définition a l'avantage de ne pas préjuger de la cause du mal.

Les pieds à un *quartier resserré*, à *talons chevauchés*, *ordinaires à talons serrés*, *plats à talons serrés*, à *talons serrés par en haut*, etc., ne représentent que divers degrés de l'encastelure.

### CAUSES DE L'ENCASTELURE

L'étiologie de cette affection est d'une grande importance, tant à cause des mesures hygiéniques qu'elle peut entraîner que pour l'institution du traitement, toujours basé sur les causes présumées de la déformation du pied.

Voici le sommaire des principales causes invoquées par la plupart des auteurs :

1° PROVENANCE ET HÉRÉDITÉ. — Ruini, Léon Lafosse, Vallon, Peuch et Toussaint, Sanson, etc.

    H. Bouley et Zundel s'élèvent contre.

2° INFLUENCE DE LA FERRURE. — *a. Par action irrationnelle du maréchal.* — Ruini, Lafosse père et fils, Léon Lafosse, Vallon, Rey, H. Bouley, Zundel, Peuch et Toussaint, Watrin, etc...

    *b. Par application du fer chaud.* — Léon Lafosse, Zundel, Peuch et Toussaint.

    *c. Par vice d'ajusture.* — Merche, H. Bouley, Zundel, Peuch et Toussaint.

    *d. Par coercition du fer et des clous.* — Ruini, Turner, Crampton, Bracy-Clark, Colleman, Rodet, Léon Lafosse, Merche, Vallon, H. Bouley, Zundel, Peuch et Toussaint, etc...

3° MALADIES DU PIED. — H. Bouley, Rey, Léon Lafosse, Zundel, Peuch et Toussaint, etc...

4° GENRE DE SERVICE. — Turner, Léon Lafosse, Zundel, Peuch et Toussaint, etc...

5° ALIMENTATION. — Léon Lafosse.

6° HYGROSCOPICITÉ DE LA CORNE. — H. Bouley, Léon Lafosse, Zundel, Sanson, etc...

Comme on le voit par cette citation incomplète, les causes invoquées de l'encastelure sont nombreuses ; souvent aussi elles sont banales et contradictoires. Ainsi, par exemple, à propos du genre de service, on invoque le repos et l'exercice, le travail aux petites et aux grandes allures.

Tous ces auteurs ont pris, pensons-nous, l'effet pour la cause, la paroi comme agent de constriction, tandis qu'elle ne fait que suivre le mouvement de rétraction des organes internes du pied. En prenant à part et en étudiant rationnellement chacune de ces prétendues causes, on est obligé de reconnaître qu'elles sont sans effet.

Celle qui paraît être la dominante et qui a le plus induit en erreur, l'action constrictive de la corne par sa dessiccation, est une hérésie physiologique.

D'ailleurs, si le fait était vrai, la paroi aurait plutôt une tendance à s'ouvrir qu'à s'enrouler. En effet, qu'on prenne une plaque de corne et qu'on la place sur une surface humide, en faisant agir l'action solaire sur sa face supérieure, on la verra s'enrouler du côté de la surface chauffée.

Il est vrai que, lorsqu'on prend un sabot détaché du pied, on le voit, par la dessiccation, se resserrer avec force et se recoqueviller vers la face interne. C'est ce fait qui a frappé sans doute les auteurs précités. Mais ici, des deux faces, la plus aqueuse, si on peut s'exprimer ainsi, c'est l'interne, par conséquent c'est celle qui, par la dessiccation, doit subir la plus grande rétraction.

Donc, serait peut-être paradoxale, mais vraie, l'idée que la dessiccation de la corne, sur le pied vivant, si elle se produisait, aurait pour tendance de faire ouvrir le sabot plutôt que de le resserrer.

L'effet de la coercition du fer par l'action des clous est, de toutes les causes, après l'hygroscopicité de la corne, celle qui réunit peut-être le plus de partisans. Elle est la conséquence de la théorie de l'élasticité du pied, théorie vraie en principe, mais dont l'exagération ou la fausse interprétation a été si funeste aux progrès de la maréchalerie.

Mais, à moins que les clous ne *serrent* le pied et fassent boiter l'animal — cas accidentel et qui doit rester en dehors des questions de la ferrure normale, — il est difficile d'expliquer leur action coercitive sur la paroi et principalement vers son bord supérieur.

Ces prétendues causes de l'encastelure ne résistent pas à l'analyse et leur invocation ne satisfait pas l'esprit. Nous devons chercher ailleurs la raison d'un fait aussi fréquent et se produisant avec une progression aussi continue que le resserrement des régions postérieures et latérales du pied chez le cheval.

Il est un point sur lequel tout le monde est d'accord : les pieds non ferrés ne se resserrent pas si le cheval n'est pas condamné à une stabulation permanente. On sait, en outre, que de toutes les ferrures, celles qui permettent l'appui de la fourchette sur le sol, comme les ferrures à *croissant*, *périplantaire de Charlier*, etc., sont celles qui maintiennent le mieux le pied dans sa conformation physiologique. Elles peuvent même, dans certains cas, ramener à leur forme primitive des pieds ayant déjà subi un commencement de déformation.

Ceci est un indice de l'importance du rôle de la fourchette.

*Tout organe qui ne fonctionne pas s'atrophie*, est une loi de biologie qui doit s'appliquer au pied, et plus particulièrement à sa partie essentiellement fonctionnelle, le *coussinet plantaire.*

Le coussinet plantaire ne fonctionne qu'imparfaitement quand la fourchette ne fait pas son appui sur le sol ; il ne fonctionne pas du tout quand le cheval est privé de l'usage momentané de l'un de ses pieds par suite d'un clou de rue, d'une blessure accidentelle ou de toute autre cause. Aussi, cet organe s'atrophie chez les chevaux dont le maréchal abat la fourchette et dont la ferrure n'est pas assez fréquemment renouvelée ; chez ceux qui font un service sur des routes dures où, le pied ne s'enfonçant pas sur le sol, la fourchette placée en clé de voûte ne vient jamais à l'appui. Le coussinet s'atrophie également dans les pieds malades restant longtemps sans fonctionner.

Or, l'atrophie de cette masse centrale du sabot ne peut pas se produire sans entraîner la contraction de ses parties enveloppantes qui lui sont intimement liées, tout au moins de celles qui sont susceptibles d'une certaine élasticité. De là, le resserrement des régions postérieures du sabot.

Ce qui prouve encore que le resserrement du pied a pour cause une traction interne, c'est le resserrement presque toujours plus accentué du quartier du dedans. La paroi est plus mince en quartier interne, c'est de ce côté qu'elle doit céder le plus facilement.

Si, au contraire, cette action était due à la puissance de contraction de la paroi, l'effet le plus actif se produirait certainement du côté où elle est plus épaisse, c'est-à-dire du côté externe. Le resserrement aurait surtout lieu par le bas, ce qui n'est pas ; il débute toujours par la région du bourrelet qui correspond plus exactement aux fibro-cartilages et au coussinet plantaire.

Le vétérinaire militaire G. Chénier est le premier qui ait reconnu toute l'importance du rôle du coussinet plantaire dans l'étiologie de l'encastelure. Dans une brochure, publiée en 1877, il expose avec clarté et une grande évidence de preuves le peu de fondement des causes invoquées jusqu'alors, ainsi que l'action prépondérante de l'atrophie du coussinet élastique du pied du cheval.

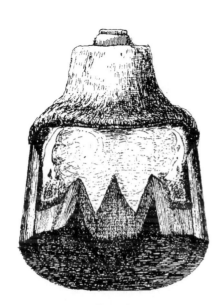

FIG. 100

COUPE TRANSVERSALE DE LA RÉGION DES TALONS SUR UN PIED BIEN CONFORMÉ.

Cette figure montre la disposition du coussinet plantaire par rapport à la paroi, aux fibro-cartilages et aux apophyses rétrossales.

En jetant un coup d'œil sur la figure ci-contre (fig. 100), il est aisé de concevoir comment les cartilages, en s'inclinant vers le centre du pied, entraînent le bourrelet dans ce mouvement de contraction. L'évolution de la paroi se produisant sur un cercle de plus en plus étroit, il s'ensuit, au bout d'un certain temps, une modification dans la forme même du sabot. Ceci explique pourquoi les pieds se

trouvent toujours plus serrés par le haut des talons que par
le bas (*fig.* 101 et 101 *bis*). Les *talons serrés par en bas* se

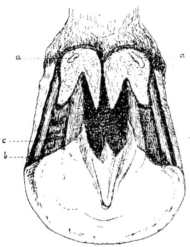 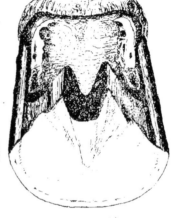

FIG. 101

FIG. 101 *bis*

COUPE TRANSVERSALE DES TALONS A 1 CEN-
TIMÈTRE 1/2 EN AVANT DE LEUR EXTRÉ-
MITÉ, SUR UN PIED ANTÉRIEUR DROIT A
TALONS SERRÉS.

*aa.* Fibro-cartilages. — *b.* Fourmilière. —
*c.* Suffusions sanguines maculant la corne,
situées entre la paroi et l'arc-boutant.

MÊME PIED QUE DANS LA FIGURE PRÉCÉ-
DENTE, MAIS COUPÉ 1 CENTIMÈTRE 1/2
PLUS EN AVANT.

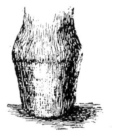

FIG. 102

PIED DE POULAIN.

voient très rarement. Car ce fait
ne se produit que par suite de
formes coronaires ou de toute
autre circonstance pathologique
ayant fait dilater le cercle du bourrelet et dévier la matrice de l'ongle.

Le pied des poulains (*fig.* 102)
se trouve physiologiquement dans ce cas par suite de la
croissance rapide du diamètre de la couronne.

L'observation et le raisonnement éloignent l'idée du resserrement du pied par l'action du fer mal ajusté. Expérimentalement, avec un fer à ajusture entôlée, il ne nous a pas été possible de produire un resserrement sensible du sabot, même dans le bas des talons, la sole ayant été conservée dans son épaisseur normale. D'ailleurs, si la ferrure, mal pratiquée, était cause d'encastelure, le resserrement se ferait naturellement sentir par le bas. C'est toujours le contraire qui se présente.

## ANATOMIE PATHOLOGIQUE DU PIED ENCASTELÉ

Les modifications qui surviennent dans l'organisation du pied resserré ne se bornent pas à l'atrophie du coussinet plantaire et au resserrement de la paroi : elles atteignent plus ou moins tous les organes qui le constituent en raison du degré de l'affection.

En procédant de dehors en dedans, nous trouvons d'abord le *bourrelet* qui, non seulement a perdu sa forme circulaire, mais qui participe encore à l'atrophie. Il est moins épais, son profil est plus aplati, surtout dans les régions postérieures du pied. Cet aplatissement du profil, coïncidant avec la déformation de sa grande courbure, donne une direction oblique à la paroi qui en résulte.

L'émaciation du bourrelet est la conséquence de l'atrophie du coussinet plantaire.

Sans invoquer l'irradiation des troubles trophiques par un effet de corrélation nerveuse, il est certain que la circulation est moins active dans les pieds dont le coussinet est atrophié. Cet organe élastique, par suite des pressions et des dépressions successives qu'il subit pendant la marche, fait, par rapport au sang, l'office d'une pompe aspirante et foulante.

La paroi est forcément associée aux vicissitudes du bourrelet qui lui donne naissance. Son épaisseur et sa direction dépendent de la largeur et de la courbure de la surface génératrice. A un bourrelet atrophié correspond une paroi plus mince. Cet amincissement, sensible dans la région des quartiers, est un fait constant dans tous les pieds resserrés.

Une influence passagère ou peu active, qui, dans les conditions normales d'un organe, ne produirait pas d'effet appréciable, peut se manifester d'une manière très sensible quand cet organe se trouve dans un état anormal de nutrition. L'équilibre instable de l'harmonie relative de ses fonctions se trouve très facilement rompu.

Ce fait s'imprime d'une façon très apparente sur le pied encastelé.

Les périodes successives de travail ou de repos, d'humidité ou de sécheresse, le renouvellement de la ferrure, la nature de la nourriture, etc., se font sentir sur le bourrelet dont l'état variable de turgescence, en modifiant la largeur de la matrice, fait varier l'épaisseur de la paroi. De là, ces dépressions et ces renflements circulaires qui se manifestent sur la plupart des pieds encastelés et qui sont désignés en hippologie sous le nom de *cercles*.

Les influences de la ferrure et de la nourriture sont prépondérantes. Il nous est arrivé fréquemment, comme moyen principal de traitement, de faire marcher non ferrés des chevaux à pieds encastelés, avec ou sans complication de seimes. Cette période, limitée à l'usure plus ou moins rapide du sabot, s'est toujours manifestée par la formation d'un cercle dont l'ampleur était en rapport avec le temps écoulé entre deux ferrures.

Tout le monde a vu l'influence du régime du vert, même pris à l'écurie : les fonctions de la peau auxquelles participe le bourrelet sont plus actives.

Il en est de même du régime arsenical qui modifie non seulement l'aspect du poil, mais encore la pousse de la corne.

Le *tissu feuilleté*, qui continue avec le bourrelet le derme de la peau dont il a les fonctions et la constitution histologique, subit lui aussi, directement ou par contre-coup, les conséquences de l'atrophie.

A l'altération tropho-névrique qui agit sur tout le pied vient s'adjoindre, pour les tissus sous-cornés, une altération de nature traumatique. La compression de ces tissus par la paroi dont le cercle se rétrécit en modifie forcément les conditions de nutrition.

Selon les ramuscules nerveux, qui sont les premiers impressionnés par ce traumatisme lent et continu, et selon les vaisseaux qui, par le fait de leur situation, sont plus ou moins comprimés, il y a des territoires congestionnés et d'autres qui sont anémiés. Dans certains points, il y a pléthore et toutes ses conséquences : hypertrophie, hyperévolution cornée, extravasation sanguine, rupture de vaisseaux, destruction consécutive des tissus ; tandis que, dans d'autres, la régression se produira par insuffisance d'apports nutritifs.  ·

Cette série de faits se produit fatalement dans tous les pieds pendant la période active du resserrement.

Si le resserrement est partiel et se fait lentement, ces lésions de nature inflammatoire, très localisées, ne pro-

duisent pas une douleur manifeste. L'animal est peut-
être un peu gêné dans ses allures au début, mais cette
gêne peut échapper à l'œil le plus clairvoyant. Cependant,
si on suit le maréchal dans son travail, quand il pare le
pied, il n'est pas rare de voir, surtout sur les sabots à
corne blanche, quelques linéaments rougeâtres dans la
région du talon correspondant au quartier serré.

Si le resserrement est plus actif, la gêne des allures est
plus apparente. Elle peut même aller jusqu'à la boiterie.
Ici, la bleime est toujours bien visible et en raison du
degré de l'encastelure.

Sur des coupes transversales faites sur des quartiers
resserrés à divers degrés on voit qu'il n'existe pas, à
proprement parler, de
suffusion sanguine ; l'engrènement des feuillets
n'a point été rompu. Sous
l'influence de la conges-
tion, les vaisseaux ont
été détruits (*fig.* 103),
les éléments de la ré-
gion dermique sont pas-
sés à l'état embryon-
naire ; et, à une période
plus avancée, ces élé-
ments ont été eux-
mêmes désagrégés, en-
traînés ou résorbés, d'où

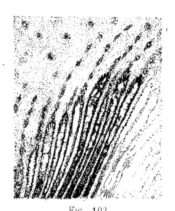

Fig. 103
Coupe de l'engrènement des feuillets d'un
quartier resserré.

ces lacunes que l'on voit sur la coupe microscopique.

C'est généralement à cette série de lésions que se borne
l'effet du resserrement de la paroi sur le tissu feuilleté

quand l'encastelure se produit lentement. Mais, dans les cas contraires, les désordres acquièrent une plus grande importance. La destruction est plus complète et le travail de réorganisation prend un caractère particulier. On voit alors les lésions de la fourbure locale, de la fourmilière, etc. Ceci indique déjà que toutes les lésions inflammatoires du tissu feuilleté, quel que soit le genre d'affection auquel elles se rapportent, résultent d'un même *processus;* la rapidité et l'intensité de la congestion, modifient seules leur aspect et leur degré de gravité.

La cause qui a provoqué ces lésions de la région feuilletée se fait sentir plus profondément encore.

Le tissu fibreux qui constitue la trame de la membrane podophylleuse contribue à ces destructions locales en raison de sa richesse vasculaire.

L'action congestive se fait sentir jusqu'au périoste de l'os du pied dont les éléments anatomiques se confondent avec ceux des tissus sus-jacents.

Ici, nous assistons aux phénomènes de la *périostite* et de l'*ostéite*. Phénomènes sourds, qui n'ont pas de répercussion dans l'économie au point d'intéresser l'état général du sujet, mais qui, pour être lents, n'en sont pas moins effectifs.

Pour se rendre compte de leur importance, il suffit de jeter les yeux sur ces deux figures représentant d'une manière exacte la troisième phalange de deux pieds resserrés.

La figure 104 représente la phalangette d'un pied à quartier interne très resserré ; la figure 105, celle d'un pied à talons également resserrés.

On voit sur la première que l'apophyse rétrossale du

côté interne a dévié de sa direction normale pour se reporter vers l'axe de la figure. Il est évident que cette déviation
ne s'est point produite sous l'action de la poussée de la
paroi par un mouvement tout d'une pièce, comme si
l'apophyse eût été une cire molle ou un corps élastique. Il

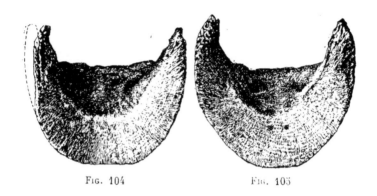

FIG. 104                    FIG. 105

y a eu ici une ostéite raréfiante sur la région périphérique
de l'apophyse, tandis que, par un effet de balancement
assez fréquent en biologie. il se produisait une ostéite
condensante sur sa face centrale. Les porosités qui criblent
cette partie de la phalange sont la preuve irrécusable de
ce travail.

Dans la figure 105, les apophyses, également sollicitées
par le double resserrement de la paroi, se sont à peu près
également reportées vers le centre.

Ce fait, dont les effets semblent, au premier abord, hors
de proportion avec la cause. n'est pas pour nous sur-
prendre. Il doit être rapproché d'un grand nombre de cas
analogues où l'on voit, par exemple, le creusement des
os par la pression continue de corps mous.

Le *coussinet plantaire* a pour base un canevas fibreux circonscrivant de nombreuses aréoles remplies par un mélange de fibres connectives, de fibres élastiques et de cellules adipeuses.

Sa puissante vitalité prouve la richesse de sa vascularisation.

Il est très fréquemment donné, en effet, de voir, dans les opérations du pied, la rapidité avec laquelle ce tissu se répare.

Cela explique aussi sa régression.

Quoique difficile à mettre histologiquement en évidence, l'atrophie du coussinet plantaire n'en est pas moins facile à constater quand on le considère dans son ensemble.

Comme déduction logique des faits et données qui précèdent. il faut admettre l'atrophie primitive du coussinet plantaire. Dans son mouvement de rétraction, cet organe entraîne les fibro-cartilages auxquels il se trouve intimement lié par leur face interne. Les parties du bourrelet qui sont adossées aux fibro-cartilages et aux glòmes de la fourchette participent à ce mouvement de contraction. De là, une évolution de plus en plus concentrique de la paroi et tous les phénomènes qui constituent l'encastelure à ses divers degrés.

Comme conséquence de cet état de choses, nous trouvons les phénomènes de congestion du tissu podophylleux et la déformation des apophyses terminales de l'os du pied. On peut probablement ajouter aussi, dans les cas extrêmes, l'atrophie générale du pied.

## SYMPTOMES DE L'ENCASTELURE

Il est inutile, en maréchalerie, de s'étendre longuement sur les symptômes de l'encastelure. Ils sont suffisamment connus et se déduisent, d'ailleurs, des discussions précédentes. En voici l'énumération succincte.

1° PHÉNOMÈNES OBJECTIFS. — Resserrement du pied, unilatéral ou bilatéral ; cercles ; bleimes ; seimes ; fourbure; bouleture ; etc...

2° PHÉNOMÈNES SUBJECTIFS. — Boiterie ; port du pied en avant ; appui sur la pince, etc.

Ces phénomènes peuvent se montrer à des degrés divers d'intensité et dans une association indéterminée.

## TRAITEMENT

Le traitement préventif de l'encastelure consiste dans une bonne hygiène du pied par une ferrure rationnelle. Il est essentiellement de l'art du maréchal. Si les lumières du vétérinaire sont nécessaires dans les traitements curatifs, ce n'est guère que pour servir à la direction de l'ouvrier dans l'application d'une ferrure spéciale. C'est donc à juste raison qu'on fait entrer cette affection dans le domaine de la maréchalerie. Le mal provenant de la ferrure, il est légitime d'y puiser le remède.

**Traitement préventif.** — Un mot d'abord sur les ferrures préventives. Étant donnée la cause principale, sinon unique, de l'atrophie du coussinet plantaire, on doit considérer comme bien comprise dans ce sens toute ferrure permettant l'appui de la fourchette avec ses conséquences.

Les ferrures ordinaires, française et anglaise, peuvent remplir ces conditions dans les pieds bien conformés, quand les fers sont de moyenne épaisseur. Dans ce cas, le pied étant convenablement paré, la fourchette fait une saillie suffisante pour se trouver naturellement au niveau des branches du fer. Malheureusement, par la pousse de la paroi, ces branches ne tardent pas à déborder le plan de la fourchette. Sur la moyenne de quarante jours que dure une ferrure, pendant les quinze ou vingt premiers jours seulement la fourchette vient à l'appui ; elle s'y trouve complètement soustraite pendant le reste du temps.

Ce bénéfice de la ferrure, au début, est souvent complètement perdu par la pernicieuse habitude, propre à quelques maréchaux, de parer la fourchette pour rendre le pied plus joli.

Il est donc facile de concevoir comment, chez la plupart des chevaux, après un ou deux ans de ferrure, la fourchette, ayant suivi le coussinet plantaire dans son commencement d'atrophie, ne vient plus à l'appui quand on emploie les méthodes ordinaires de la maréchalerie.

Ce fait a suggéré à plusieurs auteurs, qui ont compris le rôle physiologique de la fourchette, des formes spéciales de fers auxquelles on a généralement donné le nom de leurs auteurs : *fer Lafosse*, *fer Charlier*, *fer Poret*, etc.

Nous connaissons ces fers et les principes de leur application. Ils ont l'avantage incontestable d'être plus légers que les fers ordinaires. C'est d'ailleurs la seule qualité qu'il est permis de leur reconnaître ; elle ne compense malheureusement pas leurs défauts.

Avec la ferrure ordinaire on peut arriver aux mêmes
résultats.

En effet, supposons un pied dont la fourchette a éprouvé
un commencement d'atrophie, mais elle n'est point réduite au point de devoir être rangée dans le cas nécessitant des moyens curatifs. Ferrée à la façon ordinaire, avec
un fer français, la fourchette de ce pied ne touche plus le
sol ; ferrée avec un fer Poret, par exemple, la fourchette
arrive à l'appui.

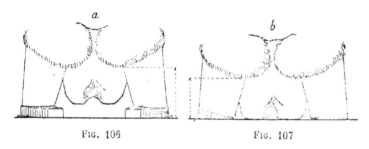

Fig. 106                Fig. 107

Soient la figure 106, représentant la face postérieure de ce
pied avec une ferrure ordinaire, française, et la figure 107,
représentant le même pied avec une ferrure Poret.

Dans le premier cas, on voit que les talons sont plus
hauts, mais la fourchette n'arrive pas sur le sol ; dans le
second, les talons sont plus bas de l'épaisseur du fer, mais
la fourchette est dans des conditions physiologiques.

La hauteur des talons a certainement un avantage
démontré dans la locomotion ; mais, dans le cas de la
figure 107, cet avantage se trouvera largement compensé
par la restitution du rôle et du volume physiologiques au
coussinet plantaire, ce qui permettra de laisser aux talons
leur hauteur naturelle après une ou plusieurs ferrures.

Mais, dans le cas de la figure 106, ne serait-il pas aussi simple, en parant le pied, d'abaisser les quartiers et les talons de toute l'épaisseur du fer, de manière à obtenir

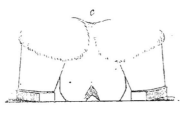

FIG. 108

l'effet de la figure 108, en tout comparable au cas de la figure 107 ?

Qu'on n'objecte pas le risque d'arriver au vif en talons, ou bien, qu'en affaiblissant par trop cette région on la prédispose aux bleimes. Ces craintes ne seraient pas fondées [1].

Mais si le résultat des fers Lafosse ou Charlier peut être obtenu à l'aide du fer ordinaire français, ayant souvent un centimètre d'épaisseur, à plus forte raison l'obtiendra-t-on avec le fer type dont la description a été donnée dans la *ferrure physiologique*.

Ce fer qui peut être, à la rigueur, en fer doux, car la largeur et l'incurvation particulière de la pince compensent

---

[1] Nous avons recherché dans des pieds de toutes formes, de cheval et de mulet, quelle était la direction du plan passant par le bord périphérique de l'os du pied, par rapport à la face plantaire du sabot. Il nous a toujours été donné de constater qu'il était selon une ligne qui partirait du bourrelet périoplique, en talons, pour arriver en pince à une distance du sol en rapport avec l'épaisseur de la sole en cette région.

Les figures 109 et 110, exécutées d'après nature, — représentant le même pied vu par derrière et de profil — donnent une idée de cette direction.

La sole en talons est plus épaisse qu'en pince. Ce fait est journellement constaté par les praticiens quand ils explorent à la rénette les talons bleimeux.

jusqu'à un certain point son peu d'épaisseur, permet d'obtenir tous les effets des ferrures Lafosse, Charlier et Poret, sans avoir les inconvénients qui leur sont inhérents.

Ce qui vient d'être dit sur le traitement préventif de l'encastelure s'adresse surtout aux pieds de devant, à cause de leur resserrement très fréquent. Cependant, dans le cas d'encastelure des pieds postérieurs, le raisonnement précédent, comme tous ceux qui vont suivre, leur serait applicable de tous points.

**Traitement curatif.** — L'encastelure, même invétérée, n'est plus guère traitée que par des procédés de marécha-

On peut donc, sans crainte d'arriver au vif, abaisser les talons dans d'assez fortes proportions, rarement atteintes dans la pratique et plus que suffisantes pour compenser l'épaisseur des branches du fer.

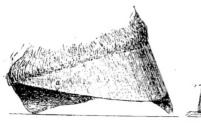 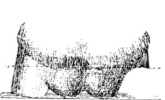

Fig. 109                           Fig. 110

*a*, Point vis-à-vis lequel finissent les apophyses rétrossales.

La crainte de provoquer des bleimes par ce moyen ne doit pas exister. Tout au plus pourrait-on avoir, comme conséquence d'un amincissement trop fort, une *foulure* des talons. On verra, dans un chapitre ultérieur, ce qu'il faut penser de la nature et des causes de la bleime.

lerie. C'est à peine si quelques praticiens se permettent encore les rainures en quartiers ou l'amincissement des talons à la râpe. Il y a longtemps aussi que l'on a fait bonne justice des grands moyens chirurgicaux.

Les bains et les cataplasmes sont assez fréquemment usités.

Étant données les considérations précédentes, il est évident que le traitement curatif doit être l'exagération même des moyens préventifs. Il faut avant tout ramener la vitalité dans le coussinet plantaire, en faisant affluer les liquides nutritifs dans cet organe atrophié, afin de lui faire récupérer l'ampleur nécessaire à ses fonctions.

Il est de lieu commun de voir, par exemple, une série de muscles atrophiés par excès de repos reprendre leur volume normal par le simple effet d'une gymnastique raisonnée. L'influence du fonctionnement sur la nutrition de l'organe, si frappante dans ce cas, se montre encore plus active quand il s'agit du coussinet plantaire. Ce fait s'explique par sa texture et la nature de ses éléments, ainsi que par ses fonctions particulièrement propres à activer la circulation.

Dans le traitement curatif de l'encastelure, il y a à considérer deux cas correspondant à deux degrés de l'affection:

1° Le cas où les talons sont resserrés, mais la fourchette n'est pas encore complètement atrophiée ;

2° Le cas où les talons et les quartiers sont très resserrés et la fourchette à peu près détruite, avec accompagnement de boiterie, de bleimes, de seimes, etc.

*Premier cas.* — L'affection à ce degré ne fait généralement pas boiter l'animal : tout au plus saisit-on une gène momentanée au début de l'action.

Si le cheval ne doit pas être soumis à un travail pénible sur un terrain dur et si la corne est de bonne nature, la meilleure pratique consiste à déferrer les pieds atteints, à les parer s'il est besoin, principalement en talons, mais sans affaiblir la sole, et à arrondir le bord de la paroi à la râpe pour éviter les éclats de la corne. Un séjour quotidien à la prairie et l'agencement d'un sol meuble, sable humide ou terre glaise légèrement humectée, pour recevoir les pieds à l'écurie, seront les meilleurs adjuvants de la déferrure.

Il nous a été donné de voir, dans un régiment de cavalerie remonté en chevaux arabes, jusqu'à cinquante chevaux déferrés de devant et faisant leur service de régiment comme les autres chevaux d'escadrons. La résistance à l'usure de leurs sabots variait de quinze à quarante jours.

Des points de repère pratiqués sur les talons ou des moulages permettaient de mesurer leur écartement et de juger, plus tard, de l'effet obtenu.

Après huit jours de marche sans fers, on constatait, généralement, que les pieds s'étaient élargis de 5 à 10 millimètres ; et, après quinze à trente jours du traitement ci-dessus, l'écartement entre les points de repaire arrivait souvent à 15 millimètres.

Après ce résultat, qui est immédiatement tangible, l'amélioration marche plus lentement. On doit alors alterner la ferrure avec le déferrement, selon l'état des pieds. Quand, par suite de l'usure, ils risquent de devenir sensibles, on leur applique un fer mince permettant l'appui de la fourchette. Mais, lorsque cet organe se trouve encore trop peu développé, on a recours au *fer à planche*.

Le fer à éponges tronquées de Lafosse (voir page 165),

dit *fer à croissant*, est digne d'attention à cause de sa
légèreté. Il peut rendre des services pour les pieds à corne
cassante qui ne pourraient pas être maintenus déferrés
sans danger. Il suffit pour le rendre pratique de lui donner une ajusture relevée en pince, ce qui lui permet de
résister plus longtemps à l'usure [1].

[1] Le vétérinaire en premier Nallet, du 12ᵉ cuirassiers, met en œuvre
pour le traitement de l'encastelure un procédé spécial qui est basé sur
le rôle physiologique de la fourchette. Voici comment ce procédé a
été exposé dans la séance du 28 mai 1891 de la Société centrale de
Médecine vétérinaire :

« L'appareil que M. Nallet appelle improprement *fourchette* artificielle, puisqu'il ne présente aucune bifurcation en quelque sens qu'on
l'examine, est en réalité une plaque ou semelle en gutta-percha qu'on
interpose entre le fer et la face plantaire du pied. Cette plaque, épaisse
de quelques millimètres, présente sur sa face inférieure une saillie
ou renflement de forme conique, dont la base évasée forme le bord
postérieur de la plaque et dont le sommet se trouve vers le centre.
L'axe du renflement se confond avec l'axe antéro-postérieur de la
semelle. Ce renflement doit être assez haut, surtout vers sa base, pour
dépasser le plan inférieur du fer quand l'appareil est mis en place et
maintenu par la ferrure. C'est, en effet, cette saillie ou renflement qui,
lors du poser du pied, doit toucher le sol avant les branches du fer
et faire appliquer la face supérieure de la plaque sur la fourchette et
les talons.

« Avant d'appliquer la plaque en gutta-percha, il est indiqué de
parer le pied convenablement, d'évider à la rénette les trois lacunes
de la fourchette et de bourrer ces trois lacunes avec des torsades de
filasse ou d'étoupes goudronnées. On applique la plaque en gutta-percha sur la face plantaire, après l'avoir préalablement ajustée sur le fer,
de manière que son bord postérieur ne dépasse pas les éponges et
que la place du pinçon soit largement ménagée dans son bord antérieur;
sur la plaque on applique le fer qu'on broche à la manière ordinaire
en traversant la plaque par les clous ; on élimine enfin de la plaque
tout ce qui déborde la rive externe du fer et on attend les résultats. »

Ce procédé est éminemment rationnel. Les résultats en sont assez
remarquables. Il suffit, en effet, de faire marcher le cheval pendant
quelques minutes, immédiatement après la ferrure, pour constater une
dilatation qui peut aller, sur le moment même, jusqu'à 4 millimètres.

*Deuxième cas.* — L'encastelure est arrivée à sa dernière période ; la boiterie intermittente ou continue en est la conséquence la plus frappante.

Dans ce cas, avant de s'attaquer directement à la cause initiale, il faut souvent remédier à la sensibilité plus ou moins grande du pied, traiter un commencement de fourbure, les bleimes, les seimes, la fourchette échauffée, etc., qui accompagnent fréquemment l'encastelure à cette période. Citons encore, pour mémoire seulement, la *rétraction des tendons fléchisseurs* et la *maladie naviculaire*, indices d'un état chronique et complètement incurable.

Quand l'affection n'est pas encore à cet état ultime, la première chose à faire est de déferrer l'animal et de calmer la douleur par des cataplasmes émollients ou des bains tièdes.

Sous leur influence, la corne se ramollit, les tissus se relâchent, la circulation se fait plus aisément et la tension inflammatoire diminue dans les régions sous-cornées.

Ce n'est qu'après une certaine durée de ce traitement, variable selon le cas, et seulement lorsque l'animal fait franchement son appui, qu'on doit avoir recours à la ferrure thérapeutique.

---

Il serait superflu d'insister sur le principe de ce procédé, qui a été d'ailleurs précédemment exposé et qui fait la base de notre argumentation ; il est évident que le coin de gutta-percha, en appuyant sur la fourchette, remplit le même office que le *fer à planche* bien appliqué dont l'appareil Nallet est un bon succédané. Ce procédé est à recommander de préférence au fer à planche, principalement pour les chevaux ayant à faire un service sur le pavé des villes ou tout autre terrain glissant.

Ici, nous n'avons, pour ainsi dire, plus de fourchette. Enserrée par les talons et plus ou moins altérée dans sa substance, elle serait hors d'état de se développer si on ne venait mécaniquement à son aide.

C'est le cas où le fer à planche doit céder le pas au *désencasteleur*.

Nous verrons dans un chapitre spécial en quoi consiste cet instrument, comment on doit s'en servir et quels sont les résultats qu'on est en droit d'en attendre.

En résumé, l'encastelure est la conséquence de l'atrophie du coussinet plantaire. Son traitement doit surtout avoir pour but le rétablissement des fonctions physiologiques de cet organe.

Les moyens qui concourent à ce résultat varient selon les cas et la convenance de chaque praticien. La méthode qui nous a paru la plus rationnelle comprend deux cas.

1° Quand l'atrophie de la fourchette n'est pas trop avancée, on déferre les pieds et on les maintient sur un sol meuble et humide, tel que prairie naturelle, sable ou terre humectée. Les résultats obtenus par ces moyens sont assurés ensuite par l'emploi d'une ferrure physiologique ;

2° Lorsque le mal est trop avancé pour espérer la guérison complète avec les moyens ci-dessus, on agit d'une manière plus active : l'emploi successif d'agents hygiéniques, de l'étau désencasteleur et du fer à planche sont alors de rigueur.

Telle est, selon l'expression d'une doctrine médicale nouvelle, la *dominante* du traitement, vu qu'il s'adresse à la cause même du mal. Les pédiluves, les cataplasmes, les vésicatoires sur la couronne, le régime du vert, etc., en constitueront la *variante*. Quoique secondaires, ces derniers moyens ne doivent pas être dédaignés du praticien ; ils constituent de bons adjuvants au traitement principal.

## DU FER A PLANCHE

**Description.** — Le *fer à planche* a les éponges réunies par une traverse. Il a pour but de fournir un large point d'appui à la fourchette et de soulager ainsi les quartiers et les talons.

En principe, le fer à planche doit présenter une surface d'appui suffisante pour la fourchette, tout en restant aussi léger que possible.

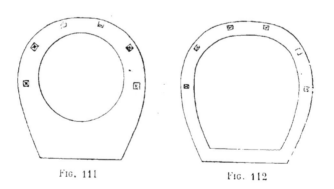

FIG. 111                FIG. 112

Les fers à planche exécutés d'après les modèles représentés par les figures ci-dessus (*fig.* 111 et 112), si fréquemment employés par les maréchaux, ne sont pas rationnels.

Le premier (*fig.* 111) est alourdi par un développement de surface inutile ; le second (*fig.* 112) n'offre pas un point d'appui suffisant pour le corps de la fourchette.

Nous préférons le fer du modèle représenté par la figure 113. Il est aussi dégagé que possible. par rapport

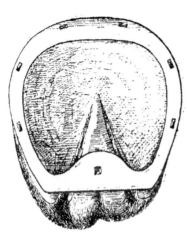

Fig. 113

aux étampures, en branches et un peu plus couvert en pince pour résister à l'usure. La planche, dégagée vis-à-vis les lacunes latérales, s'élargit vers son centre pour supporter tout le corps de la fourchette. Ce fer, sans garniture, est toujours un peu court pour le pied. Etre court est sans inconvénients par rapport aux allures et au centre de pression qui ne dépasse jamais les deux tiers de la longueur du pied. Par contre, cela a l'avantage de diminuer le poids du fer et de n'employer la planche que là où elle produit un effet utile.

Ce fer, absolument plat sur presque toute son étendue, se relève, selon les principes rationnels de l'ajusture, assez brusquement en pince. Cela facilite le mouvement de rotation du pied autour de cette région et diminue l'usure de sa partie correspondante. Il est d'égale épaisseur partout. Cependant, chez les chevaux qui usent beaucoup,

on peut laisser la région de la pince un peu plus forte ;
la planche, ne s'usant jamais, peut sans inconvénient être
plus faible.

Pour les chevaux de selle et de trait léger, l'épaisseur
moyenne doit être de 4 à 6 millimètres.

Chez les chevaux qui ont à travailler au pas sur les
routes glissantes ou le pavé des villes, un crampon longitudinal, levé au bord postérieur de la planche, est utile.
Ce crampon doit avoir comme hauteur, au plus, l'épaisseur même de la planche du fer. Son angle interne doit
être arrondi. Une lame de cuir, de l'épaisseur du crampon, rivée en avant
sur la planche, le pro-
tège contre les chocs
(*fig.* 114).

Le crampon longi-
tudinal, en relevant
légèrement les talons,
facilite les mouvements
du pied dans les allures,

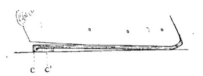

Fig. 114

*c.* Crampon. — *c'.* Lame de cuir pour protéger
le crampon contre les heurts.

tout en atténuant les glissades plus fréquentes avec ce fer.

Le fer à planche peut aussi être fabriqué à l'aide
d'une traverse rivée sur la face supérieure des éponges.
Tout en remplissant les fonctions thérapeutiques nécessaires, il diminue les chances de glissades. Ce système
est assez simple et d'exécution facile ; il mérite d'être plus
répandu.

**Application.** — Pour placer le fer à planche, le pied
doit être paré d'abord comme pour la ferrure ordinaire :
d'aplomb par rapport à la direction des rayons osseux

du paturon et du canon ; pince tronquée et sole intacte.

Dans les pieds à quartier interne plus resserré —
c'est le cas le plus fréquent — on voit souvent que ce
quartier s'élève au-dessus de son congénère, le bourrelet ayant subi dans son resserrement une incurvation héli-
coïdale. On a alors ce qu'on appelle les « talons chevauchés ». La région plantaire du talon et du quartier interne
se trouve, dans ce cas, souvent plus *basse* que la région
externe sa correspondante, comme si tout le quartier
avait été entraîné dans le mouvement ascensionnel du
bourrelet.

Le maréchal doit quand même mettre les talons au
même niveau en abaissant le plus élevé, sans s'inquiéter de la différence de hauteur de la paroi en quartiers [1].

Après avoir mis le pied d'aplomb, l'ouvrier fait porter
le fer. Mais, avant de le fixer, il abaisse au boutoir les
quartiers, de manière à les soustraire à l'appui dans le
tiers postérieur du pied.

Cependant, s'il arrive qu'un des quartiers soit déjà
trop bas, ou que — ce quartier étant seul resserré — on

---

[1] Comme on le voit dans la figure 115, la troisième phalange ne
suit pas le mouvement ascensionnel de la paroi. Si l'on se basait
pour parer le pied sur la hauteur des quartiers, on l'établirait
sûrement de travers.

La ligne *ab* indique la hauteur relative du bord supérieur des
quartiers vers le milieu du pied (la différence se trouverait être encore
plus accentuée en talons) ; la ligne *ef* montre la base de l'os du pied
qui est restée perpendiculaire à l'axe du membre ; la ligne *cd*, parallèle à *ef*, est la ligne selon laquelle doit être paré le pied pour qu'il
soit d'aplomb.

veuille le soustraire seul à l'appui, on doit rectifier le reste de la surface plantaire sans chercher à atteindre quand même le quartier le plus bas.

Profitons de cette figure pour démontrer également que les maréchaux se trompent, et avec eux les auteurs qui croient qu'un quartier peut être trop bas pour mettre l'autre au même niveau, sans arriver au

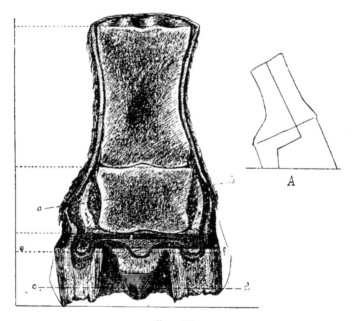

FIG. 115

A. — Coupe selon laquelle a été préparée la pièce qui a servi pour faire la figure.

vif. C'était le cas pour le pied qui a servi à faire la figure ci-jointe. Le maréchal pensait ne pas pouvoir, sans danger, abaisser suffisamment le quartier externe pour le mettre à niveau du quartier interne.

Il fallut la coupe ci-dessus représentée pour le convaincre.

Le fer, dans ce cas, portera sur la fourchette et tout le pourtour du pied, moins le quartier resserré (*fig*. 116 et 117).

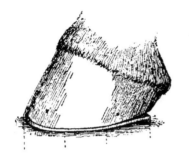
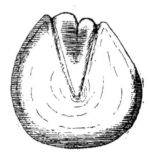

FIG. 116                   FIG. 117

Il se trouve fréquemment que la fourchette amaigrie arrive à peine au contact de la planche du fer, ou bien que, sa surface d'appui étant insuffisante, elle s'affaisse sans produire l'effet physiologique qui lui est dévolu. On doit alors garnir les lacunes d'étoupe goudronnée, bien tassée, pour lui donner la consistance voulue. Puis, on établit un matelas entre la fourchette et la planche du fer, de façon à obtenir une bonne surface d'appui.

Des lamelles de cuir ayant la forme de la fourchette et fixées à la planche du fer à l'aide d'une caboche formant rivet constituent un des moyens les plus pratiques pour arriver à ce résultat.

Le pied porte ainsi par la fourchette et les deux tiers de son pourtour antérieur. Les quartiers, ne faisant pas leur appui, se prêtent mieux aux mouvements de dilatation dus à la double compression du coussinet plantaire.

Mais cette double compression n'a pas seulement pour effet de solliciter mécaniquement les quartiers à la dilatation ; comme elle varie constamment d'intensité, elle augmente par ce fait le courant sanguin dans la région vasculaire du pied. Et c'est sous l'influence de cette activité nutritive que les parties atrophiées tendent à reprendre leur ampleur normale.

La garniture de la fourchette et la superposition des lamelles de cuir sur la planche du fer peuvent être avantageusement remplacées par la gutta-percha.

L'emploi de cette substance en maréchalerie est déjà ancien et principalement connu depuis les expériences de Mourgues (1853), ex-vétérinaire en premier au 9e dragons, et de son brigadier-maréchal Pontoise.

Voici, sommairement, le procédé que nous avons employé et vu employer maintes fois pour l'application du fer à planche dans le cas d'encastelure. Il est à peu près semblable à celui que décrit Chénier dans son opuscule « *De l'atrophie du coussinet plantaire* ».

Le pied a été paré d'aplomb et le fer ajusté a fait son siège à chaud ; la fourchette a été parfaitement nettoyée et traitée, si la lacune médiane était atteinte d'*échauffement*. On insinue dans les lacunes la gutta-percha, préalablement ramollie, et on l'étend sur toute la région de la fourchette en la comprimant avec soin à l'aide des pouces. On garnit ainsi jusqu'à la planche du fer qui doit faire son empreinte dans la substance encore molle. Le fer est alors assujetti provisoirement par quatre clous. Le lendemain, la gutta s'étant durcie par le refroidissement, on enlève le fer. et avec le boutoir on abat les quartiers à partir des deux tiers postérieurs du pied, comme il a été précédemment indiqué. Le fer est alors fixé à demeure selon les conditions voulues.

Tel est le principe, mais on peut en varier l'application. Ainsi, on pourrait, par exemple, faire adhérer plus intimement la gutta-percha à la corne par le badigeonnage préalable de la région avec une solution concentrée de gutta-percha dans du sulfure de carbone. Ou bien, comme les gutta du commerce varient beaucoup dans leur consistance, on pourrait les rendre plus dures par le procédé Defays, en y incorporant une certaine quantité de gomme ammoniaque.

Mais ces procédés ont surtout leur avantage quand il s'agit de réparer la paroi [1].

## DES DÉSENCASTELEURS

**Fers à desencasteler.** — Depuis longtemps, on a essayé de combattre le resserrement du pied dans l'encastelure par des moyens mécaniques. On a imaginé, à cet effet, des fers plus ou moins ingénieux, mais généralement trop

---

[1] On lit dans le *Bulletin de la Société Centrale de Médecine vétérinaire*, compte rendu de la séance du 8 mai 1890 :

« Le mémoire n° 29 n'obtient aucune récompense ; il s'agit d'un produit breveté : l'auteur, à la place de la gutta-percha, pour combler les brèches du sabot du cheval, propose le mélange suivant à proportions variables :

Gutta-percha ;

Encens ou gomme ammoniaque ;

Camphre pulvérisé ;

Terre à porcelaine ou brique pilée ;

Coton ou filasse hachée.

On fait fondre l'encens et la gutta, puis on ajoute le reste et on coule sur une plaque de marbre ou de tôle recouverte d'eau. Pour l'emploi, on ramollit avec de l'eau chaude. Cette pâte peut servir pour le traitement des fractures ».

compliqués pour être pratiques et n'arrivant pas toujours exactement au but que l'on se propose.

Depuis le procédé de Ruini, vers l'an 1600, jusqu'à nos jours, on passe successivement par le *fer à pantoufle* de de La Broue (1660), à *demi-pantoufle* de Belleville, le *fer articulé* de La Guérinière, à *étrésillon* de Gaspard Saunier, de Godwin, à *ressort* de Roland et autres, jusqu'au fer à *pinçons mobiles* de Laquerrière.

De tous ces fers dilatateurs, les *fers à pantoufle* et à *demi-pantoufle* sont ceux qui ont eu le plus de succès. Leur principe consiste en un plan incliné de dedans en dehors, formé par la face supérieure de leurs branches, de manière à ce que les quartiers et les talons glissant à leur surface tendent constamment à s'écarter.

Mais on comprend tout ce que ce procédé a d'aléatoire dans son action. La bonne application du *fer à pantoufle* est chose difficile. Peu de maréchaux, quoique comprenant le principe, l'appliquent convenablement.

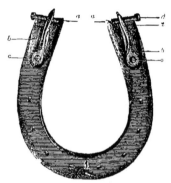

Fig. 118

FER DILATATEUR A PINÇONS MOBILES DE LAQUERRIÈRE.

1. Face supérieure du fer dilatateur. — 2. Pinçon mobile fixé à sa place. — *a*. Pinçon fixe, étiré aux dépens de la rive interne du fer. — *b*. Dépression faite à la chasse à la partie supérieure des éponges. — *c*. Rivet fixant le pinçon mobile au fer. — *d*. Vis provoquant l'écartement en prenant un point d'appui sur la pince fixe.

Le *fer dilatateur à pinçons mobiles* de Laquerrière (*fig.* 118) paraît excellent dans son adaptation. Ici, comme

avec les étaux désencasteleurs, nous avons le principe de
la dilatation limitée et progressive à la volonté de l'opérateur. Mais ce fer n'est pas de fabrication usuelle ; c'est
plutôt une œuvre de serrurerie que de maréchalerie ; les
vis, dont la tête se trouve en dehors de la rive externe du
fer, sont susceptibles de déformation pendant la marche
de l'animal.

Le plus simple, le plus sûr et le plus pratique des fers
dilatateurs est encore celui de Defays père, dont la dilatation s'opère avec un étau spécial.

Defays fils a décrit de la manière suivante le fer dilatateur de son père : « Ce fer est épais, étroit, d'une largeur
uniforme sur toute sa circonférence, sauf deux points à
5 ou 6 centimètres de l'extrémité des éponges, lorsque
les quartiers seuls sont rapprochés ; on le rétrécit en pince
quand il est destiné à un pied uniformément resserré. Au
bout de chaque branche, le contour supérieur de la rive
interne porte une élévation, pinçon solide et résistant,
taillé à angle droit, qui s'applique contre la face interne
de la muraille des talons. Ce fer, dépourvu d'ajusture, rayé
à l'anglaise et étampé très gras, porte sa dernière étampure le plus loin possible de l'extrémité des éponges.
Une condition essentielle est qu'il soit forgé en métal de
première qualité, afin de supporter à froid et sans rompre
un élargissement forcé à l'aide d'un étau dilatateur. Les
deux points offrant le moins de résistance ont pour effet
de le faire céder en pince ou en talons lorsque l'étau est
mis en action ».

Le *fer dilatateur*, système Defays, tel que nous l'employons, présente deux oreillettes en forme de pinçon,
étirées sur la rive interne de chaque branche vers l'extré-

mité des éponges (*fig.* 119). C'est un fer analogue au fer
« *géneté* » de Coleman. Les branches, depuis la dernière
étampure jusque vers les éponges, sont moins couvertes
que les régions antérieures du fer, pour présenter moins de
résistance à l'effet dila-
tateur. La figure 119, ci-
contre, représente un de
ces fers à la branche in-
terne plus rétrécie, pour
opérer un effet unilatéral
plus prononcé.

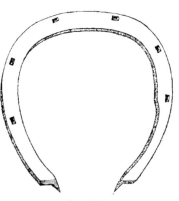

Fig. 119

Ce rétrécissement, qui
commence immédiate -
ment après la dernière
étampure, est toujours
nécessaire, car, sans cela,
le fer se ploierait vis-à-
vis l'étampure, son point
de moindre résistance. Les étampures sont réparties
sur la moitié antérieure du fer afin que, la partie
rétrécie des branches étant plus longue, le mouvement de flexion puisse se produire sur une plus grande
étendue.

**Étaux désencasteleurs.** — Les étaux désencasteleurs
sont assez nombreux. Tous, plus ou moins ingénieux,
donnent à peu près les mêmes résultats.

On peut les diviser en deux catégories : 1° ceux qui
agissent directement sur le pied ; 2° ceux qui agissent par
l'intermédiaire du fer spécial.

Les uns et les autres ont leurs avantages et leurs inconvénients. Chaque praticien préfère celui dont il a l'habitude de se servir.

*L'étau désencasteleur à action directe sur pied* a été inventé par Jarrier, maréchal à Blois, qui le fit connaître en 1854 à l'École de Saumur. Cet instrument se compose essentiellement de deux branches articulées comme les branches d'un compas et qui peuvent être écartées à l'aide d'une vis latérale. Voici, représenté par la figure 120, le *désencasteleur Jarrier* légèrement perfectionné par Charrière.

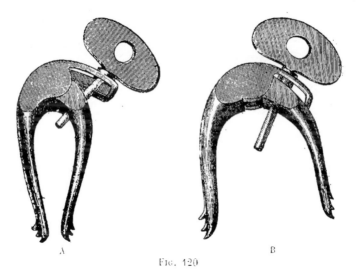

A                                                         B

Fig. 120

DÉSENCASTELEUR JARRIER LÉGÈREMENT MODIFIÉ PAR CHARRIÈRE.

A fermé. — B. ouvert.

Ce désencasteleur a été successivement modifié à l'École de Saumur et par le vétérinaire militaire Salles.

Dans la modification apportée à l'instrument par l'École de Saumur, les deux branches, au lieu d'être articulées,

sont indépendantes. Leur longueur a été réduite ; l'une
est fixe et l'autre mobile. On les écarte ou on les rapproche au moyen d'une vis (*fig.* 121).

A cet effet, la branche fixe est percée d'un trou non
taraudé dans lequel tourne la vis qu'elle supporte, tandis que l'autre est
munie d'un écrou
destiné à recevoir
cette vis motrice,
laquelle, suivant le
sens où elle tourne,
la ramène ou l'é-
carte. Chaque bran-
che, légèrement con-
tournée, se termine
par des dents des-
tinées à s'incruster

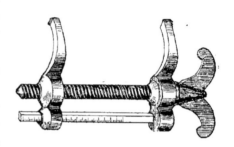

Fig. 121

Désencasteleur Jarrier modifié à l'école de
maréchalerie de Saumur.

dans la corne des talons pour que l'instrument ne glisse
pas au moment de l'action. Au-dessous de la vis motrice,
et parallèlement à elle, est disposée une tige rectangulaire
portant une échelle graduée en millimètres. Cette tige est
soudée à la branche fixe et traverse librement une mortaise
de la branche mobile.

Le pied paré et prêt à recevoir le fer est dilaté en talons
avec le désencasteleur au degré voulu. Le fer à oreillettes
destiné à maintenir l'écartement des talons est alors placé
à demeure et l'instrument dilatateur enlevé.

Par ce procédé on est obligé de déferrer le cheval
chaque fois que l'on veut produire un effet de dilatation,
et d'ouvrir en même temps les branches du fer pour
maintenir l'écartement obtenu.

Avec le *procédé Defays*, l'étau désencasteleur opérant par la dilatation du fer lui-même, il est possible, sans déferrer l'animal, de renouveler l'opération aussi souvent et d'agir aussi progressivement qu'on peut le désirer.

L'étau dilatateur imaginé par Defays et qu'il a appelé *étau contraire* est essentiellement composé de trois pièces : une vis et deux mâchoires (*fig.* 122). La vis est munie à l'une de ses extrémités d'un levier mobile ; elle se termine de l'autre par un étranglement destiné à tourner dans un mors où il est maintenu par une rondelle rivée.

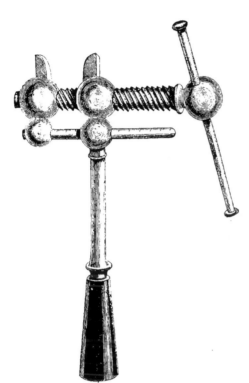

Fig. 122
ÉTAU CONTRAIRE DE DEFAYS.

Les mâchoires sont identiques. L'une, dans laquelle tourne à demeure l'extrémité de la vis, présente en dessous une deuxième boule maintenant une tige graduée ; l'autre comporte l'écrou dans lequel tourne la vis. Sa boule inférieure est percée d'un trou par où passe la tige graduée. Cette boule porte, en outre, le manche] de l'appareil.

Quand la vis tourne dans un sens ou dans l'autre, les mâchoires de l'étau se rapprochent ou s'écartent. La tige

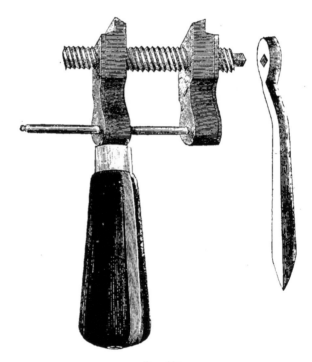

Fig. 123

graduée sert à mesurer l'écartement des mors et les empêche de dévier pendant la dilatation.

La figure 123 représente un autre modèle de l'étau

contraire Defays, mais basé toujours sur le même principe. Ici, la vis tourne à l'aide d'une clé indépendante.

**Manuel opératoire.** — Pour subir la dilatation, le pied doit être paré comme pour recevoir un fer ordinaire. Il n'est pas indispensable que le sabot ait été ramolli soit par des bains prolongés, soit par des cataplasmes. Cependant, ces précautions sont à recommander quand on a affaire à des pieds très resserrés et à corne très sèche.

Le fer géneté est placé sur le pied de manière à ce que les oreillettes correspondent aux lacunes latérales en s'appuyant par toute leur surface contre les barres en talons. Une fois fixé par les clous, on fait agir l'appareil dilatateur sur le fer en plaçant les mors entre ses éponges. Quand on a obtenu l'effet voulu, on fixe, avant d'enlever l'étau, les branches du fer dans leur nouvelle position par quelques coups de brochoir donnés à faux sur leur partie rétrécie.

La dilatation doit être de 4 à 5 millimètres à chaque opération. On peut ainsi arriver, en un mois, à un élargissement total de 15 à 20 millimètres. Il serait imprudent d'aller au delà ; ce n'est d'ailleurs pas nécessaire, car alors, c'est au fer à planche à parfaire la guérison.

Le cheval peut travailler pendant la période active de la dilatation de ses pieds. Mais on ne doit pas oublier que les cataplasmes émollients, les bains, les vésicatoires sur la couronne, les promenades hygiéniques, en un mot tout ce qui peut favoriser ou développer la circulation dans le pied constitue un adjuvant d'une efficacité incontestable.

**Effets de la dilatation mécanique des talons.** — Le premier effet du désencasteleur consiste dans l'élargissement de la lacune médiane dont la sécrétion est alors facilement tarie. On distend également les mailles du coussinet plantaire dont les vaisseaux comprimés peuvent se dilater et apporter les matériaux réparateurs nécessaires à la réorganisation des tissus. On rétablit, peu à peu, un état de circulation des plus favorables pour remédier aux altérations des parties constituantes du pied qui souffraient de la perturbation causée par l'atrophie du coussinet plantaire.

Ceci n'est point une conception purement spéculative, car, si les manifestations intimes ne peuvent en être saisies, le résultat final en est la preuve tangible.

Voici, par exemple, dans les figures 124, 125, 126 et 127, représentant le moulage d'un des pieds de devant, à talons très serrés, d'un cheval arabe, avant et après la dilatation par le désencasteleur : les figures 126 et 127 font voir la disposition des talons, avant et après le traitement.

Il est indéniable, par l'aspect de ces pieds, qu'il y a eu entre le 2 septembre et le 2 octobre — laps de temps pendant lequel on a opéré la dilatation — un apport considérable de matériaux, qui a permis la réorganisation à peu près complète du coussinet plantaire et de la fourchette. Cet apport ne s'est produit que sous l'influence de la dilatation, car, au moment du deuxième moulage, la fourchette n'avait pas encore fait son appui sur le sol.

La pratique démontre que, lorsque le resserrement des talons est arrivé à ce degré avancé, la dilatation directe

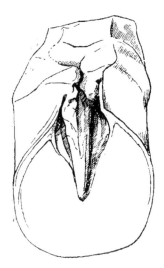

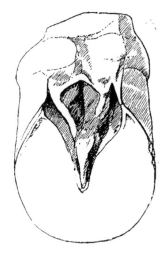

Fig. 124

Moulage d'un pied serré avant la dilatation.

Fig. 125

Moulage du même pied après un mois de traitement par la dilatation mécanique.

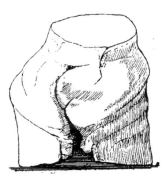

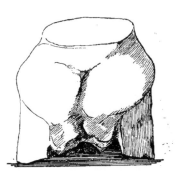

Fig. 126

Fig. 127

Mêmes pieds que ci-dessus, montrant la disposition des talons avant et après le traitement.

est préférable à l'emploi immédiat du fer à planche.
Mais, lorsque les talons sont revenus au point où en sont
ceux des figures 125, 127, par exemple, cette opération
ne produit plus d'effet ou dépasse le but. La boiterie en
est alors la conséquence.

En se reportant aux lésions anatomiques de l'encastelure, on conçoit très bien, par exemple, que les apophyses
de l'os du pied qui ont été déviées sous l'effet d'une altération lente et continue ne reviennent pas brusquement
à leur position normale par l'action mécanique du
désencasteleur. En supposant même que, dans ce cas, la
guérison radicale puisse s'obtenir, ce qui est douteux, ce
ne serait jamais qu'à l'aide du temps que l'on pourrait
voir se réparer ce qui a été altéré avec le temps.

Examinons la figure suivante (*fig.* 128) qui représente
le contour exact, pris sur le vif, d'un pied dont les talons
étaient de hauteur et de direction à peu près normales,
mais complètement serrés et légèrement chevauchés.

C'est à ce pied qu'appartenait la phalange représentée
par la figure 105.

La figure 128 représente la face inférieure du pied parée
jusqu'au niveau du bord inférieur de la troisième phalange. L'obliquité de cette coupe par rapport à la direction du sabot explique sa forme elliptique très prononcée.

On voit que la distance qui se trouve entre l'extrémité
des apophyses rétrossales et les talons est telle qu'on peut
se permettre une dilatation modérée sans avoir à redouter une action mécanique bien prononcée sur les branches
de l'os du pied, ni la dilacération des tissus engrenés. Le
point où s'opère cette dilatation — au bord plantaire des
talons — se trouve encore plus éloigné de l'os du pied.

Quand on a obtenu un élargissement  du pied en talons
de 1 à 2 centimètres, par quatre  ou  cinq dilatations suc-

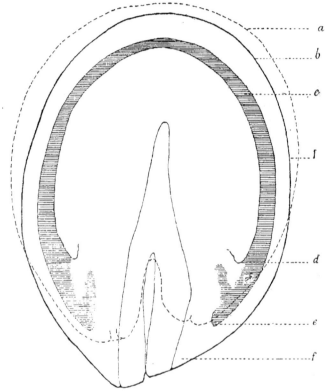

Fig. 128

*a*. Ligne ponctuée, représentant le pourtour de la face plantaire, le pied étant paré
comme pour recevoir le fer. — *b*. Ligne du pourtour du pied à la hauteur du bord
périphérique du tissu velouté (plan de la face inférieure de l'os du pied). —
*c*. Espace ombré représentant  la chair du pied entre la paroi et le bord périphérique de l'os. — *d*. Limite des apophyses rétrossales. — *e*. Limite du tissu feuilleté
en talons. — *f*. Talon. — *i*. Côté interne du pied.

cessives, on doit supprimer des fers à désencasteleur pour
leur substituer des fers à planche avec garniture de gutta-

percha. Car ce n'est que par l'effet de son fonctionnement régulier que le coussinet plantaire reprendra, peu à
peu et définitivement, ses propriétés, sa forme et sa constitution anatomique primitives.

Mais il faut se rappeler que la guérison définitive est
très lente à s'opérer et que la régression survient à la
moindre infraction aux règles de l'hygiène du pied.

## DÉFECTUOSITÉS DU PIED PAR TRAUMATISME

Nous rangeons dans cette catégorie toutes les malfaçons
ou les accidents qui sont du fait du maréchal.

Tels sont : les *pieds trop parés, parés de travers*, à
*pince trop longue* ou *trop raccourcie*, à *talons trop hauts*
ou *trop abaissés*, à *paroi râpée, brûlés, piqués* et à *sole
foulée*. Nous croyons même pouvoir y ajouter les *pieds
dérobés*, car cet accident est, le plus souvent, dû à l'ouvrier
qui a placé le fer dans d'assez mauvaises conditions pour
qu'il ait pu se perdre pendant le travail.

Les définitions et la discussion de ces cas étant des plus
simples, il en sera traité au fur et à mesure pour chacun d'eux, en les faisant suivre immédiatement des
moyens à employer pour y remédier.

### PIEDS TROP PARÉS

On appelle ainsi les pieds dont la sole a été trop
amincie, généralement à son pourtour antérieur, au point

de fléchir sous la pression du pouce. L'appui est alors sensible.

Pour éviter cet accident, le maréchal n'a qu'à se bien pénétrer de la méthode rationnelle pour parer le pied; ne pas aller au delà quand il aperçoit bien nettement la ligne de soudure de la sole avec la paroi, de façon à laisser à la sole toute son épaisseur.

Cet accident n'est jamais très grave ; il se répare tout seul, et assez vite, par le fait de la pousse de la corne.

S'il faut faire travailler l'animal quand même, il suffit d'interposer un corps protecteur entre le fer et le pied. Une plaque de cuir gras mise sur la surface de la sole préalablement goudronnée, maintenue par le fer, remplit parfaitement cet objet. Le fer, devant être placé à froid, doit être parfaitement ajusté. Il fait son siège par sa compression sur le cuir.

Dans les cas légers, et à défaut de plaque de cuir, l'interposition entre le fer et le pied d'une couche d'étoupes goudronnées suffit pour amortir l'impression du contact.

## PIEDS PARÉS DE TRAVERS

La face inférieure du pied du cheval doit toujours être maintenue parallèle, dans le sens latéral, à la face inférieure de la troisième phalange. Quand on a un pied qui a été paré en dehors de ce principe, l'action du maréchal doit tendre à le ramener à son assiette normale. C'est ce qu'en terme de métier on appelle « *rectifier l'aplomb* ».

Un pied paré de travers, c'est-à-dire qui a été coupé de façon à ce qu'un des quartiers soit plus *haut* que l'autre, fait éprouver des tiraillements dans les ligaments des articulations du membre, du côté correspondant au quartier le plus *bas*, et des compressions anormales sur les surfaces articulaires du côté correspondant au quartier le plus haut. Il suffit, pour se convaincre de ce fait, de jeter les yeux sur la figure schématique ci-contre (*fig.* 129), représentant les trois articulations du boulet et du paturon.

En effet, pour que le point *a* arrive à l'appui, il faudra un allongement du côté *ab* ou un raccourcis-sement du côté *cd*. On conçoit les conséquences de pareils effets sur l'intégrité des articulations.

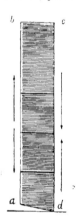

Fig. 129

D'autre part, on sait l'influence qu'a la coupe de la base d'un fût de colonne, par

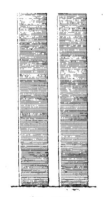

Fig. 130

exemple, sur sa verticalité. Ce qui est vrai pour un pilier quelconque se remarque également sur les membres qui sont les piliers du corps. Ainsi, à une coupe horizontale de la face inférieure des pieds correspondent des membres verticaux et parallèles (*fig.* 130) ; à une coupe faite de travers, laissant, par exemple, les quartiers internes plus hauts, correspondent des

membres se rapprochant par le bas (*fig.* 131), et, au contraire, ils s'écartent (*fig.* 132) si le quartier interne
est le plus bas. Comme les talons sont toujours les

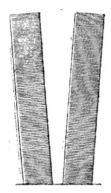
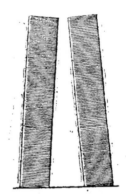

Fig. 131                    Fig. 132

points les plus abaissés, il se produit en même temps une
déviation de la pince, en dedans ou en dehors, selon
que les côtés externe ou interne sont les plus bas. Autrement dit, avec des quartiers externes trop bas on aura
des *pieds cagneux*, et avec des côtés externes trop hauts
on aura des *pieds panards*.

Le fait que l'un des quartiers du sabot est plus bas que
l'autre peut se produire en dehors de l'action du maréchal.
Ainsi, on a vu, dans le cas du resserrement isolé de l'un des
quartiers, comme cela arrive fréquemment pour le quartier interne, que la couronne a une tendance à remonter
à mesure qu'elle se rapproche du plan médian du pied.
Ce mouvement ascensionnel est suivi par tout le quartier
qui finit même par chevaucher sur son congénère. L'abais-

sement plus rapide d'un des côtés du pied peut également se produire sur des pieds déferrés par suite d'une détérioration accidentelle.

Dans tous les cas, *il faut rétablir l'aplomb*.

Pour cela, il y a deux façons d'opérer : abaisser le quartier le plus haut jusqu'au niveau du quartier le plus bas, ou bien élever artificiellement le quartier trop bas à la hauteur du quartier opposé.

Quoiqu'on en ait dit, le premier de ces moyens est toujours possible (voir la preuve dans une note antérieure). C'est ce qu'il y a lieu de faire le plus souvent, surtout quand il y a eu intervalle de deux ferrures entre la faute commise et le renouvellement du fer.

Cependant, si le quartier trop bas était affaibli au point d'être sensible à la pression, il serait imprudent d'abaisser au même point son opposé pour le mettre à niveau. Dans ce cas, on pare le pied selon la méthode rationnelle, en ménageant la région déjà trop atteinte. Cette nouvelle surface, bien dressée au boutoir et à la râpe et mise dans une bonne direction, sera seule en contact avec le fer (*fig.* 133).

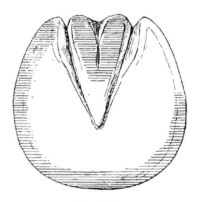

Fig. 133

Mais, quand la surface d'appui ainsi obtenue paraît moindre que les trois quarts de la surface totale du fer employé, il est nécessaire de placer, entre la branche métallique et le quartier n'arrivant pas à l'appui, soit des lamelles de cuir, soit de la gutta-percha, afin d'empêcher l'affaissement de cette branche. A la ferrure suivante, tout le pourtour du pied peut être paré de niveau.

L'emploi des fers *à la turque*, *à branche renforcée*, ou *à crampon unilatéral*, pour rétablir l'aplomb du pied, est irrationnel. Ces fers sont lourds et ne ménagent pas le quartier sensible.

## PIEDS A PINCE TROP LONGUE OU TROP RACCOURCIE

Dans la discussion sur la physiologie du pied, nous avons étudié la nature de ses mouvements dans les allures et l'influence de la longueur de la pince sur leur production. Il n'y a donc pas lieu d'y revenir ici. Qu'on se rappelle que l'allongement de la pince est un défaut et que son raccourcissement ne cesse d'être avantageux qu'au moment où il devient une cause de sensibilité pour le pied.

Dans le cas de *la pince trop longue*, il n'y a qu'à réparer la faute en parant le pied convenablement.

Dans le cas où *la pince trop courte* rendrait le pied sensible, il n'y aurait qu'à interposer une matelassure d'étoupes goudronnées ou en cuir gras entre le fer et le pied, en serrant modérément les clous. Quelques jours de repos et des bains locaux, si la sensibilité était très grande, suffiraient pour remédier à l'accident.

## PIEDS A TALONS TROP HAUTS OU TROP ABAISSÉS

Pour les talons, la physiologie nous enseigne que l'excès de hauteur favorise les allures, mais fatigue le fléchisseur superficiel des phalanges.

Les talons trop bas, au contraire, nuisent à la vitesse des mouvements et fatiguent le fléchisseur profond. Nous avons vu, d'autre part, toute l'importance qu'il y a à ce que la fourchette puisse faire un large appui sur le sol.

Il faut donc maintenir les talons dans un juste milieu, de façon à satisfaire à ces diverses exigences, et plutôt un peu hauts si une bonne fourchette le permet.

Il est facile de remédier à l'excès de hauteur. L'excès opposé se compense soit à l'aide d'un fer à planche, si les talons sont sensibles, soit, plus simplement, en levant en éponges du fer des crampons de hauteur convenable. Il faut cependant se rappeler que les crampons ne conviennent pas aux fers de devant des chevaux servant aux allures rapides.

Il a été prouvé que le fer à éponges renforcées, comme le conseillent certains praticiens, n'a, quoiqu'on en ait dit, aucun avantage sur le fer à crampons. Il a au contraire l'inconvénient d'être lourd. Il doit être rejeté de la ferrure thérapeutique.

## PIEDS A PAROI RAPÉE

Râper la paroi sur toute sa hauteur, sous le prétexte de polir le pied, de le rendre plus séduisant d'aspect, est une faute encore assez fréquente, surtout dans les campagnes. Le résultat ainsi visé n'arrive pas à la hauteur du bon vouloir du praticien et, malheureusement, il ne va pas sans quelque inconvénient.

Ce n'est pas, comme on l'a prétendu, que le *périople* s'étende « sur toute la paroi, sous forme d'un vernis brillant, mince, peu perméable à l'eau », destiné à « protéger la paroi contre la sécheresse et l'humidité [1] », et que la râpe détruirait au grand détriment de la qualité du sabot. Le périople, comme on l'a vu (*Première partie — Notions anatomiques*), n'est que la continuité de la couche cornée de l'épiderme sur le bord supérieur de la paroi. Cette couche épithéliale, loin de former un vernis, est relativement tendre et d'aspect un peu terne par rapport à la surface luisante de la paroi sur le haut de laquelle elle s'étend, en s'amincissant de plus en plus, sur une largeur de 10 à 20 millimètres. Au-delà, le périople n'est plus représenté que par quelques cellules en voie d'exfoliation, adhérant plus ou moins à la face externe du sabot. Comme l'épiderme proprement dit, il s'exfolie par sa surface.

Il n'en est pas de même de la paroi dont les tubes cornés sont d'autant plus étroits et plus denses qu'on les

---

[1] *Manuel de Maréchalerie* de la Commission d'Hygiène hippique.

considère plus près de la face externe. Cette densité dans la substance superficielle a certainement un but de protection, et il est évident que la paroi râpée sera beaucoup plus sensible aux influences hygroscopiques.

C'est pourquoi il est de bon usage de ne râper les pieds que pour enlever les bavures produites à l'émergence des clous ainsi que le bord de la paroi qui déborde le fer de chaque côté du pinçon.

## PIEDS CHAUFFÉS, BRULÉS

La brûlure se produit généralement lorsque le maréchal maintient trop longtemps le fer chaud sur le pied pour lui faire faire son empreinte.

La corne est assez mauvaise conductrice du calorique ; aussi faut-il, pour que la brûlure se produise, que la sole ait été très amincie et que le fer chaud soit maintenu à sa surface pendant un laps de temps assez considérable. Cette dernière condition se produit surtout lorsque le fer n'est pas suffisamment chaud pour faire rapidement son siège. Aussi, doit-on conseiller aux maréchaux de chauffer le fer au rouge sombre pour le faire porter sur le pied. A cette température, la couche superficielle de corne est rapidement carbonisée et sert d'écran protecteur pour les parties profondes. On sait, en effet, que le charbon est plus mauvais conducteur du calorique que la corne.

La gravité des cas est en raison de l'intensité de la brûlure.

On dit que le pied a été *chauffé* quand l'accident est faible ; on le dit *brûlé* quand le mal a pris de plus grandes proportions.

Si les défenses de l'animal sont restées inaperçues au moment de l'accident, il peut parfaitement se faire qu'il ne boite pas immédiatement après la ferrure. Ce n'est, quelquefois, qu'après huit et même quinze jours de service que la boiterie se manifeste.

A l'exploration, pratiquée immédiatement après l'accident, on voit une espèce de sérosité rendue par les porosités de la sole.

Plus tard, après avoir blanchi la face inférieure du pied, on constate un large sillon jaunâtre à la place de la *ligne blanche*. Cette altération, très fréquente en pince, s'étend sur toute la région atteinte par la brûlure.

Par l'exploration à la rénette, pratiquée dans le cas de lésion ancienne, on arrive dans une espèce de crypte, simple ou cloisonnée, formée entre le tissu podophylleux et la sole. Cette crypte, selon la gravité de la brûlure, s'étend plus ou moins loin en suivant le pourtour du pied. Elle est généralement vide ou ne contient qu'une substance de désagrégation noirâtre, de consistance pâteuse, qui tapisse ses parois. Quelquefois, cependant, elle est remplie de sérosité contenant des matières en suspension, ce qui lui donne l'aspect d'un pus noirâtre.

Voici ce qui s'est passé : sous l'influence de la chaleur, il y a eu désorganisation des éléments les plus superficiels du tissu podophylleux et une exsudation séreuse qui s'est établie entre la corne et les papilles podophylleuses plus ou moins désagrégées. Atteinte dans sa structure, la membrane kératogène a cessé ses fonctions ou elles n'ont opéré que d'une manière anormale. De là, l'origine de ces éléments d'aspect noirâtre qui ne sont que le résultat d'une kératinisation imparfaite des cellules

superficielles des villo-papilles. D'un autre côté, la paroi
continuant à pousser, ainsi que la sole. vis-à-vis les
régions non atteintes, la corne saine a entraîné dans son
accroissement les parties qui ont servi d'intermédiaire
entre le fer trop chaud et les régions sous-cornées atteintes
par la brûlure. La corne ne se produisant plus vis-à-vis
celles-ci, il en est résulté ces cryptes plus ou moins
remplies par les éléments précités.

Cependant, au bout d'un certain temps, l'inflammation
suraiguë, désorganisatrice, a fait place à une inflammation plus modérée et formatrice. La phase de reconstitu-
tion a même bientôt dépassé le but: elle est devenue
hypertrophique. De là, la formation d'une espèce de
kéraphyllocèle local, qui. en comprimant les régions sensibles, est venu provoquer cette boiterie tardive et dénon-
ciatrice de la lésion.

Le temps seul suffit pour remédier à cet état de choses.

Le sabot continuant son accroissement entraînera
bientôt les néoformations. tandis que le régime normal
se rétablira dans les tissus kératogènes.

Mais, comme l'exploration, faite au moment de la boiterie, met à jour ces sortes de galeries, il est nécessaire de
faire un pansement antiseptique au goudron. Une étoupade, maintenue par le fer assujetti provisoirement par
quatre clous, les mettra à l'abri de la souillure des corps
étrangers.

Quelques jours de repos suffisent pour assurer la dispa-
rition de la boiterie; on fixe alors définitivement le fer,
tout en maintenant le pansement, pour remettre l'animal
en service.

## PIEDS PIQUÉS, ENCLOUÉS, ETC.

On appelle *piqûre* l'atteinte des parties vives par un clou mal dirigé, mais aussitôt retiré, par l'ouvrier qui s'est aperçu de sa fausse direction.

Il y a *enclouure*, si le clou, après avoir atteint les parties vives, vient sortir à la paroi où il est rivé, les mouvements du cheval étant restés incompris du maréchal.

La *retraite* est produite par un clou pailleux qui, en pénétrant dans la corne, se divise en deux lames dont l'une atteint le vif et l'autre sort au dehors.

On dit qu'un clou *serre le pied* quand il passe trop près de la face interne de la paroi qu'il refoule en comprimant les parties vives.

La gravité de ces divers accidents varie avec leur intensité. La piqûre simple est généralement peu grave. Il suffit, pour conjurer toute conséquence, après avoir retiré le clou, d'introduire dans le trajet une goutte d'essence de térébenthine et de fermer l'ouverture avec un petit bouchon de liège ou de cire. L'expérience a prouvé la supériorité de l'essence de térébenthine comme topique dans les accidents du pied. Elle agit probablement comme antiseptique, mais elle a surtout l'avantage de s'insinuer facilement par les fissures les plus étroites, même à travers les corps gras, et de pénétrer jusqu'aux derniers diverticules des plaies. L'obstruction du trou a pour but de retarder l'évaporation de l'essence et d'empêcher la pénétration de matières étrangères.

L'*enclouure* est plus grave. Sa conséquence est en raison

de la durée du séjour du corps vulnérant. La suppuration,
qui se produit vers le quatrième jour, en s'insinuant entre
la paroi et le pied, occasionne des désordres plus ou moins
étendus. Ces complications sortent du domaine de la
maréchalerie; c'est au vétérinaire d'opérer suivant les
circonstances. Dans les cas ordinaires, on agit comme
pour la piqûre.

Pour le *pied serré*, il suffit d'enlever les clous délictueux
pour voir bientôt cesser la boiterie. La compression locale
des parties vives peut, en se prolongeant, être cause de
*kéraphyllocèle* ou de *fourmilière*.


## PIEDS A SOLE FOULÉE

On désigne, en maréchalerie, par l'expression *foulure
de la sole* une contusion dans cette région ayant produit
une ecchymose du tissu podophylleux.

La foulure de la sole occasionne la boiterie et se manifeste à l'exploration par la couleur rougeâtre des couches
profondes de la corne. Les pieds foulés sont presque
toujours la conséquence de l'amincissement exagéré de la
sole par le maréchal.

Dans les pieds à corne blanche et à fourchette dure,
on voit, quelquefois, comme une aréole rougeâtre au
pourtour de la pointe de la fourchette.

C'est une vraie foulure, occasionnée par l'extrémité
durcie de la fourchette que le maréchal a négligé
d'abattre et qui a fait l'office de corps étranger.

Les foulures n'ont jamais de conséquence grave. Elles
se réparent par la pousse de la corne qui protège les

parties vives d'autant plus efficacement qu'elle forme une
couche plus épaisse.

## PIEDS DÉROBÉS

On appelle *pieds dérobés* ceux dont le sabot s'est dété-
rioré par éclatement de la corne. Cet accident survient soit
par le travail sur un terrain raboteux après la perte du fer,
soit par l'arrachement violent de ce dernier. Ces faits sont,
le plus souvent, la conséquence de la maladresse du maréchal qui a broché les clous trop bas ou les a mal rivés.

Dans ce cas, il faut employer un fer léger « *à caractère* »,
c'est-à-dire à étampures réparties vis-à-vis les points de
la paroi restés sains et susceptibles de recevoir des clous.

Le *fer Charlier* peut ici trouver son emploi. La feuillure
au bord de la paroi permet quelquefois de faire disparaître les parties dérobées et d'arriver sur la corne saine.
Il est avantageux d'employer le fer Charlier en acier
Bessemer, préconisé par le colonel Gillon, et à pince
légèrement relevée en forme d'ajusture.

Cependant, pour remédier aux délabrements d'un
pied devenu trop sensible, on peut employer la gutta-
percha. Cette substance, rendue suffisamment consistante
par l'incorporation d'une certaine proportion de gomme
ammoniaque ou, mieux, employée selon la formule d'une
note précédente (page 236), est susceptible de maintenir un fer broché en partie dans son épaisseur. On rend
l'adhérence de la gutta-percha avec la corne bien plus
forte, comme il a été dit précédemment, en badigeonnant
les parties correspondantes du sabot avec une solution

concentrée de cette substance dans du sulfure de carbone.

On peut, par ce moyen, obtenir une prothèse assez parfaite pour échapper à l'attention d'un observateur non prévenu.

# DÉFECTUOSITES PAR SUITE DE MAUVAISE CONFORMATION

Dans cette catégorie de défectuosités naturelles doivent se ranger les *pieds plats*, les *pieds grands*, et les *pieds petits*.

## PIEDS PLATS

Dans les pieds plats la paroi est fortement évasée, ce qui augmente considérablement le périmètre du bord inférieur du sabot. La sole, au lieu d'être excavée en forme de dôme, est plus ou moins aplatie, et la pointe de la fourchette se trouve au niveau du sol. Les talons sont bas par suite de leur évasement, les barres très inclinées et la fourchette large. L'os du pied participe à cette conformation.

Le pied plat est l'apanage de certaines races et paraît être la conséquence des conditions de milieu dans lesquelles ces chevaux et leurs ascendants ont été élevés.

Il peut également être la conséquence d'un croisement mal compris ou d'une malformation congénitale, probablement d'origine atavique.

Les pieds ainsi conformés paraissent encore plus sujets

que les pieds de conformation normale à subir les effets
de l'atrophie du coussinet plantaire. Il est très fréquent,
en effet, de trouver les pieds plats à talons serrés. On
voit la paroi en quartiers et en talons se replier en
dessous, vers la fourchette, qui est comme étranglée par
cette pression latérale. Le pied prend la forme d'une
valve de certains coquillages.

Les conséquences de l'atrophie sont toujours plus
graves dans le pied plat que dans le pied ordinaire.
Aussi voit-on, très fréquemment, *cerclés, bleimeux,
seimeux,* etc., les pieds atteints de cette malformation.

Les complications de ces affections, ainsi que leur traitement, sont de même nature que dans les autres pieds.
Leur étude a déjà été faite ou le sera dans le cours de ce
travail.

Le pied plat, non atrophié, doit être ferré selon les
règles de la ferrure normale. Mais il sera encore plus
nécessaire, ici, d'abattre la pointe de la fourchette pour
éviter la foulure spéciale de cette région.

En raison de l'angle plus aigu formé par la paroi et la
face plantaire, on doit arrondir davantage le bord du
pied en *râpant de court,* et raccourcir le plus possible la
pince. La garniture du fer doit être très faible en quartiers, surtout si la paroi, dans ces régions, n'a pas de
tendance à se recoquiller en dessous.

Par ces moyens, on donnera au pied une forme plus
normale, en diminuant les inconvénients qui sont la conséquence de son évasement.

Le fer mince, à pince plus couverte, tel qu'il a été
décrit dans la ferrure physiologique, convient parfaitement au pied plat.

Il est inutile et même dangereux d'ajuster le fer de
façon à ce que sa rive interne ne porte pas sur la sole,
comme on le recommande généralement et tout particulièrement dans ce cas. Un fer portant par toute sa surface
sur le bord de la paroi et le limbe de la sole, non incon-
sidérément affaiblie, ne peut être une cause de sensibilité.
Et toutes les raisons qui, dans la ferrure normale,
militent en faveur de cette pratique, trouvent ici leur
application.

L'exagération du pied plat, appelée *pied comble*, n'est
qu'un effet de l'inflammation chronique des parties vives du
pied. Cette affection sera étudiée à propos de la *fourbure*.

## PIEDS GRANDS

Ces pieds sont suffisamment définis par leur dénomi-
nation. Ils sont la conséquence de l'hérédité ou du croisement de chevaux de race commune avec des chevaux
de race fine. La paroi de ces pieds est fréquemment
mince et cassante ; les maréchaux disent que la *corne est
maigre*.

On applique, dans ce cas, la ferrure ordinaire, avec très
peu de garniture, et en prenant certaines précautions
dans l'implantation des clous.

## PIEDS PETITS

Les *pieds petits* constituent une défectuosité congénitale
ou acquise. Congénitale, elle est assez fréquente chez les

chevaux de race fine ; acquise, elle est due à des troubles tropho-névriques. Une longue suspension des fonctions du pied, par suite de maladie, en est souvent la cause.

Ces pieds, plus délicats, sont plus sujets aux causes de boiterie. Ils ne comportent pas de ferrure spéciale.

## PIEDS DÉFECTUEUX PAR SUITE DE MAUVAIS APLOMB

Les défectuosités à classer dans ce chapitre sont : les *pieds panards*, les *pieds cagneux*, les *pieds trop inclinés* (à talons fuyants) et les *pieds trop droits* (rampins).

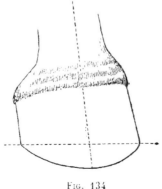

FIG. 134

PIED PANARD (antérieur gauche).

### PIEDS PANARDS

On appelle *pieds panards* ceux dont la ligne médiane passant par la pince, au lieu d'être dans une direction verticale, dévie en dehors (*fig.* 134).

Par le fait de cette déviation, le quartier interne est plus bas que le quartier externe et le centre de pression se trouve en dedans de la ligne médiane du pied. « ..... Le talon interne, plus surchargé, a de la tendance à chevaucher et l'externe à s'écraser. De plus, l'animal se coupe

avec l'éponge du dedans. Enfin, lors de la flexion du
genou, le métacarpe se déjette en dehors d'une façon
beaucoup plus accusée qu'à l'état normal, ce qui occasionne une perte de temps préjudiciable à la vitesse, tout
aussi bien que l'action de *billarder* qui nuit à la beauté
des allures » (Goubaux et Barrier).

Cette défectuosité de l'aplomb du pied peut être due à
l'action du maréchal qui l'a mal paré, ou à un effet de
nature.

Les conséquences de la première de ces deux causes
ont été développées à propos des *pieds parés de travers*,
ainsi que les moyens d'y remédier. Nous n'avons à traiter
ici que des pieds naturellement panards.

Chez les chevaux bien conformés, la direction des
membres vus de face est verticale ; cela implique leur
parallélisme. On sait également que, dans l'action, ils se
meuvent à peu près selon des plans verticaux, parallèles
à l'axe du corps ; ceci implique l'horizontalité des axes
articulaires.

Mais il arrive, chez certains chevaux, que les membres
dévient de cette direction normale. Cette déviation peut
être congénitale ou acquise.

Dans la partie traitant de l'*orthopédie*, on verra par
quelles causes les membres peuvent être faussés dans
leurs aplombs.

Quelquefois, les rayons des membres antérieurs ont
subi comme un mouvement de torsion en dehors, soit à
partir des coudes, qui sont alors *rentrés dans la poitrine*,
soit à partir du genou : ils sont *panards*. Chez d'autres,
ce mouvement de torsion s'est opéré en dedans : ils sont
*cagneux*.

Chez les chevaux panards, ce mouvement de torsion s'accompagne généralement d'une déviation de l'axe des membres en dehors, soit depuis le haut du membre, soit, le plus souvent, à partir du genou seulement : ils sont *trop ouverts*. Les chevaux panards de derrière ont les *jarrets clos*.

Mais, quelles que soient les causes de ces déviations dans la direction des rayons osseux des membres, lorsque la conformation est acquise et que l'ossification est complète, il n'est plus possible de les ramener dans leur direction physiologique.

« Au bout d'un membre panard doit se trouver un pied panard.

« Redresser un membre panard est impossible et ne doit pas être tenté.

« Si, dans ce but, le maréchal pare à fond le dehors du sabot, il arrive à placer un pied cagneux au bout d'un membre panard » (*Commission d'Hygiène hippique*).

Cependant, la plupart des auteurs qui traitent de la maréchalerie indiquent la manière de redresser les membres panards. En supposant toute l'efficacité des moyens qu'ils préconisent, ils ne peuvent produire que la fatigue des articulations et l'usure prématurée des membres. Sanson s'élève avec raison contre ces pratiques. Mais la Commission d'Hygiène hippique ne reste pas en accord avec les excellents principes ci-dessus ; elle indique de « mettre le pied bien d'aplomb, en parant le côté du dehors et en ménageant celui du dedans ». Autrement dit, parer le pied perpendiculairement à la direction du membre.

Par la figure ci-contre (*fig.* 135), représentant un pied panard faisant normalement son appui selon la ligne *ac*, on voit que, si on voulait parer ce pied d'après la pratique enseignée par Goyau et la Commission d'Hygiène hippique, il faudrait le couper selon la ligne *ab*. On conçoit très facilement les effets que produirait ce procédé.

**Ferrure du cheval panard.** — D'après ce qui précède, on doit logiquement con- clure que le pied d'un mem- bre panard doit être paré selon un plan horizontal : la face plantaire, en effet, doit être perpendiculaire à la verticale et non à l'axe oblique du membre.

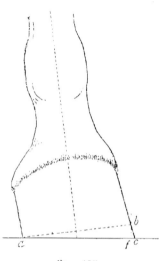

Fig. 135

Cependant, comme il est préférable qu'il existe une tendance au redressement plutôt qu'à l'exagération du défaut, il vaut mieux que le quartier externe soit maintenu un peu bas que trop haut par rapport à l'horizontale. Cette pratique s'impose d'au- tant plus qu'il n'existe pas de repère précis sur lequel on puisse se baser pour parer exactement le pied selon la direction voulue.

Quand l'ouvrier a convenablement paré et bien dressé la face plantaire du sabot, il coupe avec son instrument le bord tranchant de la paroi sur tout le côté externe du pied.

à peu près selon la ligne *fb* (*fig.* 135). Il atténue, par cette pratique, le défaut d'aplomb, donne au pied une forme moins disgracieuse et prévient les éclats de corne qui pourraient se produire sur cet angle aigu, résultant de la section oblique du bord inférieur de la paroi.

Le pied ainsi préparé est protégé par un fer ordinaire, un peu plus couvert en mamelle et branche interne, de manière à contrebalancer l'usure plus forte de ces régions. Ce fer doit relever légèrement, non plus vis-à-vis la pince, mais un peu du côté de la mamelle interne, vis-à-vis le point autour duquel tourne le pied dans les allures.

Le pinçon doit être levé sur ce point même, c'est-à-dire bien en face par rapport à la direction du cheval, par conséquent en dedans par rapport à la pince.

Lorsque le cheval panard se coupe, ce qui est assez fréquent, on prend, en outre, toutes les mesures qui seront recommandées à propos de ce défaut.

## PIEDS CAGNEUX

Les *pieds cagneux* sont ceux dont la pince, au lieu de dévier en dehors, comme dans les pieds panards, dévie en dedans.

Tout ce qui vient d'être dit sur les causes et les conditions des membres panards, peut s'appliquer aux membres cagneux, avec cette différence que les effets en sont comme retournés. Ainsi, la torsion et la déviation des rayons osseux se produisent en dedans et le centre de pression dans le pied se reporte en dehors.

Comme pour le cheval panard, au bout d'un membre cagneux doit se trouver un pied cagneux.

Les pieds cagneux sont moins fréquents que les pieds panards.

Il n'est pas, à notre connaissance, de chevaux cagneux de derrière.

D'après Goyau, le cheval cagneux ne se coupe pas.

**Ferrure du cheval cagneux.** — Pour cette ferrure, s'inspirer des principes généraux et appliquer exactement la contre-partie de la ferrure des chevaux panards.

## PIEDS TROP INCLINÉS

Le pied de devant bien conformé est à peu près cylindrique. Sa limite supérieure est selon une section droite par rapport à la direction de la pince, tandis que sa base est à section oblique (*fig.* 136).

Cette obliquité de la face inférieure est telle que les talons ont à peu près la moitié de la hauteur de la pince.

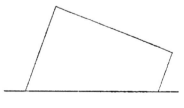

Fɪɢ. 136

La physiologie démontre les avantages de cette conformation qui n'est, somme toute, que e résultat de l'harmonie des diverses parties qui constituent le pied et le membre.

Mais, lorsqu'une de ces parties se trouve modifiée, il

s'ensuit forcément une modification adéquate dans les conditions des autres parties.

C'est ainsi qu'un pied panard est toujours l'apanage d'un membre panard.

C'est également ce qui se produit pour le pied trop incliné : la section supérieure du sabot n'est plus droite, elle est oblique et a comme une tendance à devenir parallèle avec la section inférieure. Ce fait, dépendant de la direction des phalanges et du bourrelet, amène l'obliquité exagérée de tout le pied. On a ce qu'on appelle le pied à *talons fuyants* (*fig.* 137).

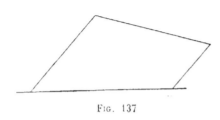

FIG. 137

Au point de vue de la locomotion, la conséquence de cette conformation est de nuire à l'action mécanique des muscles. Le bras de levier de la résistance, dans le mouvement de rotation du pied autour de la pince, se trouve sensiblement augmenté.

Cette conformation met en outre la fourchette dans de mauvaises conditions de fonctionnement, ce qui explique pourquoi ces pieds sont plus fréquemment encastelés que les pieds de conformation normale.

**Ferrure des pieds trop inclinés.** — Le maréchal doit surtout rechercher deux choses : 1° la diminution du bras de levier de la résistance, qui va de l'articulation du pied à l'extrémité de la pince ; 2° des conditions d'appui suffisantes pour la fourchette.

Le premier point s'obtiendra en raccourcissant autant que possible la pince, et le second en abaissant suffisamment les talons pour mettre la fourchette en évidence.

Quoiqu'on en ait dit, il est inutile de faire déborder les éponges du fer en talons : cela n'a que les inconvénients de la chose, sans avantages.

## PIEDS TROP DROITS

Les pieds trop droits, appelés *rampins* en hippologie, constituent une conformation anormale inverse de la précédente. Ces pieds ont une tendance très marquée au resserrement. Ils se présentent généralement chez le cheval avec une fourchette amaigrie et altérée dans sa texture.

Les pieds trop droits sont la règle chez l'âne. La conformation du pied du mulet, participant de celle du pied du cheval et de l'âne, doit être intermédiaire entre les deux. Cependant, un pied de mulet se rapprochant davantage de celui de l'âne ou du cheval ne peut pas être considéré comme défectueux.

Le pied du cheval peut devenir rampin par le fait de certaines affections, telles que la fourbure, le kéraphyllocèle, etc.

On voit par la figure ci-après (*fig.* 138), représentant d'après nature un pied rampin, que la pousse de la corne était plus active en talon qu'en pince ; la largeur inégale des cercles dans ces régions en fait foi. La pousse de la corne a été déviée et, par suite, ralentie en pince, sous l'influence de la *crapaudine*, de la *seime* et du commen-

MARÉCHALERIE. 18

cement de *kéraphyllocèle* dont cette région était atteinte. La courbe ponctuée donne la direction du bord inférieur de l'os du pied par rapport au sabot.

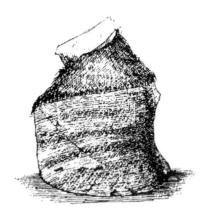

Fig. 138. — Pied rampin.
AB. Direction du bord inférieur de la
3e phalange.

**Ferrure des pieds trop droits.** — Le pied rampin, de nature congénitale, ou d'acquisition ancienne, n'exige qu'une ferrure ordinaire. On ne doit pas chercher à ramener le pied à la direction normale en abattant outre mesure les talons. On risquerait de produire par cette pratique l'effet du pied *pinçard* ou la destruction des rapports qui assurent la bonne coaptation des surfaces articulaires : le remède serait pire que le mal.

Cependant, lorsque cette déviation a pour cause la pousse relativement trop rapide de la corne en talons, comme dans le pied représenté ci-dessus, le maréchal doit, chaque fois qu'il pare le sabot, ramener ces régions dans leur condition normale, de façon à ne pas laisser acquérir aux surfaces articulaires des os du pied des rapports anormaux que le temps ne tarderait pas à rendre définitifs.

# DÉFECTUOSITÉS DE NATURE INFLAMMATOIRE

Toutes les affections du pied, accidentelles ou autres, ont leur répercussion sur le sabot qui en subit les conséquences en raison de leur gravité et surtout de leur durée.

Mais, si avec le temps et l'atténuation de l'action phlogogène, les tissus vivants du pied tendent à se réparer par la régression ou la modification des éléments inflammatoires, il n'en est pas de même du sabot, témoin irrécusable, qui conserve jusqu'à son complet renouvellement les altérations qu'il a une fois subies. Il arrive même assez fréquemment qu'une modification de la corne, résultant d'une affection déjà guérie des tissus vasculaires, se perpétue elle-même en devenant, à son tour, cause d'altération dans l'évolution cornée.

Le mal est alors à l'état chronique et souvent incurable.

Il sera surtout question, dans ce chapitre, de cette dernière catégorie d'affections, lesquelles, quoique du domaine de la pathologie, n'en rentrent pas moins, à certaines phases de leur évolution, dans le cadre de la maréchalerie.

De même qu'il a paru rationnel de ranger dans l'*encastelure* un certain nombre de cas particuliers qui n'en sont, somme toute, que les conséquences, nous trouvons également dans la *fourbure* la cause type des altérations de nature inflammatoire.

L'étude des lésions produites par l'inflammation des tissus velouté et feuilleté, par lesquelles nous allons débuter, donnera la clé des diverses altérations du pied comprises dans cette cinquième catégorie.

## ÉTUDE DES LÉSIONS DE LA FOURBURE

La fourbure est une inflammation plus ou moins congestive du tissu kératogène.

On distingue une *fourbure aiguë* et une *fourbure chronique*.

La fourbure aiguë, qui peut survenir brusquement, procède surtout de la congestion et se complique d'hémorragies interstitielles plus ou moins étendues.

La fourbure chronique, qui procède d'un état congestif moins intense, est surtout de nature inflammatoire. Elle précède ou suit la fourbure aiguë.

Cette affection est le résultat d'un trouble dans les fonctions vaso-motrices des vaisseaux du pied : sa localisation et la soudaineté de son apparition semblent, du moins, le démontrer. Ce trouble a probablement, lui-même, son point de départ dans une congestion localisée des centres nerveux : l'état pléthorique, qui est la cause prédisposante la mieux reconnue, fait incliner dans le sens de cette hypothèse [1].

---

[1] *Zundel* dit avoir constaté une myélite complète comme complication de la fourbure.

Quoiqu'il en soit des causes déterminantes qui intéressent surtout le thérapeutiste, examinons, en bon maréchal, ce qui se passe dans le tissu réticulaire du pied sous
l'influence de la dilatation brusque des vaisseaux dans le
cas de fourbure aiguë.

Le premier phénomène est la compression de tous les
éléments anatomiques et le symptôme douleur qui en est
la conséquence. Le deuxième est l'exsudation du plasma
sanguin à travers les parois atones des capillaires (exsudation plasmatique des auteurs) qui désorganise les tissus
et désagrège les éléments jeunes des plissements secondaires des feuillets. Cette exsudation entraîne l'arrêt des
fonctions kératogènes des tissus sous-cornés, et, quelquefois même, entrave leur nutrition. Les hémorragies, plus
ou moins étendues, à la suite de la rupture de vaisseaux,
peuvent amener une désorganisation encore plus complète
et la gangrène. Le sang peut, même, venir sourdre en nature à la région coronaire (*Bouley*, *Zundel*, *Peuch et Toussaint*) et les dégâts être tels qu'ils entraînent la chute du
sabot.

C'est à la période congestive que doivent être ratta-
chés la *fourmilière* et les décollements plus ou moins
étendus de la paroi. La désorganisation des feuillets et
des villosités entraîne la suspension des fonctions kératogènes. Les éléments résultant de la désagrégation
des tissus nagent dans un mélange de lymphe et de
sang.

Mais, lorsque la diminution de l'état congestif permet
la réorganisation du tissu réticulaire, la sécrétion cornée
se produit de nouveau, complétant ainsi la fourmilière
dont les éléments se trouvent emprisonnés entre l'ancienne

paroi et la corne de nouvelle formation (*fig.* 139). Quand
la congestion est plus modérée (*fourbure chronique*),
elle se termine avant la production de ces désordres

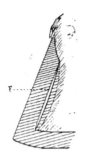

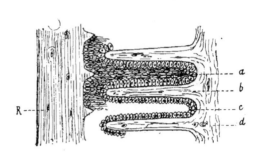

Fig. 139

Schéma de la fourmi-
lière.

Fig. 140

Coupe dans la région des feuillets du pied
(Schématique).

*a.* Couches interlamellaires se teignant en rouge par
le carmin. — *b.* Lame secondaire. — *c.* Cellules
elliptiques (Couche génératrice du corps muqueux). — *d.* Lame principale du podophylle. —
*k.* Lame kéraphylleuse (Arloing. *Poils et ongles*).

soit par la réso-
lution, soit par
l'inflammation.

Dans ce dernier cas, la réplétion des vaisseaux n'est
plus si radicalement destructive. Les artérioles peuvent se
déchirer en certains points, s'oblitérer en d'autres, mais
ces lésions restent localisées dans le tissu réticulé des
feuillets. Il n'y en a pas moins, sous l'influence de cette exci-
tation anormale, apport considérable de matériaux qui
provoquent la suractivité fonctionnelle de la membrane
podophylleuse dans la région de la pince des mamelles
et de la partie antérieure des quartiers. La matière cornée
interlamellaire augmente considérablement de volume,
détruit en partie les lamelles d'où elle émane, pour constituer bientôt cette fausse paroi que l'on désigne sous le

nom de *coin*. L'union intime de l'os du pied avec la paroi se trouve ainsi rompue dans les régions antérieures.

Par le fait de l'inflammation modérée et continue, les éléments d'organisation s'accumulent dans ces mêmes régions et cette accumulation coïncide avec le retrait de

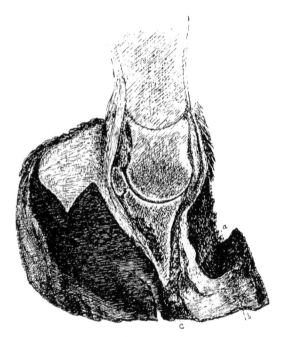

FIG. 141
COUPE LONGITUDINALE D'UN PIED ATTEINT DE FOURBURE CHRONIQUE.

l'os du pied qui opère, en arrière, un mouvement de rotation autour de son axe articulaire. Ce mouvement est favorisé par un travail de destruction qui s'est produit dans le tissu velouté correspondant aux régions antérieures de la sole (*c, fig.* 141) : le bord inférieur de l'os ne trouve plus la corne rigide qui aurait fait obstacle à son mouvement de bascule en arrière.

Les feuillets podophylleux, en partie désorganisés sous l'influence de la congestion au début, se reforment et acquièrent même des dimensions considérables, comme s'ils avaient à remplir le vide produit par le retrait de l'os du pied. La largeur des feuillets normaux est, en moyenne, de 3 millimètres ; ils acquièrent jusqu'à 15 millimètres et au-delà dans la fourbure chronique.

Cette hypertrophie des feuillets est assez incohérente ; ils perdent leur régularité si remarquable dans les pieds sains. Leur épaisseur et leur largeur sont assez variables, et l'on voit fréquemment de leur bord libre pousser des papilles adventives qui deviennent l'origine de tubes cornés s'accolant parallèlement à ceux qui émanent des papilles du bourrelet. Ce fait a été signalé pour la première fois par Laugeron, à propos de la formation expérimentale du *faux quartier* [1].

L'hypertrophie des feuillets se produit non seulement dans le sens de leur largeur, mais encore selon leur épaisseur. Or, le volume de leur masse étant limité par une enveloppe inextensible, il s'ensuit que l'hypertrophie de certains feuillets amène une atrophie équivalente de certains autres. C'est ce que l'on remarque sur les coupes transversales, comme celle qui est figurée ci-contre (*fig.* 142). La corne provenant des feuillets hypertrophiés est bien liée, a l'aspect foncé à l'œil nu et se colore en jaune sous l'action du picro-carmin. Celle correspondant aux feuillets atrophiés est, au contraire, de nature peu

[1] *Revue vétérinaire*, 1876.

consistante, d'une coloration rougeâtre, vue au microscope, et représentée à l'œil nu par des lignes blanchâtres, tranchant sur le fond foncé du reste de la corne. Cette particularité anatomique explique l'hétérogénie des néoformations cornées dans la fourbure chronique.

Le *tissu velouté* peut aussi participer aux altérations anatomiques et fonctionnelles qui constituent la fourbure. Si les régions de la membrane villeuse correspondant au coussinet plantaire, ainsi que le tissu podophylleux des quartiers. en sont généralement exempts,

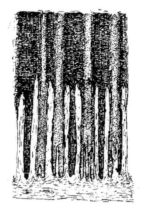

Fig. 142

les régions antérieures, par contre, sont toujours plus ou moins atteintes par l'inflammation.

Ici, les phénomènes sont de la même nature que ceux qui ont été constatés dans le tissu feuilleté. Les papilles s'hypertrophient ; leur sécrétion cornée, plus rapide, est plus ou moins troublée. Sur une coupe, les papilles apparaissent irrégulières dans leur forme et occupent une surface relativement très grande par rapport à la surface de la substance cornée. Cela explique le peu de consistance des régions antérieures de la sole dans la fourbure chronique.

Le *bourrelet* se trouve aussi plus ou moins profondément atteint par la fourbure, dans ses régions antérieures. Il participe à la turgescence du tissu podophylleux correspondant. Le relief si bien dessiné que présente cet organe sur le pourtour du pied, s'atténue dans les régions atteintes par l'inflammation, et l'angle rentrant qu'il forme avec le tissu feuilleté s'agrandit au point, quelquefois, de ne plus représenter qu'une large dépression.

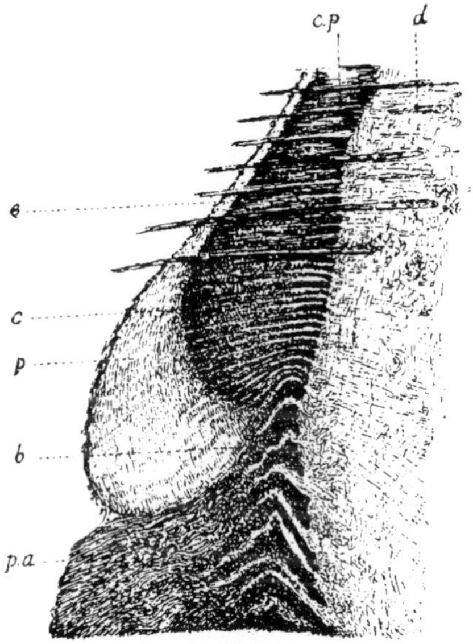

Les villosités, plus turgescentes, se redressent par leur base, en formant un angle avec leur extrémité engagée dans les tubes normalement dirigés de l'ancienne paroi.

L'évolution nouvelle se ressent de ce changement de forme dans la matrice qui lui sert de moule. Les tubes cornés poussent selon la direction anormale des villosités, et, au lieu de se diriger presque verticalement, restent horizontaux, en se moulant sur les sinuosités de leur papille formatrice (*fig.* 143).

FIG. 143

COUPE DU BOURRELET PÉRIOPLIQUE ET DE L'ORIGINE DU BOURRELET PRINCIPAL SUR UN PIED FOURBU.

*d.* Derme. — *cp.* Corps papillaire de la peau. — *e.* Épiderme. — *c.* Corps papillaire du bourrelet périoplique. — *p.* Périople. — *b.* Papilles flexueuses du bourrelet principal. — *pa.* Paroi croissant selon une direction anormale.

De là cette «*dépression digitale*» des auteurs, constatée dans la région supérieure du sabot des pieds fourbus, et qui, somme toute, n'est que le résultat du phénomène exagéré de la formation des cercles dans les pieds encastelés.

Cette direction anormale de la pousse de la corne dure tant que l'inflammation maintient le bourrelet dans cet état particulier de turgescence. Mais, lorsque l'amendement des phénomènes morbides et la régression des produits inflammatoires font rentrer les tissus dans leur forme et leur constitution normales, les villosités et les tubes cornés qui en résultent tendent à revenir à leur direction naturelle.

Alors, la paroi reprend plus ou moins

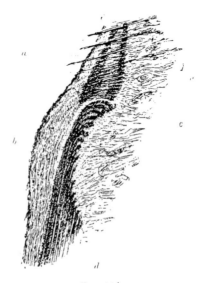

Fig. 144

Coupe du bourrelet périoplique et de l'origine du bourrelet principal sur un pied sain.

*a.* Couche papillaire du bourrelet périoplique. — *b.* Périople. — *c.* Couche papillaire du bourrelet principal. — *d.* Corne de la paroi. — *e.* Couche réticulée du derme.

complètement l'aspect et la direction qu'elle avait avant l'affection dont le pied a été le siège. Ce phénomène était parfaitement marqué dans le pied qui a servi de modèle pour les figures suivantes, 145 et 146.

La prétendue difficulté à la descente de la corne aurait la singulière conséquence de diminuer la sécrétion cornée dans la région correspondante du bourrelet.

Mais on voit qu'il n'en était rien dans le pied représenté par la figure 146, où le prétendu obstacle persistait encore tandis que les cercles avaient repris en pince leur ampleur

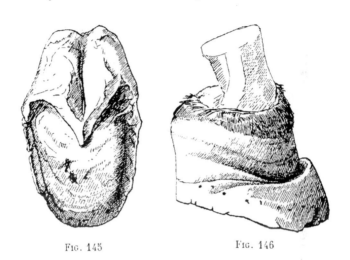

Fig. 145                    Fig. 146

normale, du moment où la paroi avait repris elle-même sa direction primitive.

La *couche papillaire du bourrelet périoplique* s'hypertrophie, comme on peut le voir sur la coupe représentée par la figure 143. Cette lésion est en tout analogue à celle que l'on trouve dans le cas de *crapaudine*. Il en résulte une évolution épidermique irrégulière donnant un aspect fendillé au périople, lequel s'arrête brusquement à l'origine de la paroi.

La *sole*, qui intéresse le plus le maréchal, est aussi une des régions le plus profondément atteintes par l'action de la fourbure. Dans l'étude du processus inflammatoire,

il a été dit comment la sole était altérée dans sa texture
par suite de l'hypertrophie des villosités de sa matrice
dans les régions antérieures du tissu velouté. Celles-ci
produisent une évolution troublée de cellules à kératinisation imparfaite, ne formant plus qu'une corne peu
consistante. C'est ce défaut de consistance qui permet à
la troisième phalange de se redresser. Dans ce mouvement,
le bord antérieur de cet os s'éloigne du bord inférieur de
la paroi en pince et vient, quelquefois, percer la corne
ramollie de la sole, entre la pince et la pointe de la fourchette (*fig.* 141 et 147). C'est ce qui constitue le « *croissant* »
des maréchaux. Une corne molle, blanchâtre, striée de
rouge, vient recouvrir et protéger, peu efficacement
d'ailleurs, l'extrémité de la phalange, en formant sous le
pied un renflement qui dépasse souvent le niveau du bord
inférieur de la paroi (*fig.* 145). On a le *pied comble*.

Quelquefois, les parties vives correspondant au croissant sont mises à nu par suite des frottements contre les
aspérités du sol. Elles deviennent alors le siège d'une
plaie purulente qu'il n'est pas rare de voir se compliquer
de gangrène locale et de carie du bord inférieur du
troisième phalangien.

Cette complication de la fourbure est certainement la
plus redoutable, car elle est incurable et diminue beaucoup la part des services que l'on peut exiger de l'animal.
Comme on le verra dans le paragraphe suivant, l'action
du maréchal ne peut être ici que palliative.

Tels sont les faits les plus saillants qui surviennent dans
la texture et la forme du sabot par suite des altérations
produites par la fourbure dans les tissus sous-cornés. Il
ne serait pas nécessaire d'y ajouter des considérations

hypothétiques si on ne cherchait à baser une méthode nouvelle de traitement sur l'une des théories du redressement de l'os du pied. Cela oblige, au moins, à l'étude sommaire des principales idées qui ont encore cours à ce sujet, afin d'être fixé sur leur valeur relative.

D'après Guyon [1], l'os du pied resterait en place ; ce serait la paroi, en pince et en mamelles, qui, éprouvant des difficultés à la descente le long du podophylle, se recourberait en avant en s'incurvant vers le haut.

Pour L. Lafosse, H. Bouley et la plupart des auteurs français, ce serait l'os du pied qui serait repoussé en arrière par la néoformation cornée faisant office de *coin*, d'où son nom.

Fogliata [2] s'élève contre l'opinion ci-dessus et croit devoir attribuer le recul de l'os du pied à l'effet du fléchisseur profond dont l'action permanente ne serait plus contrebalancée par la force d'adhérence des feuillets.

Le professeur Montané [3] décrit une expérience d'après laquelle il croit devoir conclure en faveur de l'opinion de Fogliata.

Plus récemment encore, le professeur Labat a opéré la section du perforant aux deux membres antérieurs d'une jument atteinte de fourbure grave des pieds de devant. La bête dut être sacrifiée, et l'autopsie montra un commencement de formation de coin dans les pieds fourbus.

Ce fait serait contre la théorie de Fogliata et l'expérience du professeur Montané.

[1] *Journal des Vétérinaires du Midi*, 1860.
[2] *Giornale di Anat. Fisiol. a Patol. degli animali*, 1879.
[3] *Revue vétérinaire*, 1886.

Les idées, sur ce point, sont donc encore partagées et assez divergentes.

L'éclectisme, dans les théories scientifiques, a rarement du succès : il satisfait entièrement peu d'esprits et il s'aliène tous ceux dont il tronque les idées. Malgré cette perspective peu encourageante, il est cependant bien tentant. dans le cas, d'être éclectique quand même.

Mais d'abord, prenons les théories ci-dessus et confrontons les avec les faits qui nous sont révélés par l'anatomie pathologique. De cette confrontation résultera quelque enseignement, et il nous sera déjà possible d'éliminer les contradictions.

D'après Guyon, la paroi, éprouvant des difficultés dans la descente, se porterait en avant de façon à s'écarter de l'os du pied resté immobile. Le vide ainsi produit serait comblé, au fur et à mesure, par la corne de nouvelle formation.

A part l'interprétation, le fait est vrai en partie.

Nous avons vu, en effet, que ce n'est pas dans un prétendu obstacle à la descente qu'il fallait chercher la cause de la direction anormale de la paroi, mais bien dans la déformation de sa

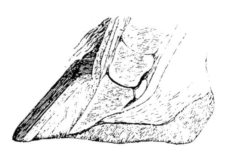

FIG. 147

COUPE LONGITUDINALE D'UN PIED FOURBU.

matrice. Il n'y a qu'à jeter un coup d'œil sur la figure ci-dessus (*fig.* 147) pour voir que l'assertion de Guyon est parfaitement exacte : la paroi, dès son origine, s'est portée en avant de sa direction normale d'environ 10 millimètres. Il est facile de concevoir la production de cet effet en plus ou en moins, de manière à satisfaire à tous les cas.

Mais l'exactitude de ce fait n'implique pas l'immobilité de l'os du pied. Il serait difficile de prouver, par exemple, dans la pièce qui a servi pour l'exécution de la figure 141, que l'os est resté en place et que la paroi seule à dévié.

Si l'os restait dans sa position normale, comment expliquer l'écart plus grand entre la paroi et la phalange dans la partie inférieure du pied, comme dans la figure 147, par exemple? Il serait également difficile d'expliquer le mécanisme de la formation du croissant, c'est-à-dire de la perforation de la sole par la pointe de l'os.

H. Bouley, en admettant le refoulement de la phalange par l'action toute mécanique du *coin*, paraît surtout s'être trop librement abandonné à une de ces idées d'induction dont la simplicité n'exclut pas toujours l'erreur. Quand on connaît l'intime union et la solidité de l'agencement des diverses parties du pied renfermées dans la boîte cornée, on comprend l'énorme pression qu'il faudrait faire exercer sur l'os du pied pour qu'il basculât autour de son axe articulaire jusqu'à ce que son bord inférieur vînt refouler, faire bomber et percer la sole. Il est vrai qu'on invoquera la lenteur et la continuité d'action dont les effets se montrent quelquefois si puissants. Mais il sera toujours impossible d'expliquer comment des parties vives, essentiellement vasculaires, et d'une texture aussi délicate que les feuillets du tissu podophylleux, ne sont pas écrasées sous la pression qui agit si activement, par son intermédiaire, sur un os au tissu aussi dense ! Et, non seulement cette membrane si délicate n'est pas diminuée, atrophiée par la compression, mais au contraire ses feuillets s'hypertrophient et elle est le siège d'une circulation désordonnée qui lui fait produire les éléments de ce même coin dont le premier effet de son action mécanique serait d'arrêter sa formation.

Quand on reporte la théorie du *coinçage* vis-à-vis les causes de la fourmilière, on comprend moins encore cette action mécanique du coin. Ici, en effet, la production cornée ne prend plus son point d'appui sur le sabot, puisque l'espace même qui se trouve entre le coin et la paroi est ce qui constitue la fourmilière.

Reste, enfin, la théorie de Fogliata, contrôlée expérimentalement par Montané. Cette théorie, essentiellement physiologique, est séduisante ; elle ne se trouve en contradiction avec aucune lésion de la fourbure. Au contraire, l'étude histologique du coin semble démontrer la régression des feuillets. On suit, en effet, la trace de ceux-ci à travers toute la néo-formation. La forme des lacunes et des irrégularités que l'on constate dans le sein de la masse cornée, indique une évolution rapide des cellules épithéliales du podophylle peu compatible avec une sécrétion condensante.

D'autre part, l'altération des régions antérieures de la sole favorise singulièrement le mouvement de bascule de l'os du pied en arrière.

Voilà, rapidement exposées, avec leur fort et leur faible, les principales théories de la formation du *coin* dans les pieds fourbus. Aucune ne satisfait entièrement l'esprit,

car aucune ne s'adapte absolument à tous les faits anatomiques.

Cette insuffisance nous oblige à formuler l'idée suivante
comme étant celle qui se rapproche le plus de la réalité :

1° La paroi, en raison de l'irrégularité de son évolution,
s'écarte de sa direction normale vis-à-vis la pince et les
mamelles, de manière à augmenter le diamètre antéro-
postérieur du sabot (l'inflexion seule de l'os du pied ne
suffirait pas pour expliquer la couche épaisse de corne
nouvelle, vis-à-vis les surfaces articulaires autour des-
quelles la phalange opère son mouvement de bascule);

2° L'intégrité du tissu feuilleté dans les régions latérales
et postérieures rend toute descente des apophyses rétrossales impossible; tandis que la diminution de l'adhérence
des régions antérieures et le ramollissement de la sole
vis-à-vis la pince de l'os du pied mettent ce dernier dans
les conditions possibles pour opérer un mouvement de
bascule, dans l'intérieur de sa boîte cornée. Les pressions exercées sur la surface articulaire du troisième
phalangien et probablement aussi l'action permanente
du fléchisseur profond sont les causes qui déterminent
ce mouvement, lequel est d'ailleurs toujours assez borné.
La pousse rapide des talons par rapport au retard de
la pince qui prend une autre direction exagère, en apparence, l'étendue de ce mouvement, en modifiant l'assiette
du pied;

3° Les néo-formations cornées sont la conséquence de
l'évolution désordonnée des surfaces kératogènes; elles
remplissent plus ou moins régulièrement le vide qui se
produit par suite du double écartement de la paroi, d'une
part, et de l'os du pied, d'autre part.

## FERRURE DES PIEDS FOURBUS

Le traitement de la fourbure aiguë sortirait trop du cadre de la maréchalerie. Nous allons seulement étudier les moyens de remédier par la ferrure aux dégâts produits par la fourbure chronique, de manière à pouvoir encore utiliser pour le mieux les animaux qui en sont atteints.

Au début, lorsque la pince ne s'accroît plus en hauteur, tandis que les talons continuent leur développement, le maréchal doit chercher à rétablir l'équilibre en les raccourcissant convenablement. C'est le meilleur moyen pour maintenir la coaptation normale des surfaces de l'articulation du pied et l'assiette naturelle de la troisième phalange.

Plus tard, par suite du transport en avant des régions antérieures de la paroi et du recul de l'os du pied, on se trouve en face d'une pince exagérée. Si cette exagération n'a pas encore pris des proportions telles qu'elle soit par trop disgracieuse à l'œil, il suffit

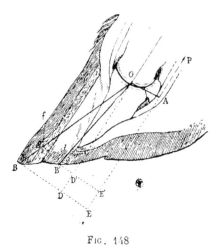

Fig. 148

en parant le pied de raccourcir cette région, en l'arrondissant selon les courbes *fg*, *g*B' (*fig.* 148). *fg* représente l'emplacement du pinçon. De cette manière on raccourcit autant que possible le bras de levier de la résistance dans le mouvement de rotation du pied autour de la pince.

En effet, dans le levier AOB, la puissance AP représente le fléchisseur profond ; le point d'appui est à l'extrémité de la pince B, et l'application de la résistance en O. Le facteur de la puissance, DE, reste invariable, tandis que celui de la résistance, BD, devient plus petit quand on porte le point d'appui du point B au point B', car B'D' < BD.

Mais, lorsque le mouvement en avant de la paroi a été très prononcé et qu'il s'est formé une *cavité digitale* analogue à celle du pied représenté par la figure 141, il faut alors couper, soit avec le rogne-pied, soit avec la scie, la partie exubérante, et régulariser à la râpe cette région de la paroi. Du côté de la sole, la pince est toujours arrondie selon le principe exposé ci-dessus.

Si la corne du faux quartier, mise en évidence par la coupe de la pince, est insuffisante pour protéger le pied contre les heurts, on lève au fer un pinçon large et assez haut pour cuirasser ce point faible. D'un autre côté, la sole étant plus ou moins bombée et constituée par une corne trop molle pour résister à l'usure, il faut la protéger par un fer suffisamment couvert et ajusté pour qu'il se moule sur la convexité de la sole. Ce fer n'aura pas d'étampures en pince, vu que, dans cette région, la corne podophylleuse dans laquelle s'enfonceraient les clous n'est pas assez consistante. Il faut les réserver pour les côtés, là où ils trouveront une bonne paroi (*fig.* 149).

Lorsque la sole est fortement bombée, il faut assurer la stabilité du pied à l'aide de crampons latéraux partant

insensiblement des mamelles pour se perdre vers le milieu
des quartiers, là où finit la voussure de la sole. Deux
crampons ordinaires en éponges, de hauteur convenable,
complètent l'assiette du
pied sur le sol (*fig.* 150
et 151).

Si le croissant a produit
une plaie, après l'avoir
nettoyée et bien lavée
avec une solution anti-
septique, on applique un
pansement au goudron
qui est maintenu par
le fer. Ce pansement
garnit de manière à em-
pêcher toute pénétra-
tion de corps étrangers.

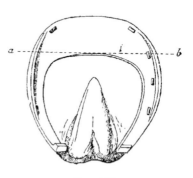

FIG. 149

FERRURE D'UN PIED FOURBU. COMBLE.

L'acier doux (Martin Siemens) est le métal le plus convenable pour la confection de ce fer.

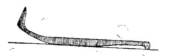

FIG. 150

FER DE LA FIGURE 149, VU
DE PROFIL.

FIG. 151

COUPE DU PIED FERRÉ DE LA FIGURE 149,
SELON LA LIGNE *ab*.

Cette coupe montre l'effet des crampons
latéraux.

Cette méthode, dont les lignes générales ont pu seules
être indiquées — car les particularités varient avec les
cas —, assure au pied une forme se rapprochant le plus

du sabot normal, une ferrure protectrice aussi légère que possible, résistante à l'usure et adaptée aux conditions physiologiques de la marche [1].

[1] Hingst, vétérinaire à Francfort, a imaginé un procédé assez original pour ramener à sa forme primitive le pied déformé par la fourbure chronique. La relation de ce procédé a été traduite de l'allemand par le vétérinaire en premier Boëlmann. Il a été appliqué pour la première fois, en France, par notre collègue Boisse, du 22° dragons.

Le principe de la méthode consiste à creuser en dessous de la paroi toute la région occupée par le *coin*, puis, par une compression mécanique, à faire reculer la partie déviée de la muraille, jusqu'à ce qu'elle ait repris une inclinaison normale. A cet effet, on creuse sur la face antérieure du pied deux rainures formant un V. L'angle du V correspond à la région médiane et inférieure de la pince ; les branches remontent plus ou moins près du bourrelet, de façon à s'étendre sur toute la hauteur du *coin*. L'espace compris entre les extrémités supérieures des branches doit être d'environ 10 centimètres. On creuse ensuite avec une rénette étroite entre la sole et la paroi limitée par les rainures, de façon à enlever couche par couche et jusqu'à sa plus grande hauteur le croissant de corne placé entre le tissu podophylleux qui lui a donné naissance et la paroi.

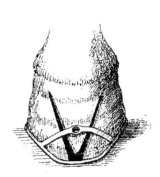

Fig. 151 *bis*

L'opération terminée, on applique un fer à ajusture suffisante, muni d'une bride en fer qui vient s'appliquer exactement sur la face antérieure de la paroi. Le centre de la bride correspond juste au centre de la pince ; il est muni d'une vis qui, par son action, peut repousser le lambeau de paroi compris entre les rainures (*fig.* 151 *bis*).

Cette vis est tournée un peu tous les jours, de manière à ramener graduellement la paroi à sa direction primitive.

Dans l'application de ce procédé, faite par notre collègue dans un cas spécial de fourbure survenu à la suite d'une seime en pince et dans lequel le coin paraissait avoir déjà été repoussé du tiers supérieur de la paroi, on obtint des résultats morphologiques assez remarquables. La pince, au bout de deux mois de traitement, avait été

# PIEDS COMBLES A OGNONS

On appelle *pieds combles* ceux dont la sole, au lieu d'être
excavée par rapport au bord inférieur de la paroi, est, au
contraire, bombée. Au point de vue morphologique, ce
défaut est l'exagération du pied plat. Mais, tandis que le
pied plat est de conformation congénitale, le pied comble
est la conséquence d'un état pathologique.

Celui-ci procède le plus souvent de la fourbure, comme
on vient de le voir. Quelquefois, cependant, il est dû à
des périostoses plus ou moins volumineuses de la face
inférieure de l'os du pied. Ces tumeurs osseuses ont été
appelées *ognons* par les hippiatres. La périostose des
pieds combles est souvent la conséquence de la fourbure,
des bleimes et de la foulure de la sole. L'inflammation
du tissu réticulaire du pied s'étend au périoste dont les
fonctions ostéogènes se trouvent ainsi surexcitées.

Les *ognons* qui surviennent surtout sur les pieds plats
sont, par le fait, une tare à peu près exclusive aux pieds
de devant.

remise, sur toute sa hauteur, dans une direction normale. Mais, le coin
ne serait-il pas descendu naturellement et, en dehors de tout traitement, n'aurait-il pas disparu par avalure au bout de cinq ou six mois?
Il faut donc se demander si les résultats valent les soins et les risques
de l'opération. Nous ne parlons pas de l'influence générale que cette
action mécanique peut avoir sur les lésions profondes et la marche de
le maladie. Ceci est encore plus problématique.

Notre laborieux collègue a le mérite d'avoir intelligemment appliqué, avec d'heureuses modifications, une idée d'outre-Rhin, mais,
avant de la trop prôner, laissons à l'expérience le temps de parler en
sa faveur.

Il n'existe pas de traitement curatif des ognons ; c'est par la ferrure que l'on remédie à leurs inconvénients.

Le fer à employer pour les pieds combles et à ognons découle du principe de la ferrure protectrice des pieds fourbus. L'ouvrier le modifie en raison des circonstances.

## PIEDS CERCLÉS

La définition des *pieds cerclés* est donnée à propos de l'encastelure, et le mode de formation des cercles est étudié, soit avec les lésions de cette affection, soit avec celles de la fourbure.

La ferrure n'a pas à intervenir d'une manière directe dans le traitement des pieds cerclés.

Comme la formation des cercles est l'indice d'un commencement de travail inflammatoire dans les parties sensibles du pied, il est toujours bon de déferrer le cheval et de le mettre les pieds sur la terre humide ou en liberté dans une prairie, en suivant les prescriptions ordonnées en pareil cas (voir *Traitement de l'encastelure*).

Les cercles en séries, provenant de poussées successives de fourbure, s'accompagnent généralement de traces de fourmilière que l'on voit à l'avalure, lorsque le maréchal pare le pied.

Râper les sabots cerclés de façon à les rendre unis est une pratique qui n'a d'avantages que pour un marchand qui tient à tromper sur la qualité de sa marchandise. Au contraire, la râpe enlève les parties les plus denses de la paroi, qui devient alors plus sensible aux

variations hygroscopiques et met dans l'obligation de
graisser en permanence les sabots.

## PIEDS BLEIMEUX

Les auteurs modernes qui ont parlé de la *bleime* du
cheval paraissent surtout s'en être rapportés aux apparences
macroscopiques qui avaient frappé déjà les anciens. Si
quelqu'un a essayé d'établir une théorie complète de leur
formation et des désordres qui les accompagnent, il a
surtout procédé d'imagination et l'échafaudage résiste
mal à une investigation plus serrée.

Il faut avouer que les causes qui produisent les bleimes
sont difficiles à saisir, car la plupart de celles qu'on
a invoquées ne satisfont qu'imparfaitement l'esprit.
Cela vient peut-être de ce qu'on s'était fait, généralement, une idée inexacte du siège et de la nature de la
lésion.

Faisons d'abord l'étude anatomique de la bleime, nous
verrons ensuite les conclusions qu'on peut légitimement en
déduire.

**Anatomie pathologique de la bleime.** — L'étude des
lésions de l'encastelure et de la fourbure ont déjà donné une
idée du processus inflammatoire des tissus sous-cornés.
Ce sont exactement les mêmes phénomènes que l'on ren-
contre dans l'étude microscopique de la bleime.

Au début, lorsqu'elle se manifeste en talon par quelques
points rougeâtres, situés sur la ligne de soudure de la
paroi avec la sole, on trouve, sur une coupe transversale

des tissus engrenés correspondants, les lésions représentées dans la figure 103 (encastelure).

Les éléments cellulaires jeunes du corps muqueux sont fortement colorés en rouge. Il en est de même d'une substance amorphe, réfringente, paraissant être un produit de dégénérescence, de nature graisseuse, qui occupe les lacunes formées aux dépens du tissu réticulaire des feuillets. C'est apparemment l'hémoglobine qui fait les frais de cette coloration ; mais il n'y a pas d'extravasation sanguine sous-cornée.

La lésion n'intéresse que l'épaisseur même du tisssu podophylleux.

Les feuillets peuvent être légèrement déformés, mais ils ne sont pas détruits.

Les papilles du bord inférieur des feuillets ont régulièrement fourni la corne de soudure de la sole avec la paroi, partout, excepté là où elles s'étaient hypertrophiées et altérées sous l'influence de l'inflammation.

Dès ce degré de la bleime, le tissu velouté peut lui aussi être atteint et subir localement les effets de l'inflammation. C'est par l'hypertrophie des villosités que ces effets se manifestent. On voit alors la papille grossie, fortement colorée en rouge, offrant des lacunes plus ou moins remplies par cette matière amorphe que nous avons déjà trouvée dans les feuillets. Soit que les éléments cornés se dissolvent au contact de cette matière, soit qu'au fur et à mesure de la pousse de la corne, la sécrétion, autour des papilles. devienne de plus en plus excentrique, toujours est-il que l'on voit par places, sur les coupes transversales opérées vers la face supérieure de la sole, les foramens papillaires se rapprocher par l'extension de leurs diamètres,

devenir tangents et souvent se réunir deux ou plusieurs
en un seul qui apparaît rempli de globules réfringents
fortement colorés en rouge (*fig.* 152). A cette période de
développement, ils appa-
raissent à l'œil nu sous
forme de points nombreux
quand on amincit la sole de
la région avec le boutoir.

A un degré plus avancé
de l'affection, la ligne de
soudure de la sole avec la
paroi, dans la région correspondant à la bleime, est plus
large et plus ou moins fortement colorée en rouge.
L'examen microscopique démontre toutes les lésions pré-

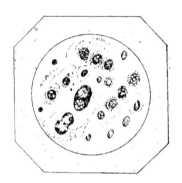

Fig. 152

Coupe transversale de la sole vis-à-vis
une bleime au début.

sentées par les feuillets au début de la fourbure chronique.

Sous l'influence de la congestion, les feuillets forment
une corne analogue à celle qui constitue le *coin* dans la
fourbure. Cette formation remplit d'abord les espaces
interkéraphylleux au fur et à mesure de la destruction
des lamelles podophylleuses. Ici, pas plus qu'au degré
précédent, on ne trouve des traces d'extravasation sanguine entre les surfaces feuilletées. Si les vaisseaux rom-
pus ont laissé le sang s'écouler, les globules, dont on connaît la rapide dégénérescence, ont été détruits et résorbés
sans qu'il en reste d'autre trace que leur matière colorante
qui a imprégné les éléments environnants. Cette pénétration explique la coloration de la corne correspondant à
la bleime.

Que l'on suppose, maintenant, une congestion locale plus active et, partant, plus destructive ; tout lien rattachant la paroi aux parties vives aura disparu et, comme dans la fourbure suraiguë, il existera un espace limité par la paroi et la corne podophylleuse qui se produira après coup. Cet espace, rempli d'éléments désagrégés et fortement colorés en brun, constituera une fourmilière accompagnée de *faux quartier*. Mais, comme l'exploration se fait généralement au moment où la douleur est très intense, avant la formation du faux quartier, on arrive sur un liquide d'aspect purulent, analogue à celui que l'on trouve dans le cas de brûlure de la sole : on a la *bleime humide* ou *suppurée*.

Si la congestion locale persiste et que l'intervention chirurgicale ne vienne pas mettre un terme à ses désordres, le liquide purulent, augmentant sans cesse, finit par se frayer un chemin à travers les tissus déjà en partie désorganisés et produire des *décollements* de la sole, en barres et en quartiers, jusqu'à *souffler* aux poils à la couronne.

En somme, la bleime ne consiste pas seulement dans l'altération du tissu velouté en talons, comme le pensent la plupart des auteurs, ni seulement dans l'altération du tissu feuilleté des mêmes régions, mais bien dans une inflammation générale des tissus sous-cornés en talons, débutant le plus souvent dans le tissu podophylleux.

Les divers degrés que l'on reconnaît à la bleime correspondent aux divers degrés d'intensité de l'inflammation et aux désordres qui en sont le résultat.

**Étiologie de la bleime.** — Quoique les lésions de la bleime ne diffèrent pas, à l'intensité près, des lésions de la fourbure, et qu'elles témoignent d'un processus analogue, il est difficile d'admettre une cause unique dans la production de ces deux affections.

Les troubles du système vaso-moteur, qui semblent être la principale, sinon l'unique cause de la fourbure, ne peuvent pas être invoqués dans le cas de bleime. Ici, la lenteur du processus inflammatoire exclut toute idée d'action réflexe. Il faut se rattacher à des causes plus directes.

Le fait que tous les pieds à quartiers resserrés sont plus ou moins bleimeux, oblige à considérer l'encastelure, à ses divers degrés, comme la cause la plus générale de la production des bleimes. L'étude des lésions de l'encastelure a montré, en effet, que les bleimes étaient la conséquence fatale de cette affection.

On ne trouve pas de bleimes dans les pieds bien conformés.

Si les pieds plats sont fréquemment bleimeux. c'est qu'ils ont presque toujours les talons serrés.

Dans les pieds mal ferrés ou négligés, comme cela arrive quelquefois chez les poulains, l'inflexion anormale de la paroi peut être cause de bleime. Cela se présente lorsque, par suite du resserrement et du chevauchement d'un quartier, le pied en dehors de son aplomb fait surtout son appui

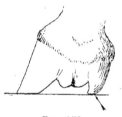

Fig. 153

sur ce quartier ; la paroi, repoussée en dedans, comprime directement les tissus sous-cornés (*fig.* 153).

De même, la pression des éponges d'un fer mal établi

peut occasionner des foulures dans les talons trop parés d'un pied plat. Dans ce cas, la ferrure est cause directe de la production de bleimes.

**Traitement des pieds bleimeux.** — Reconnaissant dans le resserrement du pied la cause la plus générale de la production des bleimes, la *dominante* du traitement devra donc consister dans l'emploi des moyens propres à combattre les divers degrés de l'encastelure, sur lesquels il est inutile de revenir ici. Cependant, la *variante* consistant dans l'emploi de moyens locaux, en raison des circonstances particulières à chaque cas, fait tellement partie de la pratique du maréchal qu'il est de toute nécessité d'en faire l'exposition succincte.

Lorsque la bleime est attestée par une légère claudication et ne se manifeste que par quelques rougeurs sur la ligne de soudure de la sole avec la paroi, il suffit de calmer la douleur qui est la cause directe de la boiterie.

En supprimant l'appui des régions sensibles sur la branche du fer, on atténue les ébranlements occasionnés par les chocs du pied sur le sol, ainsi que l'effet des vibrations de la lame métallique qui se répercutent d'une manière douloureuse dans ces régions.

Ces vibrations de la branche du fer, dont on ne paraît pas s'être encore préoccupé, se produisent réellement, et c'est surtout à ce fait que l'on doit le creusement de la face supérieure du fer vis-à-vis les talons, tel qu'on le trouve sur les vieilles déferres.

Lorsqu'un cavalier lance son cheval à une allure rapide sur un sol dur et uni, il entend souvent, à chaque battue, une espèce de sifflement métallique de nature évidemment vibratoire. Ce bruit ne se produit pas quand les chevaux ont des fers à planche.

Après la suppression de l'appui en talons bleimeux, quelques bains locaux, surtout des bains tièdes, ou des applications de cataplasmes émollients, suffisent pour faire disparaître la douleur et la boiterie.

Mais, si la bleime se présente à un degré plus avancé, ce qui se manifeste par une boiterie plus accentuée et une sensibilité plus grande à la percussion de la région, il faut explorer profondément le talon, principalement vis-à-vis le bord inférieur des feuillets. On ne doit pas craindre d'aller jusqu'aux parties vives afin de donner jour, s'il y a lieu, aux produits de l'inflammation, dont l'accumulation pourrait amener des décollements.

Si on arrive trop tard et que le décollement se soit déjà produit, on enlève à la rénette les parties du sabot décollées et on applique un pansement antiseptique légèrement compressif. La corne de nouvelle formation, directement produite par le podophylle ou le tissu velouté, constitue bientôt une protection suffisante. Mais, le plus souvent, on arrive avant la formation de ces désordres à la crypte sous-cornée et on produit ainsi une voie de dégagement suffisante. L'aspect de la matière purulente à laquelle on a donné jour donne une idée de la gravité de la lésion et de la rapidité plus ou moins grande avec laquelle s'opérera la réparation. Une matière blanchâtre et sanieuse est l'indice de délabrements profonds et même de nécrose, si à son aspect elle joint la mauvaise odeur; au contraire, un pus noirâtre indique une lésion en bonne voie de réparation. En effet, cette couleur foncée est due aux nombreuses cellules cornées en suspension dans le liquide, indice d'une sécrétion kératogène troublée, mais non encore suspendue.

Dans cette exploration de la région du pied correspondante à la bleime, il faut se garder de délabrements trop considérables. Ils ne sont pas nécessaires. On doit même, autant que possible, ménager la table externe de la paroi qui cachera la lésion et servira à maintenir le pansement. Une application de goudron, avec une légère étoupade, le tout simplement maintenu par la branche du fer, ou avec l'aide d'une éclisse, suffit dans la grande majorité des cas. Ce traitement peut être complété par les bains émollients conseillés ci dessus.

Le complément rationnel du traitement de la bleime consiste dans l'emploi du fer à planche. Le plus souvent, il remplit suffisamment à lui seul les deux indications principales du traitement : il combat l'encastelure et supprime les pressions douloureuses. Mieux que tout autre, en effet, le fer à planche réunit les conditions que l'on doit exiger dans la ferrure des pieds bleimeux. Mais il n'est pas sans inconvénient, surtout pour les chevaux de selle et de luxe. On peut alors, dans certains cas, le remplacer par le fer ordinaire, mince, en acier, auquel on aura laissé l'extrémité de l'une ou des deux branches un peu plus couvertes, selon que la bleime est unie ou bilatérale. Cette couverture sert à protéger la rainure exploratrice et à maintenir, au besoin, un petit pansement. Ce fer, permettant l'appui de la fourchette, agira contre le resserrement du pied, qui est la cause de la bleime.

Par ces moyens très simples, on arrête toute bleime commençante et on guérit souvent, sans grand délabrement, les bleimes suppurées en interrompant à peine le travail de l'animal. Les cas plus complexes, qui nécessitent des opérations et des pansements plus compliqués, sont surtout du domaine de la chirurgie.


## PIEDS SEIMEUX

Les fentes de la paroi, connues sous le nom de *seimes*, sont encore une des conséquences de l'inflammation de la membrane kératogène. Elles doivent être rattachées au processus inflammatoire dont les phases ont été étudiées à propos de l'encastelure, de la fourbure et de la bleime.

Supposons que la matrice de l'ongle, par suite d'une altération dans sa structure, sécrète sur un point, ou sur une surface peu étendue, une corne moins consistante que dans les régions voisines. Supposons, également, que la région correspondante du sabot subisse une ondulation peu étendue, mais souvent répétée, il sera facile de concevoir comment ce mouvement se transformera en une simple flexion, lorsque, par sa position, le point faible de la paroi correspondra avec le nœud de la vibration. Ce point le plus faible étant devenu le siège de mouvements de flexion continuels et la limite de la cohésion moléculaire étant atteinte, il en doit résulter une rupture.

Tel est le mode de production des seimes.

Les seimes peuvent survenir sur n'importe quel point de la paroi; cependant, trois régions se prêtent plus particulièrement à ce concours de circonstances : la *pince*, les *quartiers* et *les barres*. De là, et selon le cas, les noms de *seime en pince, seime quarte* et *seime en barre*. Examinons, en les prenant pour types, chacun de ces cas en particulier.

**Seime en pince.** — La seime en pince ne se produit que sur les pieds de derrière et, généralement, sur les pieds de derrière des chevaux de trait atteints de *crapaudine*.

Etant admis qu'il faut deux conditions pour que la seime se produise, une altération pathologique et une action mécanique, voyons comment ces conditions peuvent se rencontrer dans la région de la pince des pieds de derrière.

L'altération pathologique est quelquefois due à la *crapaudine*, dont il sera fait ultérieurement l'étude ; quelquefois aussi, elle peut résulter *d'atteintes* profondes ou d'accidents à la couronne.

La *crapaudine*, que l'on a appelé encore, peut-être à tort, *psoriasis de la couronne*, est une altération dermique se localisant surtout au bourrelet périoplique, mais pouvant s'étendre aussi jusqu'au bourrelet principal. Sous l'influence de cette altération, la production cornée devient anormale et la région correspondante de la paroi se trouve plus ou moins atteinte dans sa structure.

Le périople se montre formé par des cellules irrégulièrement stratifiées, s'exfoliant par suite de leur manque de cohésion. Le corps papillaire qui lui donne naissance est lui-même profondément altéré. Quelquefois, comme on le voit dans la figure 154, ci-contre, il subit une désagrégation qui le réduit à l'état pulvérulent. Les papilles du bourrelet périoplique ne forment plus les faux tubes cornés qui se voient dans le périople normal. La corne semble se constituer par assises plus ou moins irrégu-

lières et ondulées. Les papilles du bourrelet principal
s'hypertrophient; les tubes qu'elles émettent sont plus
larges et souvent remplis d'une matière graisseuse se
colorant en rouge, analogue à la
substance réfringente que l'on
trouve dans les tubes agrandis de
la sole, sous l'influence de l'inflammation du tissu velouté.

Quoiqu'il ne soit pas facile de
le constater — car dans le cas de

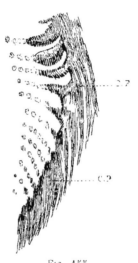

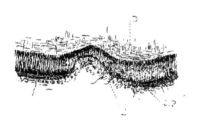

FIG. 154

D. Derme. — CP. Corps papillaire désagrégé. —
E. Épiderme en voie d'exfoliation.

FIG. 155

COUPE OBLIQUE DU BOURRELET A
L'ORIGINE DES FEUILLETS.

OF. Origine d'un feuillet. —
CP. Couche papillaire du
bourrelet.

seime confirmée, les désordres dus
au pincement des feuillets par les
bords de la seime couvrent tous les autres — il est
rationnel d'admettre que ces lésions des papilles du
bourrelet peuvent s'étendre à l'origine de quelques feuillets. On sait, en effet, que les feuillets proviennent de
séries de papilles se rapprochant de plus en plus et finis-
sant par se souder (*fig.* 155).

Qu'un ou plusieurs de ces feuillets participent par continuité de tissu à l'inflammation des papilles, il se formera

à l'origine même de la paroi une kératogénèse anormale.
On aura ainsi un point sur le bord supérieur de la pince
qui sera, par sa structure, plus faible que les autres
parties de l'ongle.

Cette condition peut se rencontrer, en dehors de la crapaudine, par un traumatisme de la couronne occasionnant
une inflammation locale.

Les pieds de devant aussi bien que les pieds de derrière
peuvent subir cette altération ; mais la cause occa-
sionnelle de la seime ne se manifeste guère qu'aux pieds
de derrière des chevaux de trait.

La condition mécanique se trouve, en effet, dans des
tractions internes alternant avec des relâchements tendant
à produire des mouvements de flexion dans le haut de la
paroi en pince.

La preuve de la tendance à ce mouvement se manifeste
lorsque la seime s'est produite. On voit alors les bords de
la seime s'écarter quand le pied est au repos et se rapprocher quand le pied prend un point d'appui pour la
traction.

Ce fait, reconnu par Peuch et Toussaint [1], n'explique
guère l'assertion émise par ces auteurs quelques alinéas
auparavant : « On voit parfois le sabot se fendre d'un
coup, en pince, depuis le bourrelet jusqu'au bord plantaire, quand un timonier, attelé à une lourde charge, fait
des efforts énergiques pour gravir une montée en arc-
boutant fortement les membres postérieurs dont l'appui
s'effectue alors principalement en pince. »

Il est vrai que l'on a prétendu aussi « qu'au moment

---

[1] *Précis de Chirurgie vétérinaire.*

où le cheval doit faire un violent effort de tirage il se cramponne sur la pince, et que, dans ce mouvement, le sabot tendant à s'abaisser en arrière, la seconde phalange vient exercer à la face interne de son bord supérieur, dans la région de la pince, une pression suffisante parfois pour surmonter sa résistance ». Mais, ceci me paraît loin d'être prouvé. En examinant la coupe médiane d'un pied, on voit qu'il est impossible à la deuxième phalange de venir comprimer la face interne de la paroi en pince.

D'un autre côté, il est une chose certaine : au moment de l'appui, la région supérieure de la paroi, en pince, est sollicitée par une action centripète. Cette action paraît d'autant plus énergique que le pied est plus droit ou *rampin*.

Cela suffit pour expliquer la cause déterminante de la seime en pince.

Il répugne de croire à la production subite d'une fente qui s'étendrait sur toute la hauteur de la paroi. On admettra plus facilement qu'une fissure initiale se forme d'abord à l'origine de la pince, et qu'une fois produite sur une étendue plus ou moins grande, elle active l'état inflammatoire de la région, ce qui empêche toute espèce de réparation.

Au contraire, les feuillets avoisinants, constamment irrités, sécrètent une corne podophylleuse qui force les bords de la seime à s'écarter.

C'est ce qui explique pourquoi toute seime en pince, un peu ancienne, s'accompagne d'une espèce de kéra-phyllocèle.

**Seime quarte.** — Ici, l'altération du tissu kératogène est presque toujours le résultat du resserrement des quartiers. On sait comment le bourrelet se modifie dans sa forme, s'atrophie, devient sujet à des irrégularités de nutrition et à des phénomènes inflammatoires d'où résultent les cercles, la sécheresse et le peu d'épaisseur de la corne en quartiers. Que la bleime, qui est toujours la conséquence de cet état de choses, devienne ascendante, que l'inflammation intéresse l'origine de quelques feuillets avec leurs séries de papilles coronaires, il se produira fatalement un point plus faible dans la région du quartier (*fig.* 156).

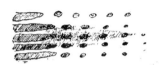

Fig. 156

La physiologie du pied enseigne, d'autre part, qu'à chaque foulée les fibro-cartilages, repoussés en dehors par l'expansion du coussinet plantaire, impriment un mouvement à la *région supérieure* des quartiers.

Ce mouvement est d'autant plus sensible qu'on le considère plus près des talons. Le point de moindre résistance, lorsqu'il se trouvera quelque part en quartier, deviendra le point d'inflexion de la paroi. Et, comme en pince, la rupture se produira lorsque la limite de résistance aura été dépassée.

Ici encore, les bords de la fente, par suite de leur mise en mouvement par les alternances de l'appui et du lever, sont un sujet permanent d'irritation et empêchent la réparation naturelle de la lésion.

Les désordres qui sont la conséquence de la seime quarte sont en raison de l'ancienneté de l'accident : très simples au début, ils se compliquent ensuite de la formation de faux quartiers ou de kéraphyllocèle, de

suppuration et même, quelquefois, de nécrose des régions
correspondantes.

Les seimes quartes se remarquent surtout en quartier
interne, car c'est généralement celui-là qui est le plus
resserré.

**Seime en barre.** — Des expériences directes ont prouvé
que la sole subissait dans sa région centrale un mouvement d'abaissement à chaque foulée [1]. C'est surtout sur
les pieds plats, à talons serrés, à fourchette atrophiée et
à barres fortement inclinées, que la seime en barre fait
quelquefois son apparition. On trouve toujours cette
lésion accompagnée de bleime du tissu podophylleux de
la région : on doit rationnellement admettre que l'inflammation a été primitive.

Dans la figure suivante (*fig.* 157), représentant une
coupe transversale de l'union de la barre avec la sole,
vis-à-vis une bleime de la région, on peut remarquer
l'altération de la corne de la barre par zones, correspon-

---

[1] Voici les conclusions résultant d'une série d'expériences exécutées par Goyau, répétées et complétées par Sergent, vétérinaire en
premier, pour mesurer le mouvement de descente de la région plantaire. — « 1° Sur un pied bien d'aplomb, paré et ferré à la manière
ordinaire et dont, conséquemment, la fourchette ne porte pas à terre,
le plancher du sabot descend, lors de l'appui, de 2 à 3 millimètres
aux glômes de la fourchette ; de 1 à 1/2 millimètre à son corps et à
sa pointe, au bord supérieur des barres et au centre de la sole ; du
centre de la sole à la périphérie, la descente est de moins en moins
sensible, et, enfin, tout à fait nulle en approchant de la paroi ; par
contre, et dans les conditions sus-indiquées, le jeu des talons est
généralement assez obscur ; 2° inversement, sur le même pied, non
ferré ou ferré à planche, dont la fourchette participe largement à
l'appui, les talons s'ouvrent notablement et la *descente des barres
et de la sole est à peu près nulle...* »

dant à des séries de papilles podophylleuses hypertrophiées. On comprend comment ces altérations, arrivées
à un certain degré, peuvent devenir l'origine de fissures

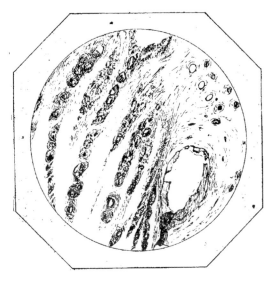

Fig. 157

sous l'influence des mouvements d'inflexion de cette
région du sabot.

**Traitement des seimes.** — Les moyens préventifs des
seimes découlent de leur mode de production. S'il n'est
pas possible de modifier les effets mécaniques qui en sont
toujours la cause déterminante, on peut toujours traiter
la crapaudine, les atteintes, l'encastelure et les bleimes
qui, selon les cas, constituent soit une prédisposition,

soit la condition nécessaire pour que l'action mécanique produise son effet.

Le *sifflet* des maréchaux, si généralement employé, n'a qu'une action préventive tout à fait illusoire : il ne modifie en rien les effets de pression qui se répartissent sur la couronne.

Lorsque les seimes sont établies, les moyens préventifs constituent la *dominante* du traitement. Ils assurent le succès de l'action locale, chirurgicale ou autre, laquelle varie selon les cas et le genre de seime. Leur action est si réellement efficace qu'elle suffit, quelquefois, à la guérison des seimes, indépendamment de tout traitement local. C'est ainsi que l'on voit guérir des seimes par le simple fait que les animaux ont été déferrés et maintenus dans des prés humides.

Les moyens locaux qui ont été préconisés sont des plus nombreux. Nous allons décrire un traitement chirurgical propre à chaque genre de seime, sans réfutation des procédés différents et quelquefois contradictoires qui ont pu être mis en œuvre.

*a.* OPÉRATION DE LA SEIME EN PINCE. — La seime en pince, une fois établie, et l'animal continuant son service, ne peut pas se réparer naturellement à cause des mouvements d'écartement et de resserrement qu'éprouvent ses bords. Ces mouvements sont une cause permanente d'irritation ; ils entraînent, en outre, la division des nouvelles couches cornées au fur et à mesure qu'elles se produisent. Il faut donc, avant tout, exiger le repos de l'animal et fixer les bords de la fissure.

Quand la seime s'étend sur toute la hauteur de la pince, on place sur le pied paré convenablement un fer à double

pinçon, un à chaque mamelle. Ces pinçons ont pour
but de maintenir par leur pression latérale le resserrement de la seime dans le bas de la paroi [1]. Pour arriver
au même résultat dans le haut, l'emploi de sutures métalliques est, de tous les moyens, celui qui offre le plus de
garantie.

Il y a deux procédés principaux de sutures métalliques :
celui de Soleysel, consistant dans l'emploi d'un ou de plusieurs clous brochés dans l'épaisseur de la paroi en travers
de la fente, et celui de Vachette, comprenant des agrafes
serrées en place à l'aide d'une pince spéciale. Ces deux
procédés peuvent être assez indifféremment employés suivant la convenance du praticien. Cependant le *barrage*
à l'aide de clous est préférable en pince pour sa solidité
et à cause de la forme et de l'épaisseur de la paroi ; on
doit réserver les agrafes pour les petits pieds et pour
quelques cas particuliers de seimes quartes.

Il est toujours bon, surtout quand l'animal boite, de
calmer l'inflammation par des cataplasmes ou des bains
émollients, avant de procéder à l'opération du barrage.
Ceci a encore l'avantage de ramollir la corne et de faciliter l'action de la rénette, ainsi que l'implantation des clous.

L'immobilisation des deux fractions de la paroi étant
obtenue, il ne reste plus qu'à agir en conséquence sur la
région altérée du bourrelet, de façon à remettre cet organe
dans des conditions normales de sécrétion. On amincit,
à cet effet, le haut de la paroi, vis-à-vis la pince, sur une

---

[1] L'écartement des talons, préconisé par Trasbot pour le rapproche-
ment des bords de la seime, serait, d'après Lafosse, d'un effet insigni-
fiant, comme il le prouve dans son *Traité de pathologie* (t. II,
p. 636).

largeur de 3 à 5 centimètres, selon la grandeur du pied
et l'étendue de l'altération. On met ainsi le bourrelet à
découvert dans la partie correspondante à la seime, en
formant ensuite un large
biseau (*fig.* 158). Cette
opération permet d'agir
plus directement sur le
bourrelet et l'origine des
feuillets altérés à l'aide
de topiques appropriés.
On applique, générale-
ment, le traitement usité
pour la *crapaudine :* cautérisation à l'acide azo-
tique, au début, puis
pansements pyrogénés
(huile de cade ou gou-
dron). Un plumasseau
maintenu par quelques
tours de ruban de fil

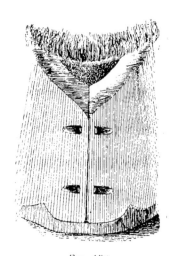

Fig. 158

SEIME EN PINCE OPÉRÉE ET SUTURÉE
PAR LE PROCÉDÉ DE SOLEYSEL.

suffit pour fixer la substance médicamenteuse et protéger la région contre les agents extérieurs. La fente et les
creux à la paroi correspondant aux points de suture,
peuvent être mastiqués à la gutta-percha.

Par ce moyen on obtient que la nouvelle corne pousse
non fendue ; de plus, on fait disparaître le kéraphyllocèle,
complication fréquente de la seime en pince. La paroi
ainsi régénérée s'étend de plus en plus, à mesure
que l'ancienne disparaît par avalure.

En moins d'un an, le sabot est complètement renouvelé
et il ne reste plus trace de seime. Mais l'animal peut être

remis en service bien avant. Il est cependant bon de le laisser au repos pendant un laps de temps qui peut varier de un
à plusieurs mois, surtout si la seime, étant ancienne, est fortement compliquée de kéraphyllocèle, et si la compression
des parties vives par les bords de la fente occasionne une
douleur provoquant la boiterie. On a alors recours aux
bains ou aux cataplasmes, comme adjuvants du traitement.

Enfin, quand l'altération initiale du bourrelet est guérie
ou fortement amendée, que la corne nouvelle, complètement saine, s'étend déjà sur une hauteur de 2 centimètres,
on peut soumettre l'animal à un léger travail sans compromettre les résultats acquis, à la condition toutefois que
les pinçons latéraux du fer et les points de la suture métallique agissent efficacement pour empêcher tout mouvement des anciens bords de la fente.

L'extirpation de toute la région de la pince, opération
qui a été recommandée, même dans le cas de seime simple,
doit être réservée pour les cas particulièrement graves,
compliqués de nécrose et de décollements étendus. L'amincissement en large biseau des bords de la seime, sur tout
ou partie de sa hauteur, avec l'application de pansements
antiseptiques, suffit, le plus souvent, pour remédier à la
plupart des complications.

*b.* OPÉRATION DE LA SEIME EN QUARTIER. — Comme pour
la seime en pince, le traitement de la seime quarte doit
avoir pour but la modification de la matrice plus ou moins
altérée de l'ongle, ainsi que la préservation de la corne
nouvelle contre les actions mécaniques qui pourraient la
fissurer au moment même de sa formation.

Pour arriver à ce but, on peut procéder exactement
comme pour la seime en pince : amincir la paroi vis-à-

vis le bourrelet et faire la suture de la fente sur toute la hauteur du quartier. Malheureusement, cette suture ne peut pas toujours avoir lieu dans des conditions convenables, soit à cause de la forme de la fissure, soit à cause du peu d'épaisseur du quartier. Dans ce cas, on a recours, avec avantage, au procédé dit *par amincissement*.

Quand on se décide pour la suture de la seime quarte, on peut y procéder, comme pour la seime en pince, à l'aide de clous dont on a aminci et suffisamment raidi la lame, soit aussi à l'aide d'agrafes spéciales. Pour employer les clous d'après le procédé Solcysel, il faut que le quartier ait une épaisseur suffisante et que la corne ne soit pas de nature trop cassante. Nous ne reviendrons pas sur le manuel opératoire de ce genre de suture, qui vient d'être décrit à propos de la seime en pince.

C'est pour suppléer aux cas où il n'est pas possible d'employer les clous à la manière de Soicysel, et aussi pour simplifier le manuel opératoire qui exige beaucoup de précaution et une certaine habileté manuelle, que Vachette, vétérinaire à Paris, a imaginé des *agrafes* spéciales et une *pince* qui portent son nom.

Les agrafes sont en fil de fer, à bouts recourbés formant crochets (*fig.* 159). Elles sont appliquées dans l'em-

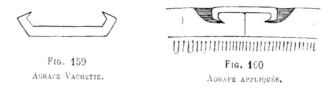

FIG. 159
AGRAFE VACHETTE.

FIG. 160
AGRAFE APPLIQUÉE.

preinte faite avec un cautère spécial et serrées avec une pince à mors puissants (fig. 160). Cette pince (*fig.* 161-162) a les branches assez longues et, par contre, les mors très courts. Ceux-ci sont aplatis d'un côté à l'autre, de façon à n'être pas plus épais que l'agrafe qu'ils sont desti-

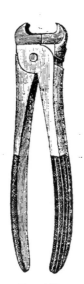

nés à serrer ; ils sont légèrement canclés en dedans, pour mieux maintenir le corps arrondi des crochets. L'a-grafe, placée entre les mors de la pince, est portée jusqu'au fond de l'empreinte produite par le cautère en travers de la seime, et serrée sur place. Les crochets pénètrent dans la corne en rappro-

Fig. 161

PINCE VACHETTE.

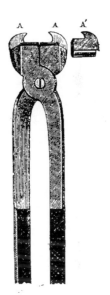

Fig. 162

PINCE VACHETTE MODI-FIÉE, A MORS MOBILES.

AA. Mors fixés aux branches de la pince. — A'. Mors de rechange.

chant les bords de la seime qu'ils maintiennent dans cette position.

Dans le manuel opératoire, il faut observer que le cautère (fig. 163) chauffé au rouge sombre soit appliqué bien perpendiculairement à la paroi et de manière que les empreintes destinées à recevoir les crochets de l'agrafe soient bien à égale distance de chaque côté de la seime. Quand la corne est assez épaisse, il y a avantage à enchâsser, non seulement les crochets de l'agrafe, mais aussi le corps lui-même. Dans ce cas, on applique plus fortement le cautère, de manière à ce que les empreintes latérales soient réunies par une empreinte transversale dans laquelle s'incrustera l'agrafe. Il est bon que cette empreinte ne soit pas plus large que le fil de fer qu'elle doit recevoir; les agrafes tiennent mieux quand elles ne pénètrent qu'à frottement dans la corne.

Deux ou trois suffisent pour maintenir les bords d'une seime quarte. On peut en mettre davantage. L'inventeur du procédé recommandait d'en mettre beaucoup. Lui, les plaçait à 1 centimètre de distance les unes des autres. Il recommandait,

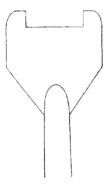

Fig. 163
Cautère Vachette.

en outre, de ne pas graisser la région une fois l'opération finie, cette pratique empêchant les agrafes de s'oxyder, ce qui augmente leur solidité.

Dans le commerce, on vend des agrafes toutes faites, et il y en a de force et de grandeur différentes pour tous les pieds. Il fallait une pince spéciale correspondant au numéro de chaque agrafe.

Salles, fabricant d'instruments à Paris, a heureusement modifié la pince Vachette en y adaptant des mors de rechange, qui permettent son emploi pour des agrafes de différentes grandeurs (*fig.* 162).

Ce procédé de barrage des seimes quartes nous paraît, de tous les moyens plus ou moins similaires, le plus simple et le plus pratique. Mais les conditions nécessaires à son application ne se rencontrent pas toujours. Quelquefois, les quartiers, plus ou moins cerclés, sont constitués par une corne mince et cassante qui ne permet pas l'implantation solide, non seulement des sutures Soleysel, mais encore des fines agrafes du procédé Vachette. Il arrive aussi, fréquemment, que la fente s'étend obliquement par rapport à l'épaisseur du sabot, coupant ainsi la paroi en biseau. ce qui rend l'emploi des agrafes impossible.

On doit alors procéder à l'amincissement des bords de la seime, de manière à former un large biseau, afin d'étendre sur une plus large surface le mouvement d'inflexion qui se produit au point même de la fente. Un coup de râpe donné à plat, tangentiellement à la paroi, vis-à-vis la fissure, constitue le procédé le plus simple et le plus parfait. Les bords de la seime, ainsi amincis, fléchissent facilement sous le pouce, ne mordent plus les feuillets enflammés, et le tissu podophylleux donne rapidement une nouvelle corne qui protège les parties mises à vif et sert de ciment entre les bords de la fissure. Désormais à l'abri de toute cause d'irritation, le tissu feuilleté ne tarde pas à se réparer et à reprendre ses fonctions normales.

Vis-à-vis le bourrelet, cet amincissement doit être complété à la rénette, de manière à découvrir la matrice de l'ongle sur toute sa hauteur. à l'origine même de la seime. Cette opération est aussi le complément du barrage de la seime, comme nous l'avons vu pour la seime en pince. Ici l'altération n'est généralement pas due à une affection chronique du derme ; elle est de nature franchement inflammatoire et susceptible de guérison rapide. Aussi, une application de goudron, avec ou sans cautérisation préalable, suffit généralement. Il n'est même pas besoin de pansement si les feuillets hypertrophiés n'ont pas été atteints par l'instrument tranchant. Dans ce cas, un pansement légèrement compressif est nécessaire pour éviter la formation de bourgeons.

Une application vésicante sur la couronne du quartier complète l'opération. Le vésicatoire a pour but de provoquer une hyperémie artificielle de la région qui gonflera le bourrelet atrophié, hâtera sa modification nutritive et provoquera une sécrétion cornée plus abondante et plus épaisse. Un mélange, à parties égales, d'onguent vésicatoire et de pommade au biiodure de mercure semble donner de meilleurs résultats que l'onguent vésicatoire pur.

Le *sifflet*, pratiqué au bord inférieur de la paroi, vis-à-vis la seime, est inutile ; il faut soustraire tout le quartier à l'appui. Pour cela, l'application d'un fer à planche remplit d'autant mieux le but qu'il combat en même temps l'encastelure, cause première de la seime.

Une des rainures du procédé Castandet, pratiquée en arrière de la seime, peut, dans certains cas, être d'un bon effet, en limitant l'inflexion du bord supérieur du quartier et en protégeant ainsi la formation de la nouvelle corne vis-à-vis la seime.

Ce procédé banal, mais rationnel, de traitement des seimes quartes, nous a donné des résultats toujours supérieurs à toutes les méthodes plus ou moins nouvelles et plus ou moins infaillibles, qui se désignent par le nom de leur auteur.

Quoi qu'on en ait dit, il est peu fréquent qu'une seime

guérisse, l'animal continuant son travail, quel que soit le procédé opératoire employé. Il est généralement imprudent de faire travailler un cheval atteint de seime quarte dans le mois qui suit l'opération. Tout au plus des promenades sur un terrain doux peuvent être conseillées. Pendant le deuxième mois, il doit être encore le sujet de bien grands ménagements. Ce n'est réellement qu'au bout de deux ou trois mois, quand la corne nouvelle s'étend sur une hauteur de 2 ou 3 centimètres au moins, à condition encore que l'encastelure se soit amendée par un traitement approprié, que l'on peut considérer le cheval seimeux comme guéri.

Il était nécessaire d'insister sur ce point, car beaucoup de propriétaires de chevaux, et même quelques praticiens, se font illusion à cet égard. Il n'y a pas de maréchal empirique qui ne croie, par *son moyen*, pouvoir promettre une guérison radicale en un petit nombre de jours et, généralement, la possibilité immédiate pour l'animal de reprendre son travail. Ils obtiennent rarement ce résultat; mais l'insuccès, n'ayant pas de conséquence considérable, impressionne peu, et l'erreur se perpétue.

*c.* Opération de la seime en barre. — La barre fendue doit être amincie assez largement et de manière à arriver à la rosée sur les bords de la seime. Cela a pour but d'étendre sur une plus large surface les flexions qui pourraient se produire, d'empêcher le pincement des tissus et de favoriser la guérison de la bleime correspondante. Enfin on doit chercher à immobiliser complètement cette région de la face plantaire du sabot.

On sait qu'il suffit de faire porter la fourchette au moment de l'appui pour empêcher tout affaissement des

barres. Le fer à planche, qui remplit pour le mieux cette
dernière condition, se trouve donc tout indiqué pour être
appliqué après l'opération de la seime en barre. Ce fer
sert en même temps à maintenir un pansement goudronné
obstruant la dépression faite avec la rénette. Ce pansement, légèrement compressif, a pour but d'empêcher la
production de tout bourgeonnement formant *cerise*. Il
agit favorablement par ses propriétés antiseptiques sur
la membrane kératogène altérée et préserve la plaie du
contact des fumiers et des corps durs.

Quand la seime n'a pas entraîné de désordres graves,
tels que gangrène ou décollements, il suffit de déferrer
l'animal une quinzaine de jours après l'opération. On
voit alors la marche de la réparation. On refait le pansement et on attache définitivement le fer. Quand tout va
bien, le cheval peut être soumis à un léger travail dès le
trentième jour après l'opération. Mais la ferrure à planche
devra être continuée, même après guérison complète de
la seime, jusqu'à ce que le pied ait repris une forme à
peu près normale.

## PIEDS A KÉRAPHYLLOCÈLE

On appelle *kéraphyllocèle* une production cornée, anormale, de forme étroite, dirigée dans le sens des feuillets
du pied qu'elle comprime.

Cette production, qui occupe la face interne de la paroi,
peut s'étendre sur toute la hauteur du pied ou sur une
partie plus ou moins restreinte.

Une irritation localisée au bourrelet et à l'origine des

feuillets provoque une évolution plus rapide des éléments des surfaces kératogènes, d'où la production d'un phénomène localisé, mais analogue à l'hypersécrétion cornée que l'on constate dans la fourbure chronique.

Le fait, une fois acquis, devient lui-même cause permanente d'irritation, en comprimant le tissu podophylleux. Dans la descente du kéraphyllocèle, au fur et à mesure de la pousse de la corne, il y a aussi froissement des feuillets correspondants.

Les seimes et la crapaudine sont la cause la plus fréquente, sinon exclusive du kéraphyllocèle.

Le traitement de cette affection dépend de la connaissance de ses causes : amincir la paroi pour diminuer la compression, aller jusqu'au vif au bourrelet et à la partie supérieure des feuillets atteints pour combattre la cause irritante, panser ensuite comme pour la seime ou pour la crapaudine. L'amincissement de la paroi doit surtout être fait de manière à former de larges biseaux, seul moyen d'empêcher la compression par les bords de la rainure et la formation de bourgeons charnus toujours difficiles à réprimer.

Un repos assez prolongé est nécessaire à l'animal, pour que les bons résultats de cette opération ne soient pas compromis.

D'après ce qui vient d'être dit sur la nature et le traitement du kéraphyllocèle, on voit que la ferrure ne peut intervenir ni par la forme du fer, ni par la façon de parer le pied.

## PIEDS A FAUX QUARTIERS

Le *faux quartier*, kérapseude de Vatel, est aussi une sécrétion podophylleuse anormale, produite sous l'influence de la bleime. Lorsque cette dernière affection est suffisamment étendue pour amener la désunion de la corne avec les feuillets du pied, il se forme un faux quartier qui vient doubler la paroi sans s'unir à elle. Ce cas constitue ce que l'on a appelé les pieds *à paroi séparée de la sole*. Ce fait se constate assez fréquemment sur les quartiers des pieds bleimeux. Le faux quartier n'est donc qu'une conséquence de la bleime : son étude et le genre de ferrure qu'il nécessite ont été considérés à propos de cette dernière affection.

## PIEDS A FOURMILIÈRE

Chaque fois que, dans un cas d'inflammation, il y a décollement des tissus du pied et de la corne, suivi d'exsudation, d'hémorragie ou de destruction plus ou moins profonde de la membrane réticulaire, il résulte une cavité entre la face interne de la paroi et le faux quartier qui ne tarde pas à se former. Cette cavité enferme les produits de l'exsudation ou de l'hémorragie avec des éléments plus ou moins kératinisés, provenant de l'évolution inflammatoire des tissus sous-cornés. L'eau qui entre dans la constitution de cet exsudat est résorbée ou finit par s'évaporer à travers la paroi. La cavité reste alors plus ou moins remplie par une poussière de couleur variable, souvent brunâtre, que les anciens prenaient pour de la corne désagrégée, ce qui, par analogie, a fait donner le nom de *fourmilière* à cette lésion.

En 1876, le professeur Ercolani trouva dans cette matière de la fourmilière un acare et un mycélium. Rejetant l'acare comme devant être le résultat d'un accident, il conserva le mycélium dont il fit l'*Achorion keratophagus* et auquel il attribua la cause même de la fourmilière qu'il compara à l'*onychomykosis* de l'homme.

Le fait de trouver des parasites dans les cavités cornées toujours imparfaitement closes, est assez banal pour ne pas y voir forcément une relation de cause à effet. D'ailleurs la formation de la fourmilière s'explique suffisamment sans faire intervenir des parasites qui ne sont, probablement, eux-mêmes, qu'une complication accidentelle.

La fourmilière, n'étant que la trace d'une des phases de la fourbure ou de la bleime, doit se rattacher, selon le cas, à l'une ou à l'autre de ces affections, tant pour l'étude anatomo-pathologique que pour la ferrure des pieds qui en sont atteints.


## PIEDS A FOULURE DE LA SOLE

On appelle *sole foulée* celle qui a subi un heurt assez considérable pour occasionner une ecchymose du tissu velouté.

Les pieds grands, plats, combles, sont plus particulièrement exposés à cet accident. L'amincissement de la sole et le travail sur les routes nouvellement empierrées en sont les causes les plus ordinairement prédisposantes. L'ajusture mal donnée au fer, en ne faisant porter celui-ci que sur un point de la sole, peut occasionner une foulure correspondante.

Ces faits, purement accidentels, ne nécessitent pas une ferrure spéciale. Il suffit de parer le pied d'une manière rationnelle, sans affaiblir la sole, et de faire porter le fer bien également par toute sa surface, pour se mettre à peu près complètement à l'abri de cet accident.

## PIEDS SERRÉS DU BAS

Les pieds *serrés du bas* ont été séparés des autres cas de resserrement dus à l'atrophie du coussinet plantaire, comme étant de production bien différente. Ceux-ci dépendent, en effet, d'une cause de nature inflammatoire et hypertrophique. Ici la déviation de direction de la paroi est toujours due à des exostoses de la couronne qui, en refoulant le bourrelet, modifient l'incurvation de sa surface kératogène (*fig.* 164). Le pied, au lieu d'avoir une forme légèrement évasée de haut en bas, a quelquefois la forme d'un tronc de cône à base supérieure : il ressemble au pied du poulain dont la pousse de la corne n'est pas en rapport avec la rapidité du développement de ses phalanges.

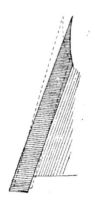

Fig. 164

La conséquence de cet état de choses est une compres-

sion des parties inférieures du tissu podophylleux dans
les régions correspondantes à la déviation du bourrelet.
Si les formes cerclent la couronne, la compression se fera
sur toute la périphérie du pied. L'énoncé de ce fait explique suffisamment la douleur et la boiterie qui doivent en
résulter et dont l'intensité est en rapport avec sa gravité.

Les pieds serrés du bas constituent une des tares les
plus graves qui puissent affecter nos solipèdes. Les animaux qui en sont atteints sont hors d'état de rendre de
bons services, et les moyens de guérison que l'on peut
mettre en œuvre se montrent généralement peu efficaces.
Les moyens palliatifs, eux-mêmes, sont des plus incer-
tains.

**Traitement.** — Comme dans la plupart des affections,
c'est surtout à la cause qu'il faut s'attaquer. Malheureusement, les fondants, les résolutifs les mieux établis, de
même que la cautérisation en pointes superficielles ou
pénétrantes se montrent, le plus souvent, sans effet pour
obtenir la résolution des formes coronaires. Mais, quoique
la guérison ne soit que l'exception, ce n'est point une raison suffisante pour ne pas la tenter. On doit donc se rappeler que la pommade résolutive au biiodure de mercure
et la cautérisation en pointes fines et pénétrantres, judicieu-
sement employées, sont encore les procédés qui donnent
les meilleurs résultats.

Les moyens *palliatifs* doivent toujours être employés
concurremment et même en dehors des moyens curatifs.
Il y a à considérer plusieurs cas.

1° Le resserrement atteint seulement la région postérieure du pied sur un quartier ou sur les deux également.

C'est un des cas les moins graves, tant à cause du peu de
hauteur et de la verticalité des parties vives de cette
région que par l'efficacité des moyens que l'on peut
mettre en œuvre.

La dilatation mécanique des régions postérieures trouve
ici un des cas les plus rationnels de son application. Son
efficacité est des plus réelles. Si le resserrement est unilatéral, on agit seulement avec l'étau dilatateur du côté où
il se présente.

2° Le resserrement est limité, mais il s'est produit dans
les régions antérieures, vers les mamelles par exemple,
comme la chose est assez fréquente. Ici le cas est des plus
graves.

L'étau dilatateur ne peut pas agir jusque dans ces régions. On conseille généralement les rainures à la paroi,
vis-à-vis la partie res-
serrée : deux ou trois
rainures verticales,
une à chaque extré-
mité, vers les limites
du resserrement, l'au-
tre au milieu (fig. 165).

Nous pratiquons, en
outre, une rainure
transversale, immédia-
tement au-dessous de
la région renflée du
bourrelet. Cette rai-

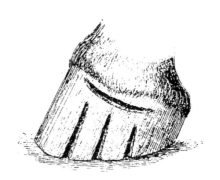

Fig. 165

nure est destinée à rompre la mauvaise direction im-
primée aux fibres de la corne.

Sans trop escompter son succès, ce procédé doit être

mis en œuvre dès le premier abord. Il faut avoir soin d'étendre suffisamment la rainure transversale, de manière à déborder la tare déviatrice ; il faut aussi attaquer toute l'épaisseur de la paroi jusqu'à la corne blanche qui recouvre immédiatement les feuillets du pied. Cela fait, on traite la forme soit par les fondants, soit par les pointes de feu.

3° La couronne est cerclée et le resserrement du pied s'est produit sur tout son pourtour inférieur. Le cas est encore plus grave ; il indique un état déjà ancien et arrivé à une période où il est à peu près incurable. Les rainures verticales tout autour de la paroi et les cautérisations de la couronne sont les seuls moyens à conseiller.

Il va sans dire que, dans ces divers cas, les cataplasmes émollients, les pédiluves et l'emploi judicieux de l'onguent de pied, sont des adjuvants qu'il ne faut pas négliger : ils ramollissent la corne, calment la douleur et sont, quelquefois, l'agent améliorateur le plus efficace. Le pâturage dans un pré humide, les pieds déferrés, les remplace avantageusement.

Dans le cas où l'on doit avoir recours à la dilatation active du pied, on emploie le fer spécial au procédé dont on fait usage (voir le traitement des pieds encastelés) et, lorsque l'effet voulu a été obtenu, on maintient la dilatation, soit en continuant la même ferrure, soit en alternant avec la ferrure à planche.

Le fer à planche est avantageusement employé, même quand la tare se trouve trop en avant pour qu'elle puisse être influencée par l'élargissement des quartiers. Ce fer, en assurant les fonctions du coussinet plantaire, active la nutrition dans les diverses parties du pied et favorise l'action du traitement local.

Les *fers à pantoufle*, à *ajusture renversée*, etc., ne sont pas à recommander, car ils sont d'une application difficile et ne procurent ni la sûreté d'effet de l'étau dilatateur, ni l'action profonde du fer à planche.

## PIEDS PINÇARDS

On confond quelquefois le *pied pinçard* avec le *pied rampin*. Nous faisons une distinction profonde entre ces deux défectuosités qui diffèrent essentiellement par leur nature. Le pied rampin, ou trop droit, est dû à un vice d'aplomb congénital ; le pied pinçard est, au contraire, un effet secondaire de l'usure ou d'une altération accidentelle du tendon fléchisseur du pied.

A la suite d'exostoses ou d'accidents douloureux de la région plantaire, amenant une irradiation inflammatoire et l'impossibilité de l'appui sur pied pendant un temps assez long, il peut survenir des ankyloses partielles, des scléroses et des rétractions ligamenteuses dont le résultat est d'empêcher le pied de reprendre son assiette naturelle. Après des distensions multiples et répétées des tendons fléchisseurs, plus fréquemment du tendon perforant, il arrive que celui-ci subit une rétraction sous l'influence du travail inflammatoire; son extrémité supérieure étant fixe, l'extrémité inférieure se retire et entraine le pied qui s'infléchit. On voit alors le cheval, plus ou moins *bouleté*, s'appuyer par la pince tandis que les talons restent en l'air.

La forme du pied presque normale et les talons qui n'arrivent pas à l'appui, sont les caractères qui distinguent à première vue le pied pinçard du pied rampin. On a affaire ici, non à un vice d'aplomb proprement dit, mais bien à une affection inflammatoire dont l'action s'étend indirectement sur le pied.

Les conséquences de cet état de choses se traduisent par des tiraillements constants sur les parties lésées, dont l'inflammation plus ou moins chronique se trouve ainsi constamment ravivée, et qui, par suite, subissent une rétraction de plus en plus marquée.

D'un autre côté, les surfaces articulaires se créent des rapports nouveaux qui se confirment de plus en plus, jusqu'à devenir un obstacle insurmontable quand on veut faire récupérer au pied son assiette normale.

Les thérapeutistes qui envisagent cette affection dans sa cause même emploient, pour la combattre, tantôt les résolutifs, tantôt la cautérisation actuelle, tantôt, même, la section du tendon rétracté, opération par laquelle on obtient du premier coup le redressement complet du pied.

Le rôle du maréchal, quoique plus modeste, n'en est pas moins important. Au début de l'affection, il contribue à la guérison en fournissant aux talons un appui artificiel à l'aide de crampons qu'il lève à l'extrémité des branches de fer. La hauteur de ces crampons doit être en rapport avec le soulèvement des talons au-dessus du sol. Les régions postérieures trouvant un point d'appui, les tendons et les ligaments ne subissent plus ce tiraillement permanent qui rend tout traitement inefficace et qui, à la fin, devient même à son tour cause de rétraction.

Dans la ferrure du pied pinçard, la pince est abattue le plus possible, tandis que les talons sont laissés avec toute

leur hauteur. Cela fait, le maréchal juge à vue la hauteur
à donner aux crampons du fer. Ceux-ci doivent être assez
forts, principalement à l'angle d'inflexion, pour resister
aux efforts et aux chocs violents qu'ils auront à subir.
Les crampons ne doivent pas être levés à angle droit.
Ils doivent faire un angle aigu tel que, le fer s'appuyant
sur une surface plane par la
pince et l'extrémité des
crampons, ceux-ci aient une
direction verticale ou même
inclinée dans le sens des talons (*fig.* 166).

Le fer à crampons doit
toujours être plutôt court
que long, car, pour le même
effet, les crampons auront
besoin d'être d'autant moins
hauts qu'ils seront reportés
plus en avant.

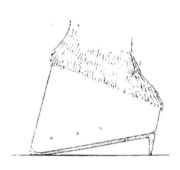

Fig. 166

Ferrure de pied pinçard

Ces fers à crampons trouvent surtout leur application
dans les pieds de derrière, ceux-ci étant bien plus
fréquemment pinçards que les pieds de devant. La
rétraction des tendons fléchisseurs des pieds de devant
amène généralement la *bouleture*, sans modifier l'assiette
du pied.

Dans le cas de rupture des tendons, le boulet, n'étant
plus soutenu par la soupente que lui formaient les fléchisseurs, s'incline jusqu'à la limite d'élasticité du tendon
suspenseur du boulet, c'est-à-dire jusqu'à l'horizontalité
du paturon, et quelquefois même au delà. Dans un cas
semblable, survenu accidentellement, nous eûmes recours,

avec plein succès, à un fer particulier pour soutenir le
boulet et permettre la soudure des abouts tendineux.

Les branches de ce fer se prolongeaient et se rele-
vaient immédiatement après les talons jusque vers le
haut du paturon normalement incliné. Là, elles s'incur-
vaient latéralement pour se rejoindre et se souder en
formant une espèce de siège (*fig.* 167 et 168). Un cous-

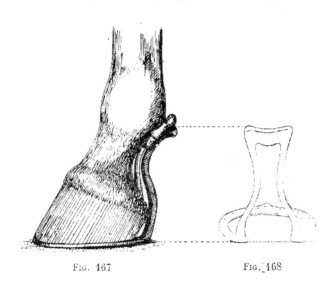

Fig. 167                    Fig. 168

sinet placé sur ce siège servit d'intermédiaire entre le
métal de l'appareil et le boulet qu'il soutenait. Grâce à
cette disposition du fer, le boulet, qui s'infléchissait
jusque près de terre, fut maintenu dans sa position
normale, ce qui permit une guérison parfaite et assez
rapide de la lésion tendineuse. Depuis, nous avons eu
l'occasion d'appliquer ce fer dans deux cas de ténotomie
plantaire, dont l'un s'était accidentellement étendu aux

deux tendons fléchisseurs. Les résultats ont toujours été conformes à nos espérances.

Avec cet appareil, et sans changer de fer, on peut faire varier la position du boulet, en augmentant ou en diminuant l'épaisseur du coussin. Même dans le cas de bouleture, quand, après la section tendineuse, le boulet a une tendance à se reporter en avant plutôt qu'à s'infléchir en arrière, on peut l'attirer et le maintenir dans une position voulue à l'aide d'un simple ruban de fil ou d'une courroie à boucle passant en avant du boulet et sous les branches de l'appareil.

Ce système de fer nous a paru simple et pratique, car il peut être exécuté assez rapidement par tous les maréchaux. Il est certainement supérieur à tous les appareils à longue tige, articulés ou non articulés, que nous n'avons jamais vu utiliser, quoiqu'ils soient préconisés et représentés dans quelques traités de chirurgie. Un de ces grands appareils, entre autres, n'a jamais dû sortir de la phase théorique, car, à l'examen seul de la figure qui le représente, on peut juger qu'il est absolument inapplicable [1].

Le fer *florentin* ou à *pince prolongée* pouvait être employé avec un semblant de raison quand on croyait que le bras de levier de la résistance s'étendait depuis le centre de l'articulation du boulet jusqu'à la pince.

Il paraissait évident qu'en prolongeant cette région on devait obliger le boulet à s'affaisser après la section des tendons fléchisseurs, si, toutefois, dans son redressement, le paturon n'avait pas encore atteint la direction verticale.

----

[1] Voir *Précis de Chirurgie vétérinaire,* par Peuch et Toussaint.

Mais nous avons démontré que ce bras de levier doit être réduit au paturon lui-même et que, par conséquent, le plus ou le moins de longueur de la pince ne peut avoir aucune influence sur les boulets. Le *fer à la florentine* n'a donc pas sa raison d'être, quand il s'agit de contribuer à l'action de la ténotomie plantaire.

## PIEDS ECZÉMATEUX

Parmi les affections inflammatoires du pied, se manifestant par des déformations ou des altérations plus ou moins profondes de la boîte cornée, la *crapaudine*, la *fourchette échauffée* et le *crapaud* méritent une étude un peu à part, comme résultant soit d'une évolution microbienne, soit d'une diathèse spéciale.

L'apparente spontanéité de ces affections, leur siège, les lésions qu'elles déterminent, leur récidive fréquente et, quelquefois, leur incurabilité, les placent dans la catégorie de ces dermatoses, de nature inconnue, qui constituent la *diathèse herpétique*.

Les trois affections du pied des équidés, ci-dessus dénommées, semblent plus particulièrement appartenir au genre d'affections cutanées désignées sous le nom générique d'*eczéma*. De même que chez l'homme, l'eczéma sur le cheval se présente sous des formes très variées. Dans la région pédieuse, par exemple, on peut le distinguer sous trois types bien caractérisés : la forme sèche (eczéma squameux), dans la *crapaudine* ; la forme vésiculo-tubéreuse, dans les *eaux-aux-jambes*, et la forme humide dans la *fourchette échauffée*, la *fourchette pourrie* et le *crapaud*.

L'origine diathésique et la parenté de ces affections semblent résulter de ce qu'elles ne sont pas contagieuses, que rien ne prouve, jusqu'ici, qu'elles soient dues à une évolution parasitaire, que leur caractère héréditaire est assez généralement reconnu. D'ailleurs, la facilité avec laquelle les animaux, atteints par une de ces affections, sont sujets à acquérir les autres, corrobore cette hypothèse.

**Crapaudine.** — La crapaudine, encore appelée *mal d'âne*, à cause sans doute de sa fréquence plus grande sur les animaux de cette espèce, et, plus récemment, *psoriasis de la couronne*, est le résultat d'une inflammation spéciale du corps papillaire du bourrelet périoplique des solipèdes. Cette affection se limite, généralement, à la couronne vis-à-vis la pince et les mamelles ; quand elle s'étend vers les quartiers, elle ne s'y présente, le plus souvent, qu'avec les caractères de la phase de début.

Le bourrelet périoplique est constitué par un simple épaississement de la couche papillaire de la peau avec laquelle il se continue par toutes ses parties (*fig.* 143 et 144). Par son agencement, le corps papillaire semble présider à une évolution plus active du corps muqueux de Malpighi qui donne naissance à des cellules épidermiques plus abondantes et à exfoliation plus tardive. En effet, la couche cornée acquiert ici une épaisseur plus considérable que dans les autres régions de la peau ; elle s'étend sur l'origine du sabot qu'elle semble protéger comme le périonyx protège la racine de l'ongle.

Sous l'influence de l'inflammation, la couche papillaire de ce bourrelet s'hypertrophie, les espaces interpapillaires se rétrécissent et le relief des papilles s'atténue. Il s'établit une sécrétion épidermique plus régulièrement stratifiée et où les séries tubiformes du périople sont moins nettement délimitées. Ces séries, au lieu de s'incliner dans le sens de la paroi, poussent horizontalement, en formant des ondulations (*fig*. 143). La corne du périople, au lieu de s'étendre en couche mince sur le bord supérieur de la paroi, s'accroît en épaisseur en formant une saillie sur le bord de la couronne.

Le corps muqueux est le siège d'une hyperplasie caractérisée par une prolifération cellulaire abondante et la kératinisation irrégulière des couches cornées. L'exfoliation des couches superficielles, tardive en certain points, laisse ces couches se stratifier en formant des accumulations cornées ; hâtive sur d'autres points, elle désagrège les strates cornées au fur et à mesure qu'elles se forment. De là un ensemble de tubérosités séparées par des sillons qui souvent se complètent et deviennent saignants par suite des mouvements du bord supérieur du sabot et de la peau de la couronne.

L'action inflammatoire ne se borne pas toujours au corps papillaire du bourrelet périoplique, elle s'étend aussi, peu à peu, du côté du bourrelet principal et du côté de la peau de la couronne. On voit alors la corne de la paroi s'épaissir et se fendiller plus ou moins profondément selon que l'affection s'étend plus ou moins sur la largeur du bourrelet. Du côté de la peau, l'inflammation produit une évolution épidermique anormale qui prend l'aspect corné et constitue une sorte de plaque rugueuse s'étendant plus ou moins haut sur la couronne. Cette plaque offre des sillons irréguliers du fond desquels sortent des pinceaux de poils raides qui, dans certains cas, circonscrivent des ilots cornés.

Les mouvements du derme, dans cette région du membre, font élargir les fissures de la corne altérée et entretiennent, avec la boue et les poussières qui s'introduisent jusqu'au vif, une irritation qui donne lieu à une production purulente noirâtre et fétide.

L'ensemble de ces lésions ne se manifeste que dans les régions antérieures de la couronne ; les quartiers n'y participent que par quelques légers fendillements et l'aspect pulvérulent que leur donne la désagrégation de la surface épidermique.

Le *traitement* de la crapaudine, comme celui de toutes les affections eczémateuses, doit être général et local.

Le traitement général doit consister dans un régime antiherpétique. Les arsenicaux sont, de tous les agents recommandés dans ce but, ceux qui se montrent le plus efficaces.

Le traitement local, plus important pour le maréchal, doit avoir pour but la modification des régions souscornées dont l'altération est cause de l'évolution irrégulière de la paroi.

Au début, lorsque le mal se manifeste par une desquamation exagérée et un léger fendillement du périople, il suffit, généralement, de frictionner la couronne et l'origine de la corne avec des substances pyrogénées pures ou mieux incorporées à un excipient, tel que l'axonge ou la vaseline. L'huile de cade et le goudron donnent de très bons résultats. L'onguent de pied, à base de goudron végétal, peut être employé comme préventif et même comme curatif au début.

Plus tard, lorsque le mal s'est invétéré, que la corne épaissie et rugueuse a pris l'aspect d'une « écorce de vieil arbre », et que l'altération s'est étendue au bourrelet principal, il faut râper ou enlever avec l'instrument tranchant toute la carapace cornée pour pouvoir agir directement sur le tissu même du derme. Alors, selon les cas et l'épaississement plus ou moins grand des bourrelets, on cautérise avec un caustique liquide, l'acide azotique par exemple, de manière à provoquer une inflammation substitutive, ou bien on agit avec le goudron ou ses succédanés, comme pour l'affection au début. Dans ce cas, l'acide pyrogallique donne aussi d'excellents résultats.

**Fourchette échauffée, pourrie.** — L'analogie anatomique qui existe entre la *fourchette échauffée*, la *fourchette pourrie* et les diverses formes du crapaud est telle qu'il se pourrait bien qu'elles ne fussent que des manifestations diverses de la même affection. Il est vrai qu'entre la fourchette échauffée, si fréquente et si facilement guérissable, et le crapaud invétéré qui produit des désordres si profonds et qui se guérit si difficilement qu'il a pu être qualifié d'*opprobre de l'art*, il y a une bien grande dissemblance. Mais que d'intermédiaires pour combler la distance qui sépare les extrêmes! Entre la fourchette échauffée et la fourchette pourrie, il n'y a que la distance d'un tempérament plus ou moins lymphatique et de quelques soins donnés à propos. Personne ne réfuterait l'assertion qui ferait de ces deux cas deux degrés de la même affection. Maintenant, entre la fourchette pourrie et certaines formes de crapaud, la distance ne paraît pas énorme. Car tous les vétérinaires savent qu'il y a crapaud et crapaud; si

certains cas sont incurables, rien n'est plus facile que
de venir à bout de certains autres. Le tempérament de
l'animal, son entretien, le genre de travail auquel il est
soumis et aussi la saison entrent pour beaucoup dans la
gravité du crapaud.

Ne voit-on pas, d'ailleurs, entre les diverses manifestations de l'eczéma, chez l'homme, des différences de gravité et d'aspect au moins aussi grandes, non seulement dans
des formes différentes, mais aussi dans la même forme ?

Il se pourrait donc que les processus de la fourchette
pourrie et du crapaud fussent les mêmes, mais que l'action nocive plus ou moins profonde et plus ou moins
durable se trouvât sous l'influence du tempérament plus
ou moins herpétique de l'animal. Quoi qu'il en soit de
l'analogie ou de la similitude de ces affections, nous con-
tinuerons comme pour la crapaudine à les désigner sous
leurs anciens noms de *fourchette échauffée*, *pourrie*, ou de
*crapaud*. Ces noms ne préjugent pas de la nature du mal ;
ils ont ainsi l'avantage de réserver l'avenir.

Le mal désigné sous le nom de *fourchette échauffée*,
*fourchette pourrie*, se définit suffisamment par ces dénominations. Dans le premier cas, la lacune médiane seule
est atteinte. La corne dans cette région a à peu près disparu, les surfaces dénudées sécrètent une sérosité épaisse
et mal odorante.

Dans la fourchette pourrie l'altération s'étend à toute
la fourchette ; la corne est plus ou moins désagrégée et
décollée de sa matrice ; les parties vives sécrètent un
liquide en tout analogue à celui de la fourchette échauffée. La cause déterminante de cette affection paraît souvent dépendre du resserrement des talons. Ce resserre-

ment implique l'atrophie et la compression des branches
de la fourchette. Les faces de la lacune médiane se
touchent, frottent l'une contre l'autre et, avec l'action
des poussières, de la boue et du purin, il s'établit une
irritation qui s'irradie plus ou moins profondément dans
les tissus sous-cornés.

L'examen microscopique de la région altérée montre,
au début, sur une coupe perpendiculaire à la surface, du
côté du tissu velouté, une inflammation se traduisant par
l'hypertrophie des papilles. Les tubes qui en émergent
sont remplis par une substance granuleuse, réfringente,
se colorant fortement par le carmin. La corne naissante
ne paraît pas subir d'altération ; mais, à une certaine distance de la membrane évolutive, on voit les cellules cornées intertubulaires se gonfler et prendre l'aspect de cel-

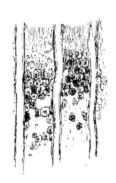

lules embryonnaires. Ces cellules
se désagrègent du côté de la face
libre de la fourchette et constituent la sérosité puriforme qui
envahit la lacune médiane. Les
tubes cornés résistent davantage
à la désagrégation (*fig.* 169). Leur
extrémité libre flotte sous forme
de filaments dans le magma
purulent.

A un degré plus avancé, l'action
désorganisatrice atteint les parties
vives qui réagissent plus forte-
ment. Il se produit alors un décollement plus ou moins
étendu de la corne furcale, et l'on a la *fourchette pourrie*
avec tous ses caractères.

Il sera parlé du traitement de la *fourchette pourrie* à propos de celui du *crapaud*. L'analogie de ces deux affections, de nature probablement eczémateuse, entraîne aussi la similitude des traitements. C'est pourquoi nous remettons au paragraphe suivant la discussion des moyens propres à combattre ces maladies du pied, et, principalement, pour la partie qui intéresse le plus l'art du maréchal.

**Crapaud.** — Le crapaud débute, soit par une éruption vésiculeuse de la peau du paturon, soit par une action désorganisatrice ayant son siège dans la lacune médiane de la fourchette. Dans le premier cas, le mal, en s'étendant, gagne les tissus sous-ongulés qui peuvent se trouver atteints sans que la corne ait été préalablement détruite. Dans le second, au contraire, la fourchette subit, principalement par sa lacune médiane, une désorganisation analogue à celle qui se manifeste dans le cas d'*échauffement*. Mais ce n'est que lorsque le tissu villeux est atteint que le mal, trouvant un terrain favorable, s'irradie plus ou moins rapidement dans la membrane kératogène.

On sait alors ce qui se passe, comment la fonction kératogène est suspendue, comment les tissus sous-cornés sont le siège d'hyperplasies se manifestant par des végétations plus ou moins exubérantes ; comment, enfin, si ces désordres ne sont pas arrêtés, la dermatose s'étend de plus en plus, envahit tout le pied et entraîne la chute du sabot. La couche superficielle du corps muqueux, sous l'influence de l'inflammation, évolue d'une façon désordonnée. Les cellules qui résultent de cette évolution, sans cohésion entre elles, constituent cette sérosité demi-pâteuse et fétide qui recouvre les surfaces envahies.

Rien ici des phénomènes qui caractérisent l'inflammation franche des tissus, comme dans le cas de traumatisme, par exemple ; pas de douleur, ou, du moins, ce
phénomène n'est jamais en rapport avec l'étendue des
lésions ; pas de tendance réparatrice non plus. Au contraire, on constate les principaux phénomènes de la
marche insidieuse des affections eczémateuses, dont la
tendance à progresser et surtout la persistance constituent le principal caractère.

Le traitement de ces affections, que nous venons de
décrire sous les noms de *fourchette échauffée*, *fourchette
pourrie* et *crapaud*, est surtout local et en raison des
désordres produits.

Les cas d'échauffement et de pourriture de la fourchette
cèdent facilement à l'emploi des pyrogénés et des astrin-
gents, après l'enlèvement des parties de corne décollées.

Le *crapaud* se montre plus rebelle à la guérison.

Énumérer tous les moyens et procédés mis en œuvre
contre cette affection serait oiseux et sortirait de notre
cadre. Nous allons simplement établir les grandes lignes
d'un traitement rationnel.

On peut considérer dans le traitement du crapaud trois
phases principales : une phase opératoire, une phase
modificatrice et une phase de réparation.

La phase opératoire, ou de début, comprend l'ablation
de toutes les parties décollées du sabot, ainsi que *le rase-
ment* des végétations charnues. Cette opération est à
recommencer tant que le mal continue son extension.
Quand l'hémorragie résultant de ces ablations est
complètement arrêtée, on procède à l'action modificatrice.

Ici, selon le cas, on emploie les caustiques ou le goudron ; souvent on combine les deux choses. Le traitement aux pyrogénés doit constituer le fond des pansements de la phase de réparation.

Les résultats remarquables obtenus par H. Bouley, dans le traitement du crapaud, par le seul emploi du goudron, ont justement remis en honneur ce procédé qui avait été décrit par Bracy Clark.

Au traitement local on doit joindre un traitement général par les arsenicaux. H. Bouley et un grand nombre d'autres praticiens préconisent cette manière de faire et en certifient les bons résultats.

Ce mode de traitement, qui s'est généralement montré le plus efficace, constitue un argument en faveur de la nature eczémateuse du crapaud.

On sait, en effet, que le goudron ou l'huile de cade, employés localement, et les arsenicaux administrés à l'intérieur, constituent le traitement classique des affections eczémateuses.

Ajoutons, en partant de ces données, qu'il serait rationnel d'essayer l'acide pyrogallique, comme modificateur, avec des pansements imperméables obtenus, par exemple, à l'aide d'un appareil en gutta-percha et de bandes de caoutchouc qui entoureraient le pied et le paturon. On obtiendrait ainsi le bain permanent de vapeur, fourni par la perspiration cutanée dont l'action se montre si efficace en médecine humaine.

La ferrure a, quelquefois, un rôle assez important dans le traitement de ces affections du pied. Elle sert surtout au maintien des pansements. C'est ainsi que le maréchal peut contribuer aux bons résultats de la médication.

La *fourchette échauffée* ou *pourrie* nécessite rarement un fer spécial. Si l'on doit appliquer un pansement, une simple plaque métallique, de 4 ou 5 centimètres de largeur, introduite entre les branches du fer et les talons, suffit, généralement, pour le maintenir. Au besoin, toujours sans déferrer le cheval, on peut remplacer la plaque par deux *éclisses* et une *traverse*.

Pour le crapaud, le maréchal a à considérer deux cas : ou le mal est trop étendu pour permettre le travail de l'animal, ou bien le travail n'est pas interrompu dans l'intervalle des pansements.

Dans le premier cas, on applique sur le pied convenablement paré un fer mince, léger, à quatre étampures, pouvant être facilement enlevé. Ce fer est couvert, en raison des décollements existants et à prévoir, de manière à ce qu'il gêne le moins possible l'opérateur dans le cas où il voudrait agir sans déferrer le pied. Le pansement est ici maintenu par des éclisses.

Dans le second cas, l'animal continuant à travailler, le fer doit être suffisamment résistant et solidement attaché. La sole est protégée à l'aide d'une plaque qui s'adapte au fer.

On a proposé, à cet effet, plusieurs genres de plaques. Dans le procédé le plus simple, la plaque métallique est placée entre le fer et le pied et maintenue par les clous mêmes qui assurent la ferrure. Ce moyen a l'inconvénient d'exiger l'enlèvement du fer à chaque renouvellement du pansement. C'est pour obvier à ce désagrément que l'on a imaginé un autre genre de plaque dans le fer dit *à coulisse* (*fig.* 170). Ce fer, qui a été décrit par Bourgelat, présente sur son bord interne une rainure dans laquelle peut glisser une plaque métallique. On comprend facilement

le mécanisme de ce système qui permet de renouveler
indéfiniment les pansements sans déferrer le pied. Mais
il a l'inconvénient de déplacer le pansement qui est plus
ou moins entraîné par la plaque au moment où elle glisse
dans la rainure. Ensuite, il est d'exécution difficile et, par
conséquent, dispendieux.

Le fer à plaque de Gohier est certainement préférable
à ceux-ci. Dans ce fer, la plaque déborde la rive interne
en s'étalant légèrement sur sa face inférieure, mais sans obs-

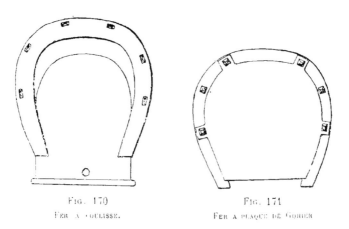

FIG. 170            FIG. 171
FER A COULISSE.      FER A PLAQUE DE GOHIER

truer les étampures ; seulement, quatre prolongements, correspondant à quatre étampures équidistantes, s'étendent
jusqu'à la rive externe (*fig.* 171). Ces prolongements sont
percés d'un trou correspondant avec l'étampure qui est en
dessous, de façon à permettre le passage d'un clou à tête
plate qui maintient en même temps la plaque et le fer.
Quand on veut refaire le pansement, il suffit de dériver
et d'enlever ces quatre clous pour soulever la plaque. Les
autres clous, restant fixes, suffisent pour maintenir le fer

et assurer sa solidité. Il est nécessaire que les têtes de ces autres clous débordent suffisamment la face inférieure du fer pour protéger la plaque contre l'usure. Des crampons en éponges concourent aussi efficacement à ce but.

Tout récemment, deux vétérinaires militaires ont présenté, à peu près en même temps, à la Société centrale de Médecine vétérinaire, soit à leur nom, soit au nom de leurs inventeurs, deux nouveaux systèmes de plaques pour pansements du pied du cheval.

L'appareil du premier-maître-maréchal Fontaine, perfectionné par le vétérinaire en premier Comény, consiste en une plaque en tôle, tracée sur la rive interne du fer, mais découpée un ou deux millimètres plus étroite, pour qu'elle puisse entrer librement dans son intérieur. Cette plaque (*fig.* 173) présente, en avant, un léger prolongement destiné à s'engager sous la voûte du fer. Au niveau de l'éponge externe est un autre appendice, assez long pour recouvrir cette éponge et assez large pour qu'on puisse y percer une étampure. Cette plaque est, en outre, percée d'un trou rond sur son milieu et près de son bord postérieur, de manière à ce qu'il soit recouvert par la traverse destinée à la maintenir.

Le fer est, lui-même, percé à chaque éponge d'une étampure d'attente ; celle de l'éponge interne sert à fixer à demeure une extrémité de la traverse dont l'extrémité opposée est percée d'un trou correspondant à celui de l'éponge externe (*fig.* 172).

Le pansement étant fait, on place la plaque en faisant glisser le prolongement antérieur sous le fer, jusqu'à ce que le trou de son appendice latéral vienne correspondre exactement avec celui de l'éponge externe. On rabat alors

la traverse sur la plaque, et du même clou on fixe plaque
et traverse à l'éponge du fer.

Pour lever le pansement, on ôte le clou de l'éponge
externe, on fait pivoter la traverse et on retire la plaque,

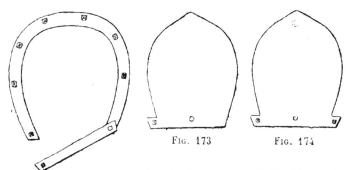

FIG. 173          FIG. 174

FIG. 172

s'il est nécessaire, à l'aide d'un poinçon dont le bout est passé dans le
trou du milieu. Quand le panse-
ment ne doit pas être compressif, on peut supprimer la
traverse. On ménage à la plaque
un prolongement correspondant à
chaque éponge du fer et on la fixe
tout simplement à l'aide de deux
caboches (*fig.* 174).

Le premier-maître-maréchal Ma-
non, du 13e chasseurs, a fait présenter
un système analogue à celui qui vient
d'être décrit, mais dans lequel il a in-
génieusement mis à profit les trous ta-

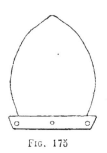

FIG. 175

raudés des éponges, aujourd'hui réglementaires dans tous
les fers de l'armée pour le placement des crampons à vis.

La plaque (*fig.* 175) est exactement semblable à celle

du maréchal-des-logis Fontaine, sauf qu'elle se fixe à la traverse par un rivet. La traverse est percée à ses extrémités de deux trous ronds correspondant exactement aux trous taraudés des éponges du fer. Ces trous sont assez grands pour donner passage à la partie filetée des crampons qui servent à fixer la traverse avec la plaque sur le fer (*fig.*176). Les crampons, en outre, protègent efficacement tout l'appareil. Ce système paraît être très pratique pour l'armée, grâce à la grande simplicité qu'il acquiert par le fait de la mise en œuvre de moyens tout préparés.

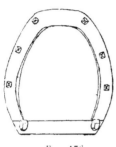

Fig. 176

En dehors de ces procédés, pour ainsi dire classiques, il peut survenir des cas imprévus qui nécessitent un arrangement spécial, soit dans le fer lui-même, soit dans ses appendices. Le praticien seul en est juge. Il fait exécuter la ferrure qui lui convient, en s'inspirant des principes rationnels dont nous avons essayé d'exposer les principaux motifs.

# FERRURE ORTHOPÉDIQUE

## GÉNÉRALITÉS PRÉLIMINAIRES

L'*orthopédie*, du grec *orthos*, droit, et *païdos*, enfant, est, selon Malgaigne, « cette branche de la chirurgie qui a pour but de rendre aux articulations déviées leurs formes et leurs fonctions, et aux leviers osseux leur direction naturelle » (*Leçons sur l'Orthopédie*).

D'après l'origine du mot, l'orthopédie s'adresserait donc exclusivement à l'enfance.

Cela n'est pas tout à fait exact chez l'homme.

Chez les solipèdes, au contraire, à part quelques rares cas de ténotomie ayant pour but le rétablissement de l'aplomb d'un membre, c'est surtout sur le poulain que doit s'exercer l'orthopédie. Cette science est pour une bonne part du ressort de la maréchalerie.

Au moment de la naissance les poulains sont en général d'aspect peu gracieux. L'étroitesse de la poitrine, la longueur des rayons inférieurs des membres par rapport aux rayons supérieurs et le manque d'uniformité dans la tonalité des muscles leur donnent une apparence de malformation à laquelle cependant ne se laissent point tromper les éleveurs. Peu de jours après la naissance, les rayons se redressent et les formes deviennent plus harmonieuses.

C'est entre le deuxième et le sixième mois que se manifestent généralement les déviations d'aplomb qui doivent avoir une influence sur la valeur définitive de l'animal.

Ces déviations peuvent presque toujours être reportées soit à un manque d'équilibre entre muscles antagonistes, soit à une action mécanique conséquente à l'usure anormale du sabot.

Ainsi, les défauts d'aplomb, qui se remarquent dès les premiers mois, sont surtout dus à la première de ces causes : ils sont plus spécialement de nature congénitale. Ici, l'origine doit en être recherchée dans la *contracture* de certains muscles ou dans la *parésie* des antagonistes.

Si on se reporte, par analogie, aux cas similaires de malformation qui se constatent chez l'homme, il est évident que les membres *panards* ou *cagneux*, de nature congénitale, sont produits par un défaut de proportion dans la tonalité des muscles abducteurs ou adducteurs du bras ou de la cuisse.

La ferrure ou la simple section de la face inférieure du pied, selon une direction déterminée, peut produire par les mouvements de l'animal les effets d'une gymnastique raisonnée ayant une action efficace sur les muscles déviateurs. Cependant, les déviations idiopathiques resteront surtout du domaine de la chirurgie de l'avenir. Ici la maréchalerie ne peut guère dépasser le simple rôle d'adjuvant.

Il n'en est pas de même pour les déviations produites

par l'usure irrégulière du sabot : on peut y remédier par la production d'une action contraire.

Ces cas rentrent dans le cadre de la maréchalerie.

Un troisième mode de production des défectuosités d'aplomb, peut-être le plus fréquent, est de nature mixte. L'altération fonctionnelle des muscles en est la cause initiale ; mais lorsque, par suite de la croissance et d'une hygiène appropriée, les muscles sont rentrés dans leurs conditions normales, le mal persiste par le fait des rapports acquis et surtout par suite de l'usure anormale du pied.

Ici encore l'action intelligente du maréchal peut seule faire pencher la balance dans le sens de la bonne conformation.

On a trop laissé, jusqu'à ce jour, les pieds des jeunes élèves croître et s'user dans n'importe quelle direction, sans s'inquiéter de l'influence funeste que pouvait avoir ce manque de soin sur les aplombs des membres. Il est temps de réagir et de montrer aux éleveurs soucieux de leurs intérêts les moyens de conjurer un des principaux aléas de leur industrie.

## DÉFECTUOSITÉS D'APLOMB DES MEMBRES

L'*aplomb* des membres et l'*aplomb* du pied ne sont pas choses tout à fait semblables. Nous avons vu ce qu'on devait entendre par aplomb du pied.

En hippologie, on dit qu'un membre est d'*aplomb* quand tous ses rayons ont une bonne direction. L'animal a de *mauvais aplombs* quand ses membres n'ont pas

la verticalité reconnue nécessaire à leur bon fonctionnement.

Les aplombs du cheval se jugent en se plaçant de
*face, par derrière* et *par côté.*

**Vus de face,** les membres de devant doivent être verticaux, par conséquent parallèles. Une ligne verticale,
partant du milieu de l'avant-bras, doit partager la face
antérieure du membre en deux parties égales (*fig.* 177).

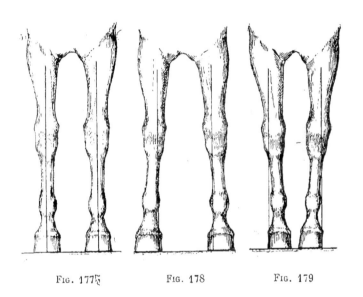

Fig. 177     Fig. 178     Fig. 179

Si les membres dans leur ensemble s'écartent par le
bas, en dehors de cette ligne, le cheval est dit *ouvert du
devant* (*fig.* 178). Il est dit, au contraire, *serré du devant*
si les membres se rapprochent en dedans (*fig.* 179).

Ces défauts peuvent aussi se présenter aux membres postérieurs.

**Vus par derrière,** ces derniers doivent être dirigés selon une verticale qui passerait par le milieu de la pointe du jarret. Selon qu'ils sont en dehors ou en dedans de cette ligne, le cheval est également dit *ouvert* ou *serré du derrière*.

Tout en conservant leur verticalité, les membres peuvent être tournés en dehors ou en dedans. Dans le

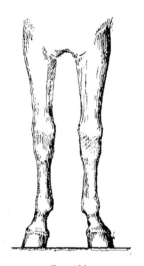 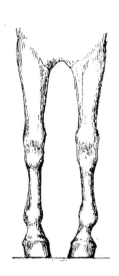

Fig. 180                    Fig. 181

premier cas, la ligne verticale et médiane du membre tombe en dedans par rapport à la pince du pied. Le cheval est alors *panard* (*fig.* 180). Il peut être *panard de devant*, *panard de derrière* et *panard des quatre membres*. Quand les membres sont tournés en dedans, les pinces se rapprochant au lieu de s'écarter, l'animal est dit *cagneux* (*fig.* 181). Le cheval peut être *cagneux de devant;* il l'est rarement de derrière.

Le défaut de panard peut s'étendre à tout le membre de devant ou seulement à partir du genou. Dans ce cas, le genou rentre plus ou moins en dedans, ce qui lui a fait donner le nom de *genou de bœuf*. Le cheval panard de tout le membre de devant a les coudes *rentrés dans la poitrine :* quand il est panard de derrière, il a les *jarrets clos*. Il est à remarquer que tous les chevaux sont un peu panards de derrière, au moins à partir des boulets. Mais ce fait ne doit pas être considéré comme un défaut s'il ne dépasse pas certaines limites.

L'écartement des membres de devant doit être le même que celui des membres de derrière. Le cheval, dans de bonnes conditions d'aplomb, a sa base de support représentée par un parallélogramme.

**Vus par** côté, les membres de devant doivent, dans leur ensemble, avoir une direction verticale (*fig.* 182). S'ils se portent en avant, le cheval est dit *campé du devant;* si, au contraire, ils restent en arrière, le cheval est *sous lui du devant.*

Il en est de même pour les membres postérieurs, et le cheval peut également être *campé du derrière* ou *sous lui du derrière.*

Si maintenant on considère une ligne verticale du milieu de l'avant-bras jusqu'au sol, cette ligne doit partager également le genou, le canon et le boulet.

Le genou faisant saillie en avant de cette ligne est dit *arqué,* si le défaut est dû à l'usure, et *brassicourt* si c'est de naissance (*fig.* 183).

Si, au contraire, il se porte en arrière de la ligne, il est dit *creux effacé, renvoyé* (*fig.* 184).

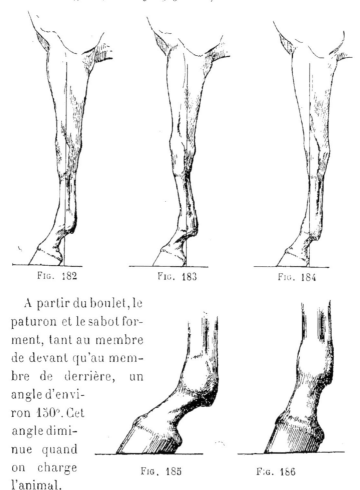

FIG. 182          FIG. 183          FIG. 184

A partir du boulet, le paturon et le sabot forment, tant au membre de devant qu'au membre de derrière, un angle d'environ 150°. Cet angle diminue quand on charge l'animal.

FIG. 185          FIG. 186

Quand le paturon est trop incliné par rapport à cette mesure moyenne, le cheval est dit *bas-jointé* (*fig.* 185);

quand il est trop droit, le cheval est dit *droit-jointé* (*fig.* 186). Ces expressions, dues à l'inclinaison du paturon, ont pour correspondantes les expressions *long-jointé* et *court-jointé* (*fig.* 187, 188), employées selon que le paturon est trop long ou trop court.

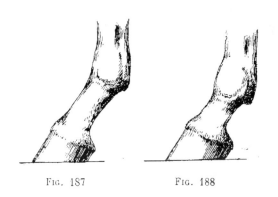

FIG. 187            FIG. 188

On a vu, à propos des conditions mécaniques de la région digitée, quelles étaient les conséquences de ces défauts.

## DÉFECTUOSITÉS D'ALLURE

Chez le cheval bien conformé, les axes articulaires des membres sont à peu près horizontaux et perpendiculaires au grand axe du corps. Cela implique des mouvements selon des plans verticaux et parallèles. Dans ces conditions, le cheval *marche en ligne*. Vu au passage, dit Goyau, le cheval présente dans ses mouvements un accord parfait.

Les chevaux dont les aplombs sont défectueux ne marchent pas en ligne. Leurs allures sont plus ou moins irrégulières.

Nous allons passer sommairement en revue les principales irrégularités d'allure, en indiquant quelles en sont les conséquences.

**Se bercer.** — Le cheval *se berce* quand, dans les allures, principalement celle du trot, il se produit un balancement latéral. Les chevaux peuvent se bercer du devant ou du derrière. Ce dernier cas est le plus fréquent. *Se bercer* est disgracieux et alourdit l'allure.

Le chevaux *ouverts du devant* ou *du derrière* se bercent par suite du déplacement latéral beaucoup plus grand du centre de gravité.

Les gros chevaux de trait, à croupe très large, se bercent plus ou moins ; mais, comme ici l'écartement des membres est une des conditions de la puissance des couches musculaires, cela ne doit pas être considéré comme un défaut.

**Se couper.** — Le défaut de *se couper* est commun à plusieurs défectuosités d'aplomb. Il se produit quand, dans les allures, un membre à l'appui est touché plus ou moins fortement par le pied du membre opposé en mouvement.

Les chevaux *serrés du devant* et *du derrière* y sont plus particulièrement exposés. L'étroitesse de la poitrine et des hanches prédispose à ce défaut en rapprochant les membres.

Le chevaux *panards* se coupent fréquemment.

Le cheval se coupe plus souvent aux membres de derrière qu'à ceux de devant. Cela provient de ce que les membres de derrière sont presque toujours un peu panards à partir du boulet. Les surfaces de cette articulation étant légèrement hélicoïdales, le pied, dans le mouvement de la flexion à l'extension, décrit une courbe convexe en dedans.

Les chevaux peuvent se couper par cause de faiblesse due soit au manque d'énergie, soit à la fatigue. Ainsi les chevaux jeunes, en dressage, se coupent plus fréquemment que les chevaux faits. Tel animal qui ne se coupe pas au début d'une longue course se coupera vers la fin.

Une mauvaise ferrure peut être la cause qu'un cheval se coupe accidentellement.

Le pied trop paré du côté interne fait au moment de l'appui reporter en dedans le boulet correspondant, plus près, par conséquent, de la trajectoire du pied opposé. Un fer qui déborde trop en dedans rend cet accident plus grave et plus fréquent.

Les chevaux se coupent le plus souvent aux boulets, quelquefois cependant à la face interne du genou et à la couronne.

On dit que le cheval *se touche, s'atteint, se coupe* ou *s'entretaille*, selon la gravité de la lésion.

Il *se touche* quand le poil seul est usé par le frottement du pied opposé ; il *s'atteint* quand la peau est simplement excoriée ; il *se coupe* quand la lésion est plus profonde, et *s'entretaille* quand le choc a lieu alternativement de chaque côté.

On dit aussi que le cheval *s'attrape* quand les coups portent tantôt dans un endroit, tantôt dans un autre.

**Se croiser.** — On dit que le cheval se croise quand les membres, au lieu de se mouvoir parallèlement au grand

axe du corps, décrivent par leur extrémité une courbe qui,
au moment de l'appui, les rapproche de la ligne médiane
(*fig.* 189). Dans ce mouvement, les membres sont exposés
à s'atteindre et l'animal peut s'abattre. Les chevaux qui se
croisent se coupent fréquemment.

**Panard en marche.** — Par suite de la déviation des axes
articulaires, les membres panards n'oscillent pas selon
un plan vertical. Le pied décrit une courbe de dedans en dehors. A chaque mouvement de progression, l'extrémité des
membres est projetée
en dehors; cela déter-
mine de la fatigue inu-
tile et donne un aspect
disgracieux à l'allure.

Les chevaux panards
se coupent et s'entre-
taillent fréquemment.

Quelquefois, ils s'at-
teignent à la face in-
terne du genou.

Ce fait s'explique très
bien par le simple tracé
de la marche du che-
val panard (*fig.* 190).

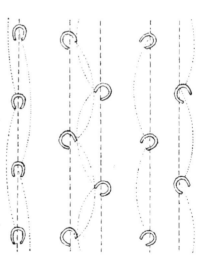

Fig. 189     Fig. 190     Fig. 191

**Cagneux en marche.**
— Tout cheval cagneux des membres, dit Goyau, est
cagneux en marche. La cagnardise du devant est caractérisée par la projection du pied en dehors de la ligne
d'aplomb lors de la flexion du membre (*fig.* 191).

Le cheval cagneux *billarde*, c'est-à-dire que, dans son oscillation, le pied décrit une courbe à convexité externe. L'animal projette, comme le cheval panard, ses membres en dehors, mais d'une manière toute particulière qui donne à son allure un caractère spécial.

Comme le fait justement remarquer Goyau, contrairement aux idées reçues, le cheval cagneux ne se coupe pas.

**Raser le tapis.** — On dit que le cheval *rase le tapis* quand, dans l'allure, les pieds s'élèvent peu au-dessus du sol. Cela a l'avantage de gagner du temps, de favoriser la vitesse et d'employer utilement tout l'effort produit. Mais, en revanche, le cheval qui rase le tapis est plus exposé à *buller* et à s'abattre.

**Harper.** — Le *harper* consiste en une flexion brusque du jarret, au moment où l'animal se met en action. Ce mouvement se manifeste surtout quand le cheval sort de l'écurie, au moment du départ après un repos prolongé. Il s'atténue bientôt et disparaît même, quelquefois, quand l'animal est échauffé. La ferrure n'est pour rien dans la production de ce défaut et ne peut rien pour son atténuation.

**Forger.** — Le cheval *forge* quand, dans les allures, principalement dans l'allure du trot, il vient frapper le fer de devant avec la pince du fer de derrière. De ce choc résulte un bruit particulier qui caractérise l'action de forger. Ce bruit est surtout désagréable par sa répétition.

Dans le trot, chaque pied de derrière vient couvrir

l'empreinte du pied correspondant de devant. Il faut donc que le pied de devant soit au *lever* lorsque le pied de derrière arrive au *poser*.

Le choc se produit quand, par une cause quelconque, il y a retard dans le mouvement du membre antérieur.

Les chevaux faibles, mous, fatigués, sous eux du devant, à rein malade ou trop faible pour transmettre l'impulsion, sont prédisposés à forger. Il en est de même des chevaux trop courts, de ceux dont la longueur de la jambe et la coudure du jarret font porter le pied de derrière au-delà de l'empreinte du pied de devant. Tels sont les chevaux sous eux du derrière. En général, tous les chevaux forgent quand, mal montés ou mal conduits, on force leur allure sans savoir coordonner leurs mouvements.

Tout cheval peut forger accidentellement. Il n'y a que les chevaux faibles ou mal conformés qui forgent habituellement.

On dit qu'un cheval forge en *éponge*, en *branche* ou en *voûte*, selon qu'il atteint le fer de devant en éponge, au milieu de la branche ou à la voûte. Il frappe soit l'éponge ou la branche interne, soit l'éponge ou la branche externe.

De ces chocs résulte l'usure du fer de derrière dans la région de la pince qui frappe. Ce point peut être juste au centre, vis-à-vis le pinçon, ou plus ou moins vers la mamelle interne. Il se produit aussi une usure caractéristique, soit à l'éponge ou à la partie de la branche frappée, soit à la voûte du fer de devant.

Quelquefois, le pied de derrière vient frapper le pied de devant en retard sur les parties molles des talons. Il se produit alors des blessures plus ou moins graves, appelées *atteintes encornées*.

Les chevaux qui forgent sont exposés à se *déferrer*, à *tomber* et à *boiter* s'il y a atteinte encornée.

## DE L'ACTION DU MARÉCHAL DANS LES DÉFAUTS D'APLOMB ET DANS LEURS CONSÉQUENCES

### CHEVAL OUVERT. — PANARD

**Action curative.** — Le poulain est ouvert du devant ou du derrière par suite de la contracture des abducteurs du membre ou, ce qui est plus probable, par le relâchement des muscles adducteurs.

Il en est de même du sujet panard, seulement chez celui-ci l'effet est produit par l'état anormal des muscles rotateurs en même temps qu'adducteurs ou abducteurs du membre.

Ainsi, par exemple, dans l'hypothèse de la parésie de certains groupes musculaires du membre antérieur, le relâchement du pectoral superficiel amènera l'*ouverture du devant*, tandis que le relâchement plus spécialement confiné dans les muscles sous-scapulaires, principalement dans le grand rond, rendra le membre *panard*.

Il est évident qu'ici l'emploi rationnel de l'électricité, au moins sur les poulains de valeur, à l'instar de ce qui se fait en médecine humaine, pourrait avoir de sérieux avantages.

Nous n'insistons pas, n'ayant pas à empiéter sur la thérapeutique chirurgicale.

Revenons à la maréchalerie. Pour une des raisons ci-dessus, le poulain marche simplement ouvert du devant ou en panard.

Dans les deux cas, le pied est déjeté en dehors. L'appui se faisant surtout par le quartier interne, c'est cette partie du sabot qui s'use le plus vite. Si le jeune animal est abandonné dans les parcours, ce défaut ne fait qu'augmenter.

Ce qui d'abord dans l'usure irrégulière du pied n'était qu'un effet du mauvais aplomb du membre deviendra à son tour une cause d'aggravation.

De là, la nécessité d'intervenir activement sur le pied.

Sitôt qu'on s'aperçoit de la déviation de la surface d'usure du sabot, il faut abattre le quartier externe, de manière à rétablir l'*aplomb du pied*. On doit même laisser prédominer légèrement le quartier interne.

Dans le cas du membre panard, c'est surtout la région postérieure du quartier interne, le talon, qui est le plus rapidement usée. On doit rectifier en conséquence le plan inférieur du pied, mais en laissant plutôt prédominer la corne là où elle éprouve le plus de frottement.

Cette rectification de la face inférieure du pied doit se faire tous les mois chez tous les poulains; mais elle doit être plus fréquente chez ceux dont les membres ont une tendance à dévier de leurs aplombs.

Lorsque, par suite d'une usure trop rapide ou d'une intervention tardive, on ne peut plus rétablir l'aplomb du pied dans des conditions convenables par la simple rectification du sabot, on a recours à la protection des parties faibles. On doit se servir pour cela d'une *branche* de fer, à trois ou quatre étampures, spécialement forgée dans ce but.

Cette branche (*fig.* 192), épaisse seulement de 3 à 4 millimètres en éponge, va en s'amincissant plus ou moins vite
selon l'étendue de la région que l'on veut protéger.

Par ce procédé (*fig.* 193), on arrête l'effet de l'usure
sur le quartier faible et le pied se redresse tout seul.
Ce moyen est même préférable
au rétablissement de l'aplomb
par l'action du rogne-pied,
car le redressement se produit

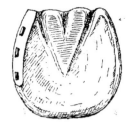

Fig. 192                          Fig. 193

progressivement et avec assez de lenteur pour que
les ligaments articulaires n'aient pas à en souffrir.

Cette action, quoique limitée à l'extrémité du membre,
produit d'excellents résultats. Elle peut cependant ne pas
être suffisante pour combattre efficacement les causes
de la déviation du membre ; mais elle l'empêche toujours de s'aggraver, l'atténue et facilite singulièrement
le retour dans l'ordre, quand ces causes viennent à disparaître.

**Action palliative.** — On a le droit de compter sur l'action
curative des moyens employés pour le redressement d'un
membre tant que les os n'ont pas fait leur croissance, que
les épiphyses ne sont pas encore soudées à la diaphyse.
Mais il n'est plus temps d'agir sur l'animal adulte, les
surfaces articulaires, les ligaments et les tendons muscu-

laires qui entourent les articulations ayant définitivement acquis leur forme. Dans ce cas une intervention trop active pourrait même avoir des conséquences graves pour leur intégrité. Elle pourrait occasionner des tiraillements de ligaments, des exostoses périarticulaires, etc., toutes choses souvent plus graves que la déviation elle-même. Il faut se borner à une action palliative et se rappeler le principe que nous avons émis dans la ferrure normale :

*La coupe de la face inférieure du pied, quelle que soit la direction du membre, doit toujours être horizontale.*

Cependant, dans l'espèce, il est bon de forcer légèrement le quartier interne, principalement le talon, chez le cheval panard. Mais cette pratique n'a du bon qu'à la condition de ne pas être exagérée. Elle contribue à reporter, au moment de l'appui, le boulet du membre un peu en dehors, diminuant ainsi les causes d'atteinte du pied opposé.

Il est à remarquer, en effet, que les chevaux panards se coupent fréquemment. En outre des conditions ci-dessus, il faudra ferrer le pied du cheval panard qui se coupe, comme il sera indiqué dans un chapitre ultérieur traitant de ce défaut.

### CHEVAL SERRÉ. — CAGNEUX

Ces défauts sont diamétralement l'opposé de ceux d'ouvert et de panard, qui viennent d'être traités au point de vue de l'action du maréchal. Ils sont le résultat des mêmes causes, mais s'appliquant aux muscles antagonistes. Les effets sont de même ordre, quoique contraires.

Ici, l'usure du sabot est plus forte en quartier et talon externes.

Les moyens employés par le maréchal contre ces défauts seront aussi de la même nature. Chez le poulain, les pieds cagneux seront redressés dans les mêmes conditions qui viennent d'être déterminées pour les pieds panards ; on les protègera également au besoin avec une branche de fer appliquée sur le quartier externe. Chez le cheval adulte, on appliquera aussi les mêmes principes, mais d'une manière contraire. On pourra laisser le fer garnir en dehors un peu plus largement et plus en avant que dans la ferrure normale. Par contre, il sera tenu très juste en dedans.

Il est à remarquer que les chevaux cagneux ne se coupent pas.

### CHEVAL CAMPÉ — A TALONS BAS — A PIEDS RAMPINS

Le *camper*, les *talons bas, fuyants*, et les *pieds rampins* sont des défauts qui, tout en pouvant être la conséquence les uns des autres, n'impliquent pas une relation nécessaire.

Ainsi, le poulain campé du devant a les talons bas et la pince longue aux pieds correspondants ; celui qui est campé du derrière a généralement la pince courte et les talons hauts, mais il ne s'ensuit pas que tous les pieds de devant à talon bas et que tous les pieds de derrière *rampins* soient la conséquence du *camper* chez les poulains.

Le *camper du devant* est, croyons-nous, peu fréquent chez les jeunes chevaux. Ce défaut est plutôt la consé-quence, soit d'un dressage spécial, soit de l'usure des membres ou d'une maladie des pieds. Chez le poulain il doit être considéré comme étant, le plus souvent, l'effet d'une douleur dans les articulations des membres ou dans les pieds. Mais, que la cause soit la souffrance ou un défaut d'équilibre dans les masses musculaires, l'habitude vicieuse se perpétue par l'usure exagérée des talons par rapport à la pince.

Le *camper du derrière*, chez les poulains, est plus fréquent que le précédent. Il a évidemment pour cause l'action musculaire. Ici, la pince s'use beaucoup plus vite que les talons ; le pied tend à devenir vertical, c'est-à-dire que la section inférieure devient parallèle à la direction de la couronne : il est *rampin*. Ces effets se produisant peu à peu, les surfaces articulaires et les tendons s'adaptent facilement aux nouvelles conditions. Si on n'intervient pas, le défaut reste définitivement acquis.

Les *talons bas et fuyants* sont souvent la conséquence d'un manque de corrélation entre l'action du fléchisseur profond et celle de l'extenseur antérieur des phalanges. On voit, en effet, des poulains s'appuyer sur les talons, la pince du sabot étant plus ou moins en l'air. Ce défaut s'atténue quelquefois avec l'âge ; mais il persiste aussi assez souvent.

Par contre, certains pieds se redressent par suite de l'action prépondérante du fléchisseur profond. Nous avons alors le pied à *talons hauts* ou *rampins*. Ce fait est plus fréquent aux pieds de derrière qu'à ceux de devant, et plus fréquent, surtout, chez l'âne et le mulet.

**Action curative.** — Quelle que soit la cause de ces anomalies, la première chose qui s'impose est le rétablissement du pied dans ses aplombs. Si on prend le cas au début et que la région atteinte par l'usure ne soit pas trop affaiblie, il suffit d'abattre convenablement la région opposée, et cela assez fréquemment pour maintenir le pied dans les conditions normales. Mais si nous avons affaire à un poulain d'un certain âge et que la déviation du pied soit déjà avancée, il est préférable d'avoir recours à la protection de la région trop atteinte. De cette manière, les parties exubérantes étant seules soumises à l'usure, l'aplomb se rétablit naturellement et assez lentement pour que les surfaces articulaires, les ligaments et les tendons, aient le temps de subir les modifications exigées par leurs changements de rapports.

Ces effets sont si puissants qu'il nous a été possible en moins d'un an, sur de jeunes chevaux de trois à quatre ans, non encore soumis au travail, de redresser des pieds rampins presque bots et des pieds plus ou moins déviés latéralement. Les résultats, quoique très appréciables, ont été moins parfaits sur les pieds à talons fuyants. Cependant, même dans ce cas, le succès est aussi certain quand on agit sur des sujets plus jeunes, sur des poulains par exemple.

1° PINCE POUR PIED RAMPIN. — Il faut donc, dans le pied rampin, que la pince soit protégée contre l'usure afin qu'elle puisse récupérer sa hauteur relative. Pour cela, il suffit de lui appliquer un fragment de fer, une *pince*, qui sera maintenue par trois ou quatre clous.

Cette armature, de quelques millimètres d'épaisseur au centre, ira en s'amincissant vers les mamelles (*fig.* 195).

Pour augmenter sa solidité, on lève un pinçon comme dans un fer ordinaire et, si c'est possible, on l'incruste dans la corne du pied. Enfin cette armature est attachée par quatre clous qu'on rive bien solidement. La tête de ces clous doit être assez petite pour qu'elle se noie entièrement dans l'étampure (*fig.* 194).

Si, comme cela arrive assez souvent, le pied rampin est en outre *de travers*, on prolonge plus ou moins

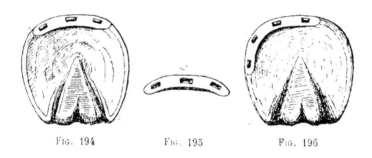

Fig. 194          Fig. 195          Fig. 196

l'extrémité correspondante de la ferrure de pince sur le quartier à protéger (*fig.* 196).

Lorsque les talons sont très forts, on peut les abattre un peu, mais sans jamais aller jusqu'au rétablissement de l'aplomb du pied ; ceci doit se produire graduellement, par suite de l'usure naturelle.

Cette ferrure orthopédique doit être renouvelée au moins tous les mois.

A chaque renouvellement, on doit y apporter les modifications nécessitées par la nouvelle forme que le pied aura prise.

2° DEMI-FER A PLANCHE POUR LES PIEDS A TALONS BAS, FUYANTS. — Ici, les talons s'usent trop vite et quelquefois s'inclinent vers la sole, tandis que la pince prédomine. C'est le pied qui se renverse en arrière. Il faut de toute

nécessité arrêter l'usure de la région postérieure et empêcher l'inclinaison des talons.

A cet effet, le moyen pratique qui nous a le mieux
réussi consiste dans l'application d'un demi-fer à planche,
comprenant la planche et un bout de branche à chaque
extrémité, pour pouvoir la fixer avec deux ou trois clous
de chaque côté *fig.* 197).

La planche, toujours de 3 à 4 millimètres d'épaisseur, a
une largeur de 2 à 3 centimètres, suivant l'inclinaison

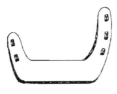
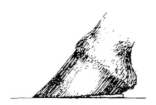

Fig. 197                Fig. 198

des talons. Les petites branches vont en s'amincissant
vers leur extrémité. L'une d'elles peut se prolonger plus
ou moins, s'il faut, par exemple, protéger un des quartiers.

Ce fer est fixé de façon à déborder en arrière les talons
fuyants, mais il ne doit jamais garnir en quartiers.

Le pied trouve ainsi un point d'appui en arrière et un
bras de levier qui vient en aide au fléchisseur profond. La
pince, n'étant pas protégée, s'use par le frottement de
façon à rétablir l'aplomb (*fig.* 198).

En somme, pour le rétablissement des aplombs des
pieds des jeunes équidés, trois sortes de fer ou, plutôt,
trois fragments de fer suffisent contre tous les cas qui

peuvent se présenter : la *branche*, la *pince* et le *demi-fer à planche*.

Les résultats remarquables que l'on obtient par cette méthode sont dus à ce qu'on oppose à l'action déviatrice occulte une action mécanique contraire, permanente et progressive. Et, chose à remarquer, la gymnastique fonctionnelle, si favorable à l'effet de cette action mécanique, est toujours ici en raison de l'intensité de cette action. En effet, l'usure des parties non protégées du pied est dans un rapport constant avec les mouvements de l'animal, c'est-à-dire avec le fonctionnement de ses muscles et de ses articulations.

### BRASSICOURT — BAS JOINTÉ — DROIT JOINTÉ

La ferrure ne peut guère avoir d'influence sur le cheval brassicourt.

Cependant, comme cette défectuosité d'aplomb expose davantage l'animal à tomber sur les genoux, il est bon de lui appliquer un fer relevant assez fortement de la pince. On aura aussi le soin de ne pas laisser déborder la tête des clous afin de diminuer les chances de *butter*.

Il n'est guère possible, non plus, de modifier l'aplomb des chevaux *bas-jointés* et *droits-jointés* ; mais on peut atténuer ce défaut. On sait, comme on l'a vu à propos des *aplombs du pied en station*, qu'abaisser les talons par rapport à la pince c'est faire redresser le paturon ; raccourcir la pince, c'est au contraire l'incliner.

Tout en se gardant d'exagérer l'idée pratique qui découle de ces observations, on doit, dans le cas de membres *bas-jointés*, laisser les talons plutôt *bas* que hauts ; et, dans le cas contraire, paturons *droits-jointés*, il faut laisser les talons plutôt *hauts* que bas.

Par l'application de ce principe aux poulains, on peut améliorer leurs aplombs ou, tout au moins, empêcher l'aggravation du défaut.

### CHEVAL QUI SE COUPE

De l'étude des causes qui font que le cheval *se coupe* découlent souvent les moyens à mettre en œuvre pour y remédier. Ainsi, les chevaux jeunes, faibles, fatigués, se guérissent par le temps, les soins et le repos. Ceux dont le défaut est dû à une mauvaise ferrure se guérissent par l'emploi de procédés de maréchalerie plus rationnels.

Malheureusement, il n'est pas toujours aussi facile de remédier au défaut de se couper, quand il est la conséquence d'un vice d'aplomb des membres, comme chez le cheval panard, serré, ou d'un vice de conformation générale, comme chez le cheval à membres trop rapprochés par suite de l'étroitesse de la poitrine.

Ici on ne peut avoir recours qu'à des moyens palliatifs. De ces moyens, les uns se rapportent à la ferrure, les autres à la protection de la partie lésée.

1° **Moyens se rapportant à la ferrure.** — Il n'y a peut-être pas de défaut chez le cheval qui, de tout temps, ait plus préoccupé les maréchaux que celui de *se couper*. Aussi a-t-il suggéré un grand nombre de ferrures spéciales. Souvent même les procédés partent de principes absolument contraires. Par exemple César Fiaschi,

Soleysel, Laguérinière et beaucoup de maréchaux et auteurs modernes admettent que chez le cheval qui se coupe il faut maintenir le quartier interne plus haut que l'externe. Lafosse père et fils, Bourgelat, Moorcroft admettent au contraire que le quartier interne doit être abattu, tandis que l'externe doit être surélevé par des procédés de ferrure.

Entre ces divergences se trouvent Garsault et H. Bouley qui admettent également les deux procédés, simples ou combinés. Rey n'a pas d'opinion, etc...

Si de l'idée on passe à l'exécution, on voit employer les *fers à bosse*, à *branche renforcée*, à la *turque droit* et *renversé*, à *branche interne droite, arrondie, raccourcie, amincie*, etc...

Il faut reconnaître que ces moyens, quoique diamétralement opposés, arrivent au même but. Ils empêchent le cheval de se couper. Cela se comprend : quand on abaisse le quartier interne, par exemple, en exhaussant le quartier externe, on force l'animal à marcher *large* ; au repos, les pieds s'écartent, le cheval paraît ouvert. Il y a donc moins de chances pour que les membres se rencontrent. Quand on emploie le procédé contraire, inclinant le pied en dehors, on rapproche bien un peu le pied du plan médian, mais le boulet s'en écarte et laisse le passage libre au pied opposé. Ces données ne résultent pas de conceptions *a priori*, mais de faits particulièrement mis en évidence par les expériences de Moorcroft. D'ailleurs la pratique journalière prouve trop souvent leur efficacité.

Malheureusement ces principes s'éloignent sensiblement de ceux que nous enseigne la physiologie. En empêchant

ainsi le cheval de se couper, on l'expose fatalement à
d'autres accidents de nature plus grave. Il est inutile
d'insister sur ce point. On n'a, d'ailleurs, qu'à se reporter à ce qui a été dit sur la manière rationnelle de parer
le pied. C'est donc, à notre avis, avec raison que Goyau
s'élève contre de pareils procédés. Après une longue
citation de H. Bouley, cet auteur ajoute :

« Nous regrettons que H. Bouley, avant de se pronon-
cer aussi catégoriquement sur la ferrure des chevaux qui
se coupent, n'ait pas fait quelques expériences ; il aurait
*vu* que le cheval cagneux du membre *ne se coupe jamais*
et que le cheval panard ne se coupe jamais *avec le talon
du pied et l'éponge du fer.*

« Et, comprenant du même coup que le pied a d'autant plus besoin d'être dans ses aplombs réguliers que
le jeu des membres est plus irrégulier et la démarche
moins assurée, il n'aurait probablement pas donné son
approbation à deux ferrures funestes au cheval : *la ferrure à la turque ordinaire et la ferrure à la turque renversée* [1] ».

Aussi dirons-nous, avec le vétérinaire principal Goyau
et le *Manuel de Maréchalerie* de la Commission d'Hygiène
hippique, que *le pied du cheval qui se coupe doit être
paré d'aplomb,* selon l'acception qui a déjà été donnée à
ce mot. Dans cette condition, on redressera la branche
interne du fer vis-à-vis le point de frottement, afin de
pouvoir râper le bord de la paroi dans son épaisseur et
enlever toute aspérité qui pourrait être cause de blessure.
La détermination de ce point sur la face interne du pied

---

[1] *Traité pratique de Maréchalerie,* 1890.

est donc une des premières choses qui s'imposent. On le reconnaît, le plus souvent, au poli de la corne, et aussi, quand l'animal se coupe fortement, à la trace de sang qui en résulte. Quand il y a doute à ce sujet, on conseille d'enduire la région atteinte du membre avec de la craie délayée dans de l'eau et de faire trotter le cheval. La région du sabot qui vient frapper le membre se décèle alors à la trace blanche qui la recouvre.

A la place de la craie on peut indifféremment employer un peu de cambouis ou du goudron placé sur l'atteinte : le point du contact se manifeste alors en noir.

Il est à remarquer que les chevaux se coupent quelquefois avec la mamelle du sabot et, plus souvent, avec le quartier ; mais, quoiqu'on en ait dit, jamais ils ne se coupent avec l'éponge du fer, à moins que celle-ci ne déborde d'une manière exagérée.

Lorsque le point de contact est déterminé, le pied est ferré avec un fer à branche tronquée vis-à-vis ce point. On

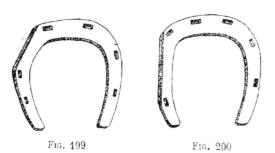

FIG. 199                    FIG. 200

peut avoir ainsi des fers tronqués de la mamelle à l'origine de la branche interne, ou bien tronqués vers le milieu de la branche et plus ou moins en arrière (*fig*. 199, 200).

Dans le cas où le défaut est très accentué, la branche interne peut être redressée sur presque toute sa longueur (*fig.* 201). Un pinçon levé sur la branche du dehors empêche le fer de se reporter en dedans quand même les clous viendraient à se relâcher.

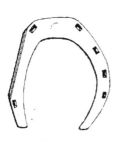

Fig. 201

Le fer une fois posé, on râpe fortement le bord de la paroi vis-à-vis la région tronquée de la branche et on l'arrondit convenablement. On a également soin de bien incruster les rivets des clous et de détruire toute aspérité qui pourrait être cause de blessure. L'éponge interne, n'étant pas modifiée dans sa direction, doit être symétrique à l'éponge externe et garnir autant que celle-ci.

Telles sont les modifications qu'impose à la ferrure des chevaux le grave défaut de *se couper*. Elles suffisent le plus souvent pour en prévenir les effets, car il s'agit de quelques millimètres en plus ou en moins dans le jeu des membres pour les déterminer ou les empêcher.

Cependant, si ces moyens bien employés restaient insuffisants, on y adjoindrait les appareils de protection dont il nous reste à parler. Les méthodes déplaçant l'assiette naturelle du pied ont des conséquences trop fatalement funestes pour qu'elles soient jamais à conseiller.

2° **Appareils de protection.** — Ces appareils peuvent se diviser en deux classes : ceux qui sont adaptés au pied pour en atténuer le choc, et ceux qui sont directement appliqués sur le membre pour protéger la partie lésée.

Les *protecteurs Lacombe, Ducasse* et *la lame de cuir gras*, que l'on place quelquefois entre le pied et le fer qu'elle déborde vis-à-vis le quartier interne, appartiennent à la première catégorie. Les *guêtres, bracelets, rondelles*, etc., que l'on place autour du canon, du boulet ou du paturon, appartiennent à la seconde.

Le *protecteur Lacombe*, du nom du vétérinaire qui l'a inventé, consiste en une petite pièce de caoutchouc, présentant une partie plane et un bourrelet (*fig.* 202). La partie plane est destinée à être placée entre le fer et le pied où elle est maintenue par les clous qui attachent le

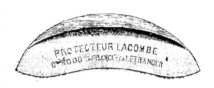

Fig. 202

fer. Le bourrelet, prenant le contour du pied, déborde le fer de toute son épaisseur. Quand le pied vient à toucher le membre opposé, c'est par ce bourrelet lisse et élastique que se produit le contact au lieu de la corne ou du bord plus ou moins tranchant du fer qui couperait infailliblement la peau.

On comprend par cet exposé tout le bénéfice de la méthode.

L'inventeur fait les recommandations suivantes pour l'emploi de son appareil :

« Mettre le pied d'aplomb, enlever une mince couche de corne du côté interne, où doit reposer l'appareil, poser le fer et fixer la branche externe par deux clous: puis, soulever la branche interne pour glisser le protecteur entre le sabot et le fer (*le centre du protecteur doit correspondre à la partie de corne qui heurte le membre opposé).*

« Fixer le protecteur comme si le fer était seul, en commençant par la pince et en ayant soin de faire tirer (par le teneur de pieds) une ficelle que l'on aura placée d'avance dans le bout postérieur de l'appareil.

« La *coadaptation parfaite du bourrelet contre le fer et le pied est une condition essentielle pour la durée de ce système.*

« Il faut, pour que l'appareil soit bien posé :

« 1° *Que le bourrelet seul déborde du côté interne ;*

« 2° *Que les clous soient parfaitement rivés* ».

Le protecteur Lacombe, pour être solidement ajusté au pied, a besoin d'être maintenu par les clous de la branche interne. Il ne peut donc pas s'employer avec les fers à branche fortement tronquée et presque dépourvue d'étampures, comme dans le cas de la figure 201, par exemple.

L'aide-vétérinaire Ducasse a modifié avantageusement le protecteur Lacombe. A la place du caoutchouc, qui est d'un prix assez élevé et qui se déchire rapidement quand les chevaux travaillent sur un sol raboteux, il emploie une lame de cuir repliée sur elle-même et contournée de façon à acquérir la forme d'un croissant. La pièce est ensuite moulée et comprimée. Le protecteur Ducasse a la tournure du pied du cheval au niveau de sa mamelle interne ; il présente un bord externe convexe, arrondi, épais et souple, qui déborde légèrement la paroi en formant un bourrelet de quelques millimètres d'épaisseur.

La différence d'incurvation des quartiers a obligé à confectionner des protecteurs pour pieds de devant et des

protecteurs pour pieds de derrière. Il en faut également
de dimensions diverses correspondant aux principales
grandeurs de pieds. C'est là le point faible du protecteur
en cuir. Il ne se dilate pas et ne s'adapte pas facilement à
tous les sabots.

Le pied est paré et arrangé comme pour l'emploi du
protecteur en caoutchouc. Point n'est besoin, dit l'auteur,
d'arrondir la rive supérieure de la branche interne du fer,
car non seulement la section du protecteur n'est pas à
redouter, mais l'expérience a appris que son arête vive
aidait à la formation plus facile et plus nette du bourrelet.

Rien ne s'oppose à l'emploi du fer à branche tronquée,
car si les étampures manquent on fixe le protecteur au
fer à l'aide d'un rivet. Par ce moyen, on l'empêche de se
déplacer et de se déformer sous l'influence des chocs.

Pour placer le protecteur Ducasse, on fait butter un de ses
angles contre le pinçon, sans s'occuper de l'angle opposé ;
après quoi on enfonce le clou de pince. Il suffit ensuite
de ramener l'angle postérieur sous la branche du fer, en
ménageant une saillie suffisante pour former le bourrelet
que l'on peut augmenter ou diminuer à volonté, suivant
les besoins.

Ce protecteur peut durer de cinquante à soixante jours ;
il sert généralement pendant deux ferrures. Très peu coû-
teux, solide sous le pied et conservant sa souplesse en
dehors de soin tout particulier, tels sont, d'après l'inventeur, les avantages du protecteur en cuir moulé et com-
primé.

Enfin, un dernier moyen est encore souvent employé,
dit Goyau : un *morceau de cuir mou* est fixé sur la branche
interne du fer, qu'il déborde en dedans, relevé sur la

paroi et graissé. Ce morceau de cuir protège les boulets, auxquels il épargne le contact du fer et de la corne.

Parmi les appareils qui sont directement appliqués sur les membres à protéger, nous avons la *guètre* en cuir, cuir et feutre, ou en cuir plus ou moins rembourré. Il y a la guètre pour protéger le genou et le canon quand l'animal se coupe dans les parties hautes, la guêtre pour le boulet et enfin la guêtre ou bottine pour le paturon et la couronne. On doit rechercher dans la guêtre d'abord qu'elle ne gène pas les mouvements de l'animal, ensuite qu'elle assure une protection efficace. Le rembourrage doit être disposé de telle façon que l'appareil ne tourne pas sous les chocs.

Ces considérations concernent plutôt le sellier ou le bourrelier que le maréchal.

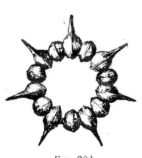

On emploie aussi, pour le cheval qui se coupe, des bracelets en boules de liège, en boules de caoutchouc avec pointes ou sans pointes (*fig.* 203).

Enfin, des rondelles de cuir ou de caoutchouc faisant l'office de bourrelet autour du paturon, pour protéger la couronne.

Fig. 203

Ces moyens sont généralement efficaces, mais disgracieux et plus ou moins gênants pour les allures de l'animal.

### CHEVAL QUI FORGE

Quand le défaut de *forger* n'est pas dû seulement à la faiblesse du jeune âge, il se manifeste encore après la période du dressage et s'accentue même avec l'usure des membres et la vieillesse de l'animal.

Dans ce cas, le maréchal ne peut qu'essayer de pallier les mauvais effets du défaut.

Ils consistent, avons-nous vu, dans le bruit désagréable produit par le choc d'un fer contre l'autre dans l'*atteinte encornée* et, quelquefois aussi, dans l'ébranlement et la perte du fer ou la chute du cheval.

Les *modifications que le maréchal doit apporter au fer de devant* consistent à ne pas laisser les éponges déborder en talons, à les arrondir de façon à ne pas leur laisser former des angles saillants, et à les couper en biais. •

Dans le cas où le cheval *forge en voûte*, on conseille quelquefois d'échancrer cette région du fer. Ceci a l'inconvénient grave de diminuer sénsiblement sa résistance juste à l'endroit où il s'use le plus.

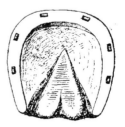

Fig. 204

Il est préférable d'amincir la rive interne de la voûte, de façon à lui former un talus à peu près semblable à celui du fer anglais. mais en sens contraire (*fig.* 204). La pince du pied de derrière pourra frapper le talus, mais elle glissera sur cette espèce de biseau sans s'accrocher.

Quand le cheval *forge en branche*, il faut bien noyer

la tête des clous dans l'étampure, principalement vis-à-vis la région susceptible d'être atteinte.

Afin d'empêcher les fers de devant d'être arrachés, on doit les fixer avec le plus grand soin.

Le maréchal doit aussi laisser les talons plutôt hauts que bas. Cette condition favorise la vitesse dans le lever des membres ; ceux-ci risquent, en effet, d'autant moins d'être atteints qu'ils restent moins longtemps à l'appui.

Le *pied de derrière* doit être ferré avec un fer à double pinçon et à pince tronquée (*fig.* 205).

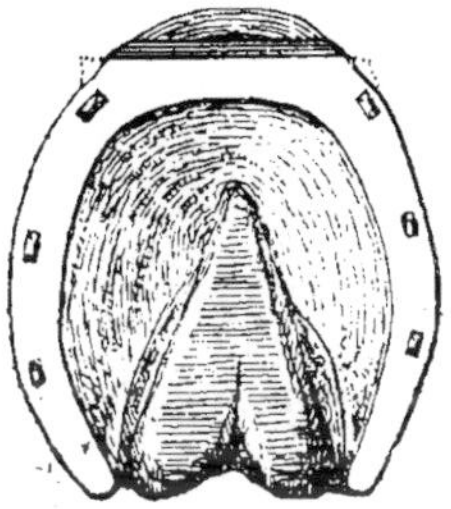

Fig. 205

Pour cela, il est paré selon la méthode rationnelle ; mais on ne raccourcit pas la pince en la faisant sauter d'un coup de rogne-pied, à quelques millimètres de la ligne blanche, comme cela se pratique ordinairement. On se contente, le pied étant ferré, de l'arrondir légèrement d'un coup de râpe, afin de rendre moins grave l'effet d'un choc possible sur les parties vives.

Le plus souvent, le fer peut conserver sa forme normale, puisque nous avons reconnu avantageux dans tous les cas pour le pied de derrière du cheval à allure rapide un fer légèrement tronqué de la pince et à double pinçon.

Dans ces conditions, c'est la corne de la pince qui vient frapper le pied de devant. Le choc est plus doux et ne produit plus, surtout, ce bruit désagréable qui a fait donner à ce défaut le nom de forger.

On peut encore atténuer le choc et le bruit et, ce qui est tout aussi important, diminuer l'usure assez rapide de la corne en pince du pied de derrière, en interposant un appareil protecteur entre la pince du fer et le pied (*fig.* 206).

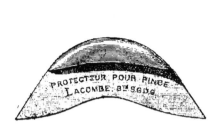
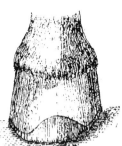

Fig. 206                    Fig. 207

Il est des cas où le cheval forge avec la muraille du pied ; celle-ci s'use plus ou moins haut dans la région de la pince, à tel point qu'il devient nécessaire de la protéger.

Il suffit de lever sur la pince d'un fer peu tronqué de cette région un large pinçon, de forme et de hauteur convenables. On rabat ce pinçon sur la partie lésée de la paroi qu'il garantit contre les chocs et l'usure (*fig.* 207).

## FERRURE DES CHEVAUX QUI SE BLESSENT AUX COUDES

Certains chevaux, par la manière dont ils se couchent (*coucher en vache*), se meurtrissent la pointe des coudes sur les éponges du fer des pied de devant. Cette contusion répétée produit une tumeur spéciale qu'on désigne en hippologie sous le nom d'*éponge*.

Dans ce cas, ne pas faire déborder inutilement le fer
en talons et arrondir les angles des éponges constituent
les meilleurs moyens préventifs de ces sortes de blessures.

Cependant, quand ces précautions n'ont pas suffi ou
que le mal produit s'entretient, il faut tronquer la branche
interne du fer d'environ 2 centimètres, l'arrondir et la

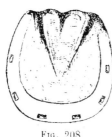

Fig. 208

disposer en biseau, de manière à
ce que la pointe du coude ne
puisse porter que sur la corne
(*fig.* 208).

La *ferrure à croissant* peut
aussi, dans l'espèce, être employée avec succès.

Enfin, des moyens de protection
en cuir, une bottine rembourrée
qui enveloppe les talons, par
exemple, et que l'on met le soir pour la nuit, sont quelquefois les seuls moyens efficaces.

Les pointes aiguës et les courroies hérissées de clous,
dont on a conseillé d'armer la région des talons pour que
le cheval se pique et se corrige de l'attitude vicieuse, ne
sont pas pratiques.

Il en est de même des bourrelets que l'on met au-dessus
du genou, pour empêcher la flexion complète de cette
articulation.

Nous le répétons, en dehors de la ferrure spéciale, nous
n'avons trouvé que la bottine des talons qui fût réellement
utile.

# TABLE DES MATIÈRES

———— · ——— · ·

## ATELIER DE MARÉCHALERIE

## DEUXIÈME PARTIE

# FERRURE NORMALE

TROISIÈME PARTIE

# FERRURE THÉRAPEUTIQUE

# FERRURE ORTHOPÉDIQUE

Imprimé en France
FROC031137230120
23250FR00018B/253/P